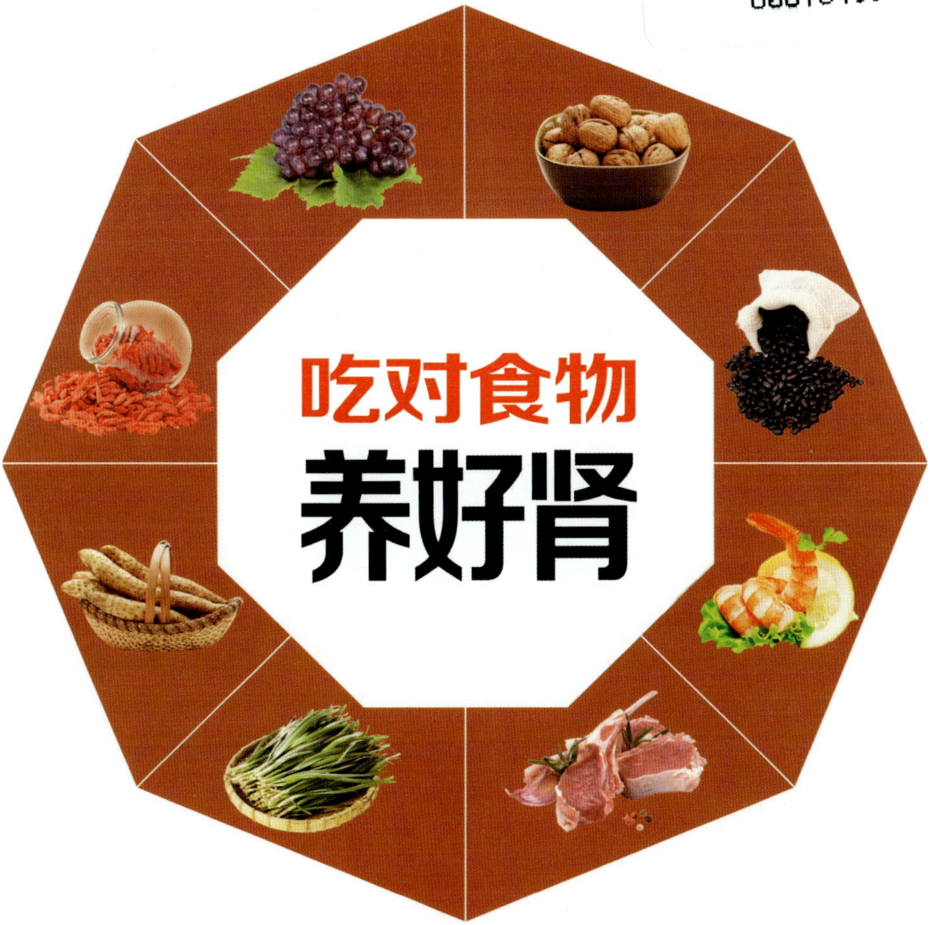

吃对食物
养好肾

著名医药专家、主任医师

柴瑞震／主编

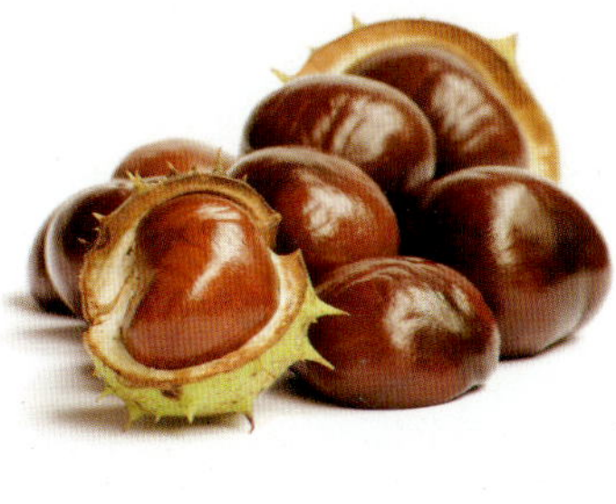

中国轻工业出版社　科学技术文献出版社
SCIENTIFIC AND TECHNICAL DOCUMENTATION PRESS

图书在版编目（CIP）数据

吃对食物养好肾 / 柴瑞震主编. --北京:中国轻工业出版社,2014.11
（会说话的食疗书）
ISBN 978-7-5019-9934-7

Ⅰ.①吃… Ⅱ.①柴… Ⅲ.①补肾－食物疗法 Ⅳ.①R247.1

中国版本图书馆CIP数据核字（2014）第221969号

责任编辑：王巧丽　舒秀明　　文案统筹：黄　佳
策划编辑：王巧丽　　责任终审：李　洁
封面设计：伍　丽　　版式设计：谢丹丹　　责任监印：马金路

出版发行：中国轻工业出版社（北京东长安街6号，邮编：100740）
科学技术文献出版社（北京市复兴路15号，邮编：100038）
印　刷：深圳市雅佳图印刷有限公司
经　销：各地新华书店
版　次：2014年11月第1版第1次印刷
开　本：720×1000　1/16　印张：14
字　数：200千字
书　号：ISBN 978-7-5019-9934-7　定价：29.80元
邮购电话：010-65241695　传真：65128352
发行电话：010-85119835　85119793　传真：85113293
网　址：http://www.chlip.com.cn
Email：club@chlip.com.cn
如发现图书残缺请直接与我社邮购联系调换
140934S2X101ZBF

序言 PREFACE

楼房想拔高，地基要打牢；树木想长高，根部要扎牢。人体同样存在着自己的地基和根部——肾，它是人体的先天之本，赖以生存的生命之源。肾位于腰部脊柱两侧，左右各一，右微下，左微上，外形椭圆弯曲，状如豇豆。在中医理论体系中，肾与膀胱、骨髓、脑、发、耳等构成肾系统。肾具有闭藏精气的作用，能够主持和调节人体水液代谢，主纳气，开窍于耳，主骨生髓，是构成机体和维持生命活动的重要脏器和人体生理功能活动的动力源泉。

无论男女，到了一定年龄，肾脏就开始衰老，都会出现不同程度的肾虚。中医经典著作《黄帝内经》有“年四十则阴气自半，起居衰矣”之说，步入四十岁左右的中年人就如同午后的太阳，精力由充沛走向衰弱，肾脏的功能也逐渐走向衰退，这是肾脏的自然衰老。但是，只要我们掌握一些养肾的知识，在日常生活中，通过饮食调养，避开伤肾的因素是完全可以延缓这个进程的。

本书通过专业、科学的内容编写，帮助肾虚、肾病者在日常生活中合理选择适合自己的饮食，通过合理的膳食达到养好肾的目的。本书详细介绍了四种肾虚证型的基础知识，并且精心选取了对应的常见食材和药材，每种食（药）材又从补肾说法、食用建议、特别说明以及最佳组合四个方面进行详细介绍。此外，我们还介绍了如何通过四季的脏腑调养来补肾，也对应列举了适宜的食材。书中每种食材分别推荐了两款附有二维码的食谱，只要用手机扫一扫二维码，马上就能跟着视频学做美味佳肴。

现代生活节奏快、压力大，熬夜、加班等常常导致过度疲劳，加之起居无常、饮食不节以及环境污染等问题，让我们的身体处于不利的环境之中，很多人或轻或重都存在肾虚的问题。肾虚并不可怕，可怕的是对肾虚的表现浑然不知，或者虽知肾虚但没有有效地对症治疗，希望本书能帮助读者朋友解决这两方面的问题。本书在编撰的过程中，难免出现错误和纰漏，欢迎广大读者提出宝贵的意见，也衷心祝愿大家生活快乐、健康长寿。

目录 CONTENTS

Part1 肾为命之根，食为养之本

Part2 食补精气阴阳——从根本上养肾

CONTENTS

目录 CONTENTS

CONTENTS

Part3 食养春夏秋冬——四时五脏互养

目录 CONTENTS

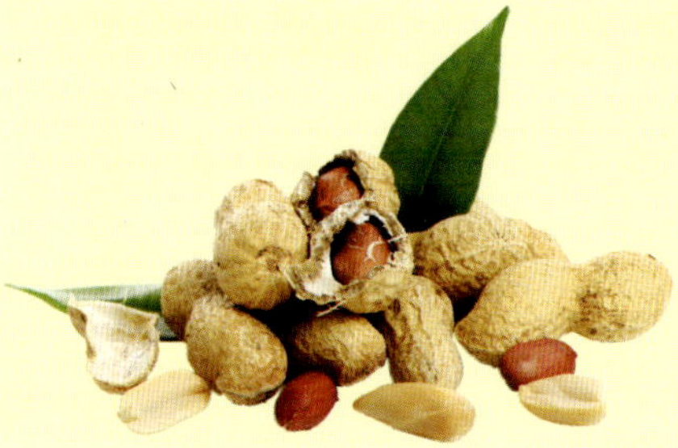

CONTENTS

Part4 不可忽视肾虚的对症食养

Part5 不同的肾病，不同的食养法

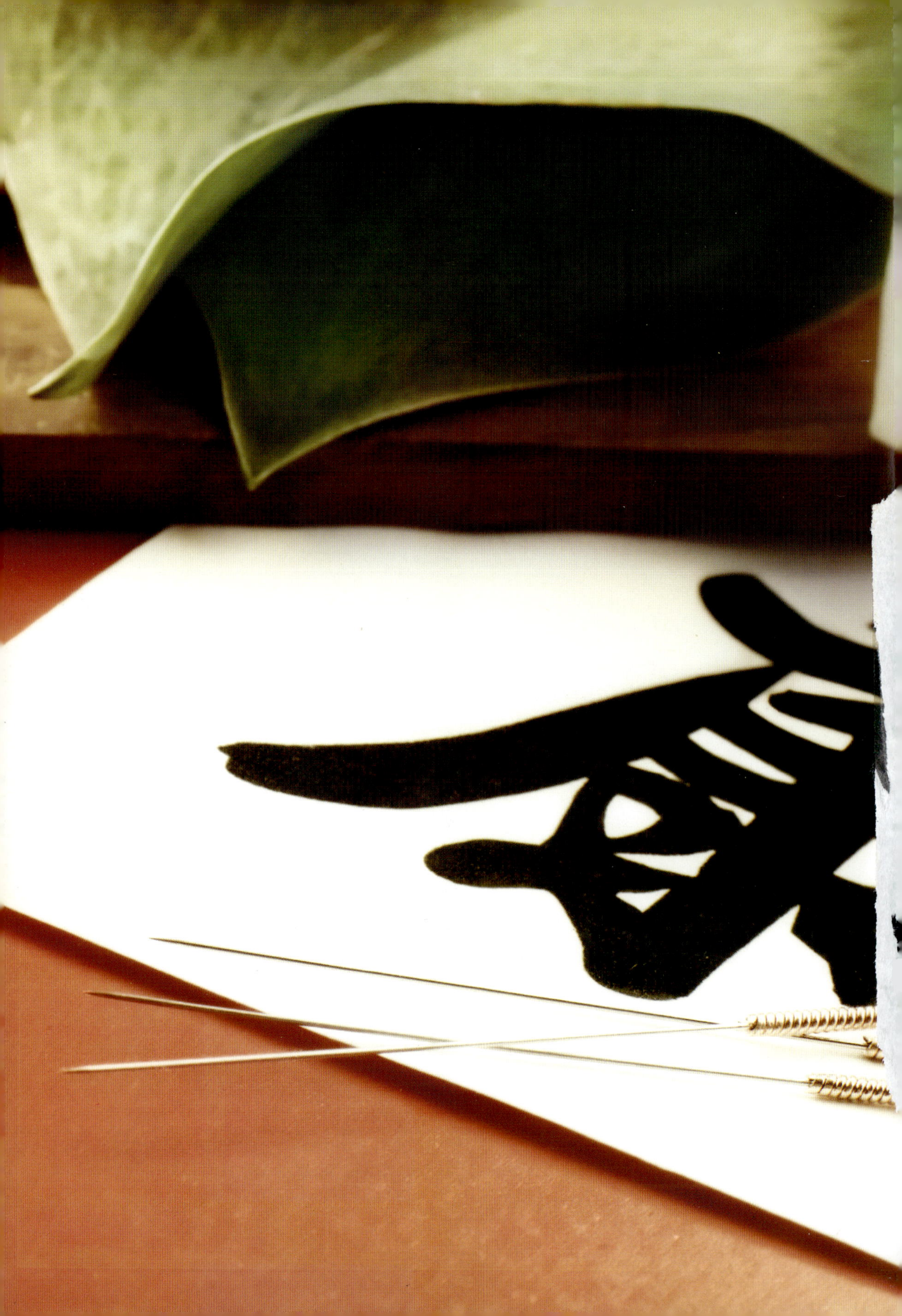

Part 1

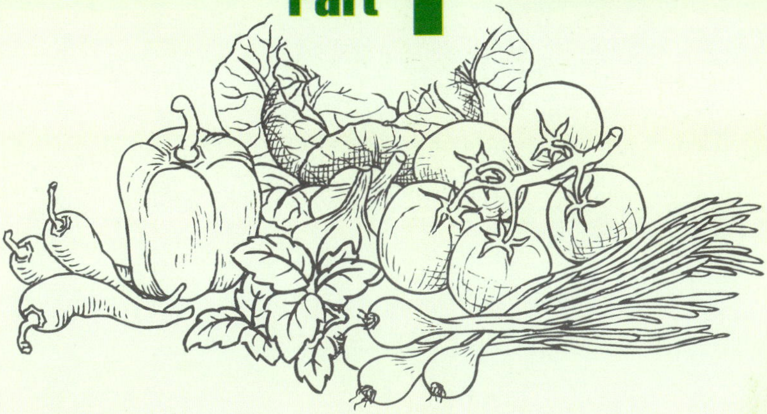

肾为命之根，食为养之本

肾对于维持机体的正常代谢及生理功能有着无可替代的作用，是人体最重要的排泄器官。中医认为，肾为先天之本、生命之根，民间也素有“养生以肾为本”的说法。

我国自古以来就十分重视饮食养生，战国时期的名医扁鹊就曾经说过：“安身之本，必资于饮食。不知食宜者，不足以存生。”饮食是人体赖以生存的基础，而肾脏作为藏精纳气最重要的处所，更离不开饮食的滋养。

本章介绍了中西医对于肾脏的不同认识，为什么要养肾，养肾有哪些重要性，以及肝心脾肺和肾脏的关系，人为什么会肾虚，饮食上要如何养肾等。希望通过阅读本章的内容能对您有所帮助。

肾是先天之本，养生必先养肾

中医认为，肾为先天之本，是人体生命活动的原动力，是我们身体的“老本”。肾主藏精，肾脏精气的盛衰，直接关系到人体生长发育的良好与否。肾气足则人体健康、延年益寿；肾气虚则百病丛生、容易衰老。因此，养肾是健康的根本。

关于肾的中西之分

肾脏作为一个实体器官，位于人体的腰部，脊柱的两旁。虽然西医和中医所说的肾脏都指向一个共同的实体，但对肾脏功能的理解却各有千秋。

西医的肾

西医的肾，就是人体解剖所呈现出的实体器官，是具体的、肉眼可见的，位于人体胸椎第12节与腰椎第2节间，腰部两侧的后方，宛如一对超级大蚕豆。在西医眼里，肾脏是一个能够产生尿液和排泄废物的器官。肾通过产生尿液，可以排出人体内100多种因代谢所产生的废物，如尿酸、尿素氮等。在尿液排泄过程中，肾脏还会借由控制酸性和碱性物质的排出量比例，来维持人体的酸碱平衡。

西医中的肾脏只是一个身体器官，它就像一个24小时不停工作的“清洗工厂”，有三方面的功能。第一，肾脏相当于人体的“净水机”。肾脏一天大概要过滤血浆200升，相当于人体血浆量的 6倍。第二，肾脏在人体中起到“筛子”的功能。肾脏可以利用筛孔大小的过滤结构，把有用的东西留在血液中，同时把代谢的废物排到尿液中。第三，肾脏是“生命工厂”。肾脏能够生产很多与内分泌、代谢有关的激素，与调节血压、生成红细胞、骨骼代谢等密切相关。

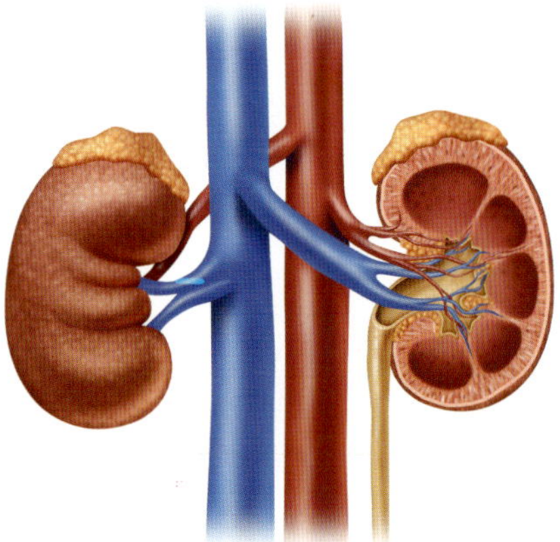

◎我们的肾脏有左右两个，是一对蚕豆形的实质性内脏。

中医的肾

中医所说的肾与西医的肾不同，在中医的理论里，“肾”是个功能单位，不单纯指西医实实在在的实体器官，它的功能范围涉及到西医学里的内分泌系统、生殖系统、泌尿系统、运动骨骼系统、呼吸系统、免疫系统等。

中医认为，“肾”是主宰身体所有的动力源泉，决定着人的生长发育、生殖能力、遗传能力、水液代谢、呼吸功能调节等。肾气足，则人的呼吸深沉绵长，毛发乌黑亮泽，性功能正常，精神面貌好。

肾具有“主骨、生髓、通于脑”的功能，所以它还关系到人的中枢神经系统。《黄帝内经》认为“肾生骨髓”“脑为髓之海”，肾精可以化生骨髓，脑髓为骨髓的集中营，所以，一个人的肾气充足，他的骨质便坚固，脑力也会非常灵敏。如果一个人的骨质疏松，走路没有力量，非常健忘，容易失眠，那就说明他肾精不足，髓海空虚。因此，中医临床常以补肾法来治疗内科的神经衰弱等病症。

为什么养肾这么重要

肾主藏精：肾是储存生命基本物质的“宝库”

中医认为，肾藏精，具有贮藏、封存精气的功能。精是构成人体和维持人体生命活动的最基本物质，分为先天之精和后天之精。先天之精源于父母，藏于肾中，是每个人天生就有的，后天没有办法改变；后天之精是从外界获得的，需要通过脾胃的运化功能从饮食水谷中摄取，所以后天之精可以通过脾胃运化而得到不断充盈，有限的先天之精也需要后天之精的充养才能发挥最大的作用。总之，肾是人体精华的藏宝库，宝库中储存的物质越多，人体便越强壮。

肾主生长发育：肾精是推动人体生命的原动力

人体生、长、壮、老、已的生命过程，可分为幼年期、青年期、壮年期和老年期等几个阶段，而每一阶段机体的生长发育或衰退情况，都取决于肾精及肾气的盛衰。人自出生之后，肾精及肾气逐渐充盛，到幼年期，在生长发育方面表现为头发生长较快并逐渐稠密，更换乳牙，同时骨骼逐渐生长而身体增高；青年期，肾精及肾气更加充盈，表现为长出智齿，骨骼生长，开始有生育能力；壮年期，肾精及肾气最盛，表现为筋骨强壮，头发黑亮，精力充沛；老年期，随着肾精及肾气的逐渐衰减，表现为面色憔悴，头发脱落及生殖能力丧失等现象。

人体生殖器官的发育，性机能的成熟与维持，以及生殖能力等，都与肾精及肾气盛衰密切相关。人在出生以后，由于先天之精不断得到后天之精的滋养，肾的精气逐渐充盛，发育到青春期，体内就产生了一种促进生殖机能成熟的物质，中医学称之为“天癸”。它来源于男女之肾精，主要由先天之精所化，又不断得到后天之精的滋养和充盈。天癸能促进人体的生长发育与生殖。当天癸发展到一定水平时，男子则出现排精现象，女子则按时排泄月经，男女性机能开始成熟，并已具备生殖能力。此后，随着年龄的变化，肾精由充盛而逐渐衰减，天癸也逐渐减少，生殖能力逐渐减弱，直至丧失。

肾主骨：肾若不好，骨骼就不会好

在人的一生中，骨的生长、发育、衰老皆与肾气的盛衰有密切关系。《素问•上古天真论》这样生动描述了肾气盛衰与骨骼发育的关系：女子七岁“齿更”（换牙），三七“真牙生而长极”（智齿开始生长，身高达到极限），四七“筋骨坚，身体盛壮”，男子八岁“齿更”，三八“筋骨劲强，故真牙而长极”，四八“筋骨隆盛”；随着肾气衰落，女子七七则“形坏”，男子五八“齿槁”，八八“形体皆极”，最后都免不了“五脏皆衰，筋骨懈堕”。只有肾精充足，骨髓生化有源，骨骼得到髓的滋养，才能坚固有力；若肾精不足，骨髓生化无源，不能营养骨骼，特别是在小儿时期，就会出现骨骼发育不良或生长迟缓，骨软无力等；对于成年人，则可见腰膝酸软，步履蹒跚，甚则脚痿不能行动；对于老年人，则骨质脆弱，易于骨折等。

“髓”有骨髓、脊髓、脑髓之分，皆由肾精化生。因此，肾中精气的盛衰，不仅影响到骨的生长与发育，而且也影响到髓的充盈。肾精充足，髓海得养，脑发育健全，则思维敏捷，精力充沛；反之肾精不足，髓海空虚，脑失所养，则见“脑转耳鸣”，小儿表现为大脑发育不全，智力低下；成年人表现为记忆力减退，精神萎顿，思维缓慢，严重者，则可发展成为健忘症。

齿与骨同出一源，所谓“齿为骨之余”，也由肾精充养。牙齿的好坏能反映骨骼的好坏，也表现出肾气的盛衰。肾精充足，则牙齿坚固、齐全。若肾精不足，则牙齿松动，甚至脱落。这就是很多老年人牙齿脱落的原因。

肾主水：肾是人体水液代谢的“总开关”

肾主水，主要是指肾脏具有主持和调节人体水液代谢的生理机能。人体水液代谢的调节，虽然与肺、脾、肝、肾等多个脏腑有关，但起主导作用的是肾，肾对水液代谢的调节作用，贯穿在水液代谢过程的始终。

如果肾的固摄功能正常，当人体需要把水排出体外时，肾这个“总开关”就会打开，如排尿；当需要把水留在体内时，这个“总开关”就会关上。一旦肾的固摄功能失常，“总开关”该打开的时候打不开，多余的水留存在体内，人就会出现水肿等问题。相反，该关上的时候关不上，就会出现遗尿、尿失禁等问题。

肾主纳气：人体的呼吸运动离不开肾的参与

中医认为，人体呼吸运动虽为肺所主，但吸入之气，必须下纳于肾。正常的呼吸运动是肺肾相互胁调的结果，所以《类证治裁》说：“肺为气之主，肾为气之根，肺主出气，肾主纳气，阴阳相交，呼吸乃和，若出纳升降失常，斯喘作矣。”在呼吸的过程中，呼气是肺的功能，吸气是肾的功能。气虽然是由肺吸进来的，但是呼吸的深度却和肾纳气的功能密切相关。如果肾主纳气的功能失常，呼吸便会变得不正常。只有肾气充沛，摄纳正常，才能使肺的气道通畅，呼吸均匀。如果久病咳喘，劳伤肺肾之气，以致肾虚，肾气不固，肾失摄纳，吸入之气不能摄纳于肾，就会出现呼吸困难、呼多吸少、短气、动则喘甚等肾不纳气的表现。

肾开窍于耳：肾精足，耳朵才听得更清楚

中医认为，人体的五官九窍与脏腑相对应，如肝开窍于目、心开窍于舌、脾开窍于口、肺开窍于鼻，而肾则开窍于耳。《素问•阴阳应象大论》提到肾“在窍为耳”，《灵枢•脉度篇》又指出：“肾气通于耳，肾和则耳能闻五音矣。”耳为肾之官，肾精足则听觉聪敏，肾精虚则两耳失聪。耳听觉的变化，可以作为推断肾气盛衰的一方面，如果人的肾精不足，耳窍得不到充分的滋养，人的听力就会下降，甚至耳聋。老年人之所以听力下降或耳聋，主要原因就是肾虚。

肾之华在发：头发需要肾精的滋养

《素问•六节脏象论》中说：“肾者……其华在发。”华，有荣华外露之意。头发的生长要靠肾精的滋养，故发为肾之华，即头发是肾精是否充足的外在征象。头发浓密、乌黑、有光泽，表明肾气旺盛；相反，头发稀疏、焦黄，表明肾气不足。

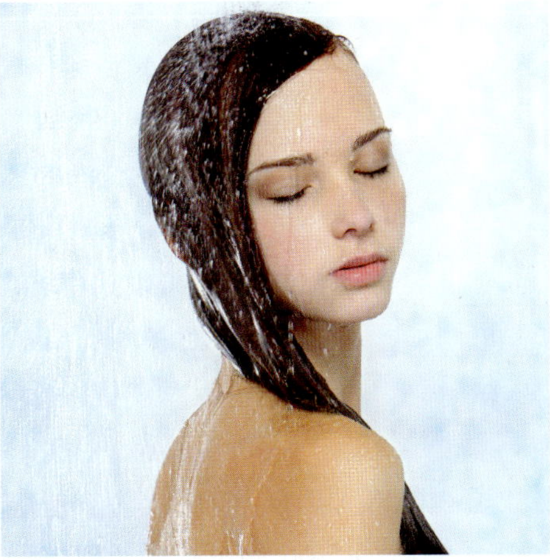

◎“肾之华在发”，肾气充足的人，头发通常比较茂密而且有光泽。

头发的生长与脱落，荣润与枯槁，不仅和肾中精气的充盛程度有关，而且和血液的濡养有关。所以，中医又有“发为血之余”的说法。但头发的生长，根本在于肾，这是因为肾藏精，精能化血而充养头发。从幼年时期开始，肾的精气开始充盛，头发开始生长；青壮年时期，肾的精气旺盛，因而头发乌黑发亮，到了老年，肾中精气渐衰，故头发变白，枯槁少华，容易断落。这些都属于正常的生理变化。在临床所见，凡未老先衰，头发枯萎，或早脱早白者，多与肾中精气亏损有关。

肝心脾肺，个个都离不开肾的滋养

人体五脏涵盖了肝、心、脾、肺、肾等五个脏器，贮藏着人体生命活动所必需的各种精微物质。五脏在生理功能上密切相关，共同构成一个有机整体，肾脏作为藏纳精气的"大总管"，地位更是非同一般。

肝肾同源：肾精充盈，肝血就不容易虚

"肝肾同源"是中医学的一个重要理论，是指肝肾的结构和功能虽有差异，但是肝肾精血能够相互化生：肝藏血，肾藏精，精与血之间存在着相互滋生和转化的关系。

根据五行理论，肾属水，肝属木，滋水可以涵木，补肾的同时也能起到养肝的作用，肝血的化生实有赖于肾精的充盈。《张氏医通》说："气不耗，归精于肾而为精，精不泄，归精于肝而为清血。"就是说肾精如果足够充盈，那么肝血自然就能得到很好的补养。如果没有很好地养肾藏精，肾水不足就会直接导致肝气不足，肝气就起不到升发的作用，人便容易出现疲劳等症状。

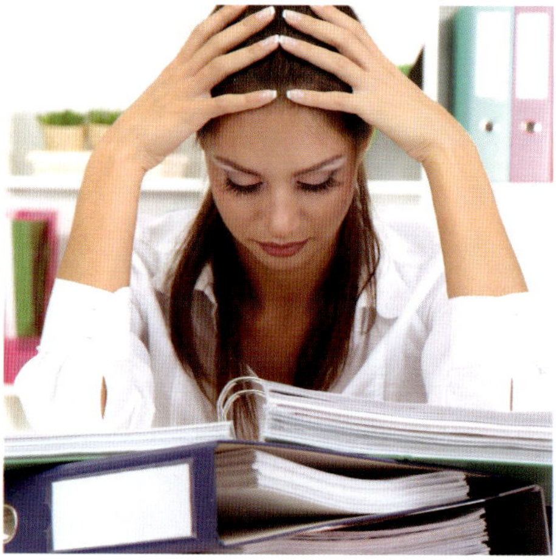

◎"肝为罢极之本"（罢极，耐受疲劳之意）。肝血不足则人易出现疲劳、思睡等症状。

心肾相交：肾阴上济，便能够降下心火

在中医的理论里，五脏分属于上中下三焦，心属火，位于上焦，肾属水，位于下焦。在正常的生理状态下，心火能够下降于肾，温煦肾阳，使肾水不寒；肾水能够上济于心，资助心阴，制约心火，使心火不亢，这种良性状态称为"心肾相交"，也叫"水火既济"，是心肾生理功能协调平衡的重要保证。

虽然心肾相交是心与肾相互作用的结果，但从五行的角度来看，水能灭火，肾水能够制约心火，肾水处于主导地位，心火更加依赖于肾水。当肾水不足，即肾精、肾阴虚乏时，心火便容易出现亢盛的状况，外在的表现多为心神不宁、烦躁不安、失眠多梦等，临床上治疗这种肾精（阴）不足型的失眠常常通过滋补肾精（阴）而取效。

脾肾互助：温补肾阳，就可以温暖脾土

肾藏精，主生长、发育与生殖，为先天之本；脾主运化水谷精微，化生气血津液，充养人体，为后天之本。两者相互滋生，相互促进，为人体生命活动之保证。在中医的理论中，肾与脾除了相互为用外，还有一层特殊的关系，体现在脾气与肾阳上，即脾气的运化功能需要得到肾阳的温煦才能健运。

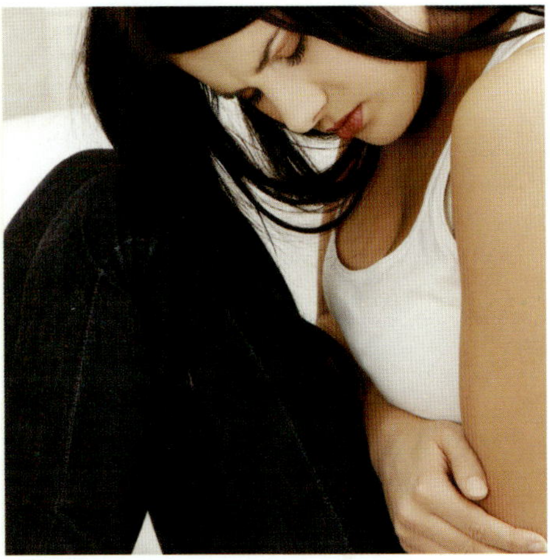

◎肾阳不足，难以温暖脾土，容易导致消化不良、腹泻等。

如果把脾比作煮饭的锅，那么肾就好比是锅底的火，如果火不够旺，锅里的饭自然不容易煮熟，这就是为什么有的人吃了很多补脾的药，但是依然消化不良，拉肚子，根源就在于肾火没有得到充养，只要肾阳旺盛，自然脾气充足。

肺肾相生：肾气固密，更有助于肺气潜纳

根据五行理论，肺属金，肾属水，金能生水，肺金和肾水是“母子关系”。肺主通调水道，为水之上源，肾为主水之脏，肺肾协同，能够保证人体水液的正常输布和排泄。在生理功能中，肺和肾互相配合、互相影响，叫做“金水相生”；在病理方面，肺气虚损可以导致肾气衰弱，称之为“母病及子”；相反，肾气衰弱也可以导致肺虚，称之为“子病累母”。

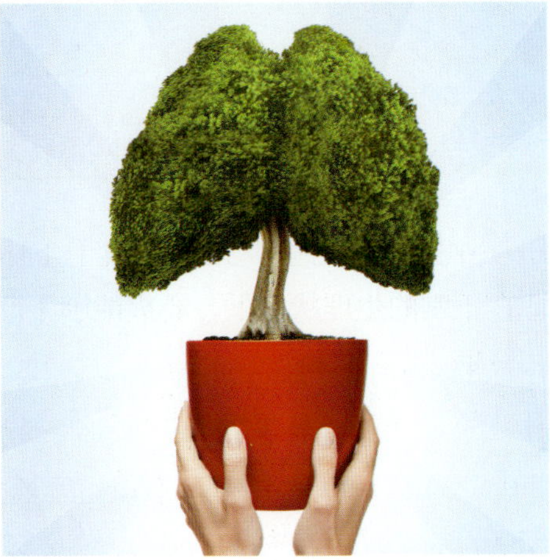

◎肺为肾之母，肾为气之根，二者相互协同，维持人体水液和呼吸的正常运行。

从养气的角度来看，肾主纳气，为“气之根”，当肾气充足时，能够充分发挥对气的摄纳作用，也就是说能够保证人体底气的稳固，从而有利于肺气的肃降功能，也就能够维持一定的呼吸深度。因此，肾气强的人往往呼吸深长而有力，而肾气弱的人则常常呼吸浅短，甚至动则气喘，对于此类患者，便需要通过养肾来调理。

说说肾虚的那些事儿

肾是构成机体和维持生命活动的重要脏器，也是人体生理功能活动的一大动力，肾一旦虚了，健康就会出大问题。引起肾虚的原因有很多，无节制的性生活、过度疲劳、精神压力大、熬夜、抽烟嗜酒等都可能导致肾虚。

肾虚和肾病是两回事

“肾虚”是中医的说法，西医没有“肾虚”，只有“肾病”。中医的肾虚和西医所说的肾病是两个完全不同的概念。中医认为，先天不足、房事过度、长期劳累、生活紧张以及久病、年老等原因均会使肾的功能失调，出现一系列肾虚症状。

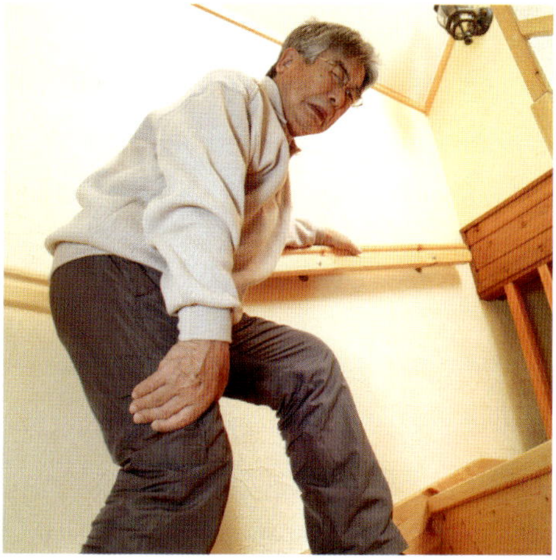

◎肾虚是导致中老年人骨质疏松的主要原因，中老年人中有15%患有骨质疏松症。

肾虚是一个综合症候群

中医认为，肾虚是涵盖精神疲乏、腰背酸痛、头晕健忘、耳鸣耳聋、发脱枯槁、牙齿动摇、性机能失常（阳痿、遗精等）、不孕不育、骨软无力或发育迟缓、骨质脆弱等症状的一个综合症候群。

无论是先天禀赋不足，还是后天失养，如外感六淫（指风、寒、暑、湿、燥、火等6种外邪）、内伤七情（指喜、怒、忧、思、悲、恐、惊等7种情感）、饮食、劳倦等，均可导致肾虚。中医的肾虚主要按精、气、阴、阳分为4种。肾精不足，则会出现精神疲惫、腰膝酸软、发育不良、不孕不育、须发早白或枯槁、脱发等现象；肾气虚弱，则肾的固涩封藏能力便降低，从而出现小便频多或尿后余沥不尽，或遗尿，男子还可能有遗精，女子则容易月经淋漓不尽，肾气不足还会导致肾主纳气功能减退，可能出现动则气喘、呼吸困难等症状；肾阴亏虚，则容易出现阳亢的表现，如潮热盗汗、五心烦热、口咽干燥、午后颧红等，阴虚日久，必然会耗伤人体大量阴液，从而导致形体消瘦；肾阳不足，最明显的表现就是手足肢冷，男子则容易阳痿早泄，女子则容易宫寒不孕。

肾虚既然是一个综合症候群，那就不能单纯靠一两个症状就判定是否为肾虚。比如，有些人腰酸腰痛、性功能不好时就说自己肾虚，这其实是一种误区。腰酸腰痛、性功能不好等个别症状确实是肾虚的某些症状或重要信号，但是不能简单地把腰酸腰痛、性功能下降等症状和肾虚划等号。比如说现代医学的风湿、劳累过度、扭伤、骨质增生、尿道炎、肾盂肾炎、肾小球肾炎、肾结石等都会造成腰痛。从中医的角度分析，有可能是肾虚造成的，也可能是瘀血、湿热、风寒等因素导致的，应根据中医理论辨证分析。如果一味补肾，则可能会起反作用，甚至因误补而延误病情。

肾病就是肾脏疾病

西医的肾病是指肾脏疾病，即肾脏在结构或是功能上出现病理改变，包括肾小球肾炎、遗传性肾病、肾脏细菌性炎症、慢性肾功能不全和尿毒症等。临床上常表现为水肿、蛋白尿、血尿、高血压等症候。有严重肾功能不全的还会影响全身脏器，表现为贫血、重度高血压、高血钾、心力衰竭等。

肾虚和肾病之间有联系，但不能简单地划等号，比如，很多人有肾虚但不一定有蛋白尿、血尿、肾功能衰竭等肾病常见的症状。西医的肾病可能属于中医的肾虚范畴，也可能不属于，这要结合个人的体质进行辨证分析。常见的肾病如慢性肾炎、高血压肾病、糖尿病肾病、肾病综合征、狼疮性肾炎、肾结石等，在肾科发病率较高，其临床表现多种多样，但在疾病的某个阶段，中医辨证可能为气虚证、阴虚证、湿热证、瘀血证、湿浊证等。如患者表现为乏力、口干口苦、口舌生疮、舌红苔黄腻、脉弦数等，那么很可能就是一个湿热证。因此，得了肾病，不一定就是肾虚了。肾虚既可能包括无西医肾脏疾病的功能失调性疾病，也可能包括西医肾脏疾病，两者可以交叉存在。另外，需要注意的是，肾虚往往预示着人体的免疫功能较差，这时候也容易发生西医说的肾病，因此，当有肾虚表现时，我们最好要去医院找泌尿科的专家做诊断，明确是否同时患有肾脏器质性疾病，以便及时治疗。

为什么会肾虚

关于肾虚形成的原因，可以归结为以下两个方面，一为先天禀赋不足，二为后天保养不当。

先天不足，缺乏底气

《灵枢•寿夭刚柔》篇说：“人之生也，有刚有柔，有弱有强。”这里所谓的“刚柔弱强”，指的就是天生的体质，也就是遗传。在受孕之时，如果父亲或母亲一方或者双方的体质偏弱，或病后受孕，或孕期营养欠佳等，都有可能导致胎儿所禀赋的先天之精不足，从而导致日后的种种肾虚症候。先天不足的事实无法改变，改善这种肾虚只能靠后天调养来弥补。

房事不节，最伤肾气

房事不节包含两方面含义，一是指纵欲无度，不知节制，超越了正常的生理限度，导致耗精伤气而致肾虚；二是指人的情欲过度，意淫不止，导致虚火妄动而损伤真阴，虽然没有行房事，也可引发肾虚。《泰定养生主论》说：“三十者，八日一施泄；四十者，十六日一施泄，其人弱者，更宜慎之，人年五十者，二十日一施泄……能保持始终者，祛疾延年，老当益壮。”这说明有规律地节制性生活，是健康长寿的必要保证。

过劳过逸，肾脏无力

生活中，从事正常的体力劳动能很好地锻炼身体，但体力劳动负担过重，时间过长，或过大的活动量，超出了体力所能承受和支持的限度，并得不到应有的休息以恢复体力，便容易积劳成疾。“劳则气耗”，过度的体力劳动常导致体力的过分消耗而伤及肾气，对身体造成伤害。

过度安逸同样会导致肾虚。这是因为，过度安逸、不劳动、不运动，就会使脾胃运化功能变慢，脏腑功能减弱，导致气血运行不畅，肾的气化功能失调。著名中医专家赵绍琴教授曾提出“慢性肾病宜动不宜静”的观点，他认为卧床静养对慢性肾病患者的修复不利，并有可能使肾脏趋向于萎缩，而坚持适度运动则有利于肾脏功能的恢复。总之，不管是过度劳累还是过度安逸，对肾脏的保养都是不利的。

饮食不节，伤脾及肾

饮食不节主要包括暴饮暴食、过食生冷、过食肥甘厚味或偏食等。人从出生起，内脏就开始消耗能量，所以我们要不断地为自己补充营养，维持生命的平衡，而营养来自每天的饮食。脾胃为后天之本，气血生化之源，食物是靠脾胃来进行消化的，因此饮食不节主要是损伤脾胃，导致脾胃升降失常，进而气血生化不足，使肾气失充，导致脾肾亏虚，引发多种疾病。因此，《素问•上古天真论》提出“食饮有节”的养生方法来维护脾胃化源，其内容包括节饮食、忌偏嗜、适寒温等方面。《素问•藏气法时论》中强调饮食要全面配伍，指出：“五谷为养，五果为助，五畜为益，五菜为充，气味合而服之，以补精益气”。只有在脾胃的不断滋养下，作为先天之本的肾气才能时刻保持充盛的状态，才能保持抵御病邪的能力。

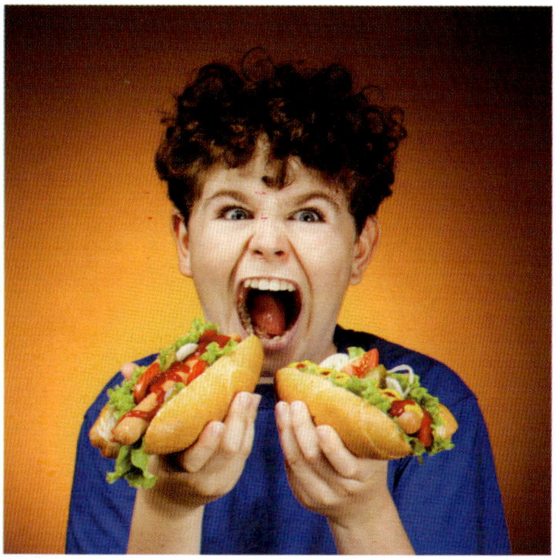

◎暴饮暴食，导致肠胃升降失衡，气血生化不足，难以滋养肾气，导致肾虚。

六淫伤肾，寒燥尤甚

中医把自然界的致病因素归结为风、寒、暑、湿、燥、火6大方面，称为“六淫”。一般情况下，六淫不会让人致病，但当六淫超过了人的承受能力时，人就会生病。六淫多与季节气候、居住环境有关。比如春季多风，夏季多暑，秋季多燥，冬季多寒，居住环境潮湿容易外感湿邪。六淫可以单独致病，也可以两三种邪气同时侵入人体，如风寒感冒，就是人体同时受风邪和寒邪侵入导致的。在各种外邪之中，寒邪和燥邪对肾脏的影响较大，如寒邪损伤肾脏经络，会导致经脉收缩、气血运行受阻，而“燥伤肾”，肾为水脏，燥邪容易导致肾阴虚。

因此，在日常生活中，要想不被六淫所伤，就要注意加强体育锻炼，在季节转换、气候变化剧烈的时候注意及时增减衣服，做到起居规律、合理饮食等。

内伤七情，过激为害

喜、怒、忧、思、悲、恐、惊七种情感或心情称之为“七情”。一个人有时高兴，有时发怒，有时忧愁，有时悲伤，好像自然界气候的变化有时候下雨、有时候天晴一样，是一种正常的现象。但是，内外刺激引起的七情太过，既可直接影响肾的功能，也可先影响其他脏腑而后累及于肾，导致情志失调性肾虚证。例如，恐能伤肾，人在受到剧烈惊恐之时，会出现大小便失禁，这与肾主前后二阴、肾主两便的功能也是相符的。所以，从健康的角度看，生活中应该尽量保持心情舒畅、情绪稳定，切忌情绪失控。

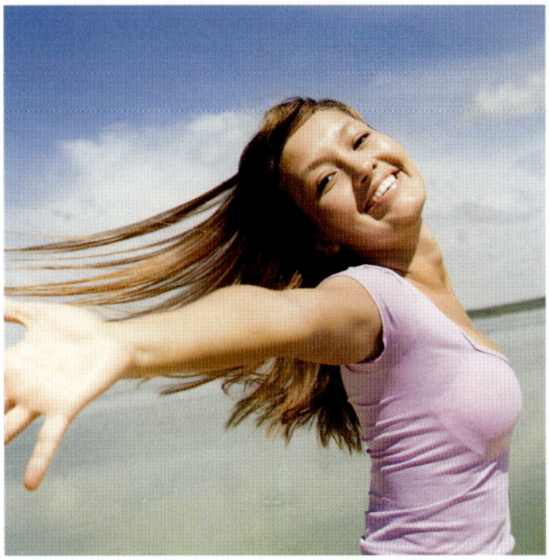

◎保持舒畅乐观的情绪，对健康的积极作用是任何药物都无法代替的。

大量服药，负担过重

肾脏是人体的重要排泄器官，由它排泄清除的代谢废物种类最多、数量最大。肾脏在机体中的特点是最能“吃苦耐劳”，有了轻微病变常不容易表现出来。生活中很多人往往自作主张，在分不清肾虚类型的情况下乱用补肾保健品，这些都会在不知不觉中给身体埋下隐患。 这中间的很多人根本没必要去补肾，“是药三分毒”，补肾的药对脾胃不好的人伤害更大，吃了反而有不良反应。

补肾需要辨别证型，只有辨证论治，才能起到治疗效果。从阴阳角度看，肾虚分“肾阴虚”和“肾阳虚”，如果该补“阴”的时候补了“阳”，或者反之，都会严重破坏人体平衡，不仅起不到补肾的效果，对肾的伤害反而更大。

补肾，先摆正观念

对于补肾，有的人不分青红皂白，一顿乱补，到头来往往得不偿失；有的人不知道从何补起，战战兢兢，延误病情。补肾首先要有正确的观念，摒弃一些错误的认识，才能起到好效果。

补肾并非就是壮阳

从中医阴阳角度来说，补肾有补肾阴和补肾阳之分，但大多数人常把补肾理解为壮阳，这种理解明显是错误的。壮阳就是用温热药物强壮肾之阳气，适用于腰膝酸软、手足不温、尿频、阳痿、早泄等肾阳虚衰之证。中医认为，肾阳虚衰证是由肾阳虚衰、温煦失职所引起的一系列虚寒症候，临床表现为面色恍白或黧黑、腰膝酸冷、形寒肢冷、神疲乏力；男子表现为阳痿、早泄、精冷；女子表现为宫寒不孕。要应用“壮阳”药，一定要有“虚寒”征象。有时候滋阴补肾也很重要。明代医家张介宾在《景岳全书》中称“五脏之阴气，非此不能滋”。肾阳与肾阴相互依存，补肾的时候要仔细辨证，否则不但适得其反，反而危害身体健康。

此外，肾虚不仅仅表现为性功能方面的改变，还包含着全身一系列的变化。在肾虚症状中，生殖功能衰退只是其中一种症状。补肾不仅用来解决生殖功能衰退，还有利于身体其他症状得到改善和康复。

补肾不只是男人的事

提到养肾，很多人都觉得那都是男人的事，这是一种误解，女性同样也需要养肾。

肾是先天之本，女性一生的成长、发育、生殖、衰老各阶段生理过程，都与肾气盛衰有着密切的关系，而且女性一些特有的生理现象，如月经、白带、胎孕、分娩、哺乳等也与肾中精气密切相关。女性如果出现肾虚，就会出现头发早脱、易断并且没有光泽，情绪抑郁、记忆力下降、月经紊乱、皮肤无华、暗黄等症状。很多妇科疾病，如月经不调、痛经、白带清稀、胎动易滑、闭经、性功能降低、乳腺增生、子宫肌瘤、更年期综合征等都与肾虚有关。因此，女人也需要养肾。

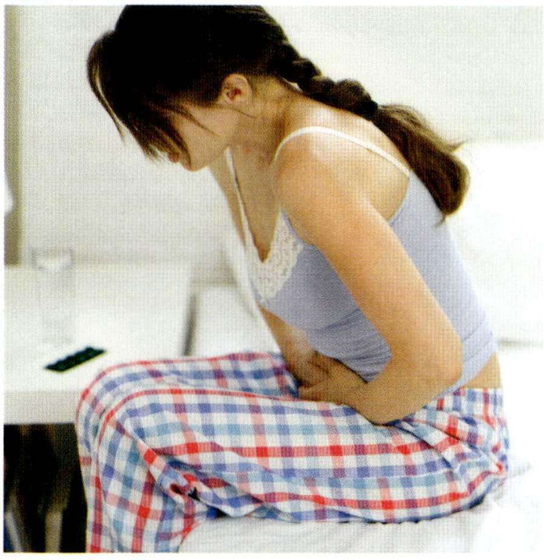

◎肾阳虚会导致女性朋友在月经的时候出现体寒的现象，体寒则加重痛经。

阳痿未必就是肾虚惹的祸

说到阳痿，好多人都认为与肾虚有关，其实，阳痿在临床辨证中有多种类型，肾虚导致阳痿只是其中的一种，也就是说肾虚可以导致阳痿，但阳痿并不一定就是肾虚引起的。阳痿相当于现代医学的性神经衰弱症。中医认为，其多由房事太过，以致精气大伤，命门火衰。但临床上，也可以见到一些由心脾气损或湿热下注引起的阳痿，可见，阳痿诱因众多，并非肾虚的代名词。

临床上最多见的是功能性阳痿，多因精神心理因素引起神经系统的生理发生变化而致，占阳痿患者的50%～70%，例如在发育过程中有过性方面的精神创伤，夫妻间关系不融洽和性生活不协调，或者精神过度紧张、过度疲劳等。因此，出现这种症状时，应该及时就医，对症治疗，并养成良好的饮食及生活习惯，才有利于病情恢复。

耳鸣不一定就是肾虚

中医有“肾开窍于耳”之说，明代医著《景岳全书》也指出：“肾气充足，则耳目聪明，若多劳伤血气，精脱肾惫，必致聋聩。故人于中年之后，每多耳鸣，如风雨，如蝉鸣，如潮声者，是皆阴衰肾亏而然。”所以很多人都以为耳鸣是肾虚引起的，热衷于买一些补肾药进行治疗。其实，耳鸣并不都是肾虚所引起的，一定要确定病因后对症下药。比如风热侵袭、肝火上扰、痰火郁结、气滞血淤、气血亏虚等病因都可以引起耳鸣。耳鸣是肾虚的一种常见症状，除了耳鸣往往还会表现出记忆力下降、注意力不集中、尿频尿急等症状。所以，耳鸣不要盲目补肾，一定要到医院明确病因之后对症治疗。

年轻人照样会肾虚

从某种意义上说，肾虚是一个必然的生理过程，每个人都会经历，正如《黄帝内经》所说，人过四十，则“肾气衰，发堕齿槁”，所以对于中老年人来说，养肾的确是一件重要的事情。相比而言，年轻人往往不重视对肾的保养。年轻人本身肾气尚足，火力自然壮，一般情况下不会肾虚，但凡事无绝对，如果没有养成好的生活习惯，再加上现代人高压力的工作节奏，年轻人照样会肾虚。

孔子曾经说过这样的名言：“少之时，血气未定，戒之在色。”年轻人意志力往往不足，又处于肾气渐渐壮盛的时期，因此往往容易沉溺于两性之欢，养成纵欲的恶习，殊不知，纵欲最伤肾，很多年轻人因为不节制性生活，或者长期手淫无度，导致肾虚缠身。所以说，年轻人即使肾气壮，房事也要适可而止，有节有度。

饮食可以养肾，也可以损肾

饮食是供给机体营养物质的源泉，是维持人体生长发育不可缺少的条件，而饮食不当又是致病因素之一，因而合理适度的饮食可以补养肾脏，增进健康，对于有肾脏方面疾病的患者来说，良好的饮食习惯还能加速疾病的痊愈。

食疗是养肾的基础

在中医理论中，青、赤、黄、白、黑分别代表五行中的木、火、土、金、水，而五行有对应的五脏，因此，五脏也有了相应的“色彩”。不同颜色的食物，其养生保健的功效也不尽相同，如绿色护肝、红色养心、黄色健脾胃、白色润肺、黑色固肾。黑色主水，入肾，常食黑色食物有益于肾。研究发现，黑米、黑芝麻、黑豆、黑木耳等的营养保健价值很高，它们可明显减少动脉粥样硬化、冠心病、脑中风等疾病的发生率，对流感、气管炎、咳嗽、慢性肝炎、肾病、贫血、脱发等均有很好的疗效。

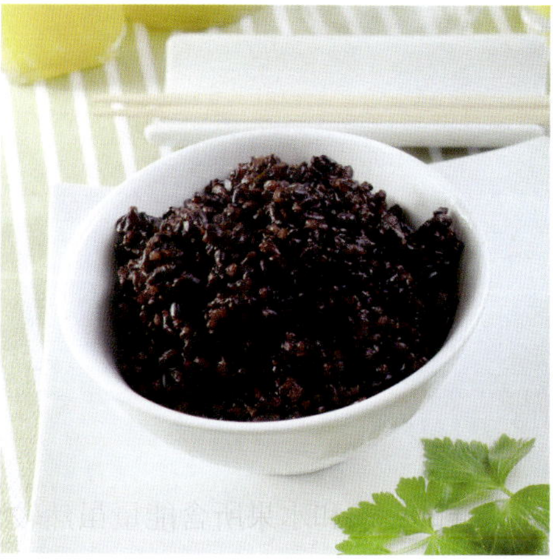

◎五色入五脏，黑色食物入肾，经常食用黑色食物，具有补益肾气的作用。

现代医学发现，黑色食品富含多种氨基酸及丰富的矿物质、维生素和亚油酸等营养素，可以养血补肾，有效改善虚弱体质，同时可以提高机体的免疫力。黑色食物富含的黑色素类物质可清除体内自由基，富含的抗氧化成分能促进血液循环、延缓衰老，对肾气逐渐衰弱的中老年人有很好的保健作用。

除五色外，五味也与五脏密切相关，《素问•宣明五气篇》说：“五味所入：酸入肝，辛入肺，苦入心，咸入肾，甘入脾，是为五入。”因此，咸味入肾，能软坚润下，有调节人体细胞和血液渗透压平衡的作用，在呕吐、腹泻及大汗后，补充适量淡盐水，可防止体内电解质的失衡，有效防止发生虚脱，但心脏病、肾脏病、高血压的老年人不能多吃。

中国的传统食疗中有“以脏补脏”的说法，现代研究也证明，用动物肾中提取的特异性细胞生物球治疗慢性肾炎疗效不错。要注意的是，不能机械对待“以脏补脏”的理论。比如肾结石会引起肾绞痛，疼痛有所缓解后，很多人认为吃动物肾脏可将肾结石消除或增强性功能，实际上这种补法不仅不能消除结石，反而促使结石增大或增加结石复发的危险。

养肾，先养好习惯

饮食可以养肾，关键看怎么做。在日常生活中，养成良好的饮食习惯有利于保养肾脏，强化肾功能。

饮食宜清淡少盐

日常生活中，要补养好肾脏，在饮食上应该遵循低盐、少油腻、少刺激的饮食原则，尤其对于有肾脏疾病的患者。中医认为，过食肥甘厚味，会损伤脾胃、助生痰湿，对肾脏也不利；盐摄入得太多，肾脏的负担就会加重，再加上盐中的钠会导致人体水分不易排出，会加重肾脏的负担；而刺激性的食物不仅会加重肾脏负担，而且可能导致胃内膜血管的渗血。

长期高盐饮食还会导致心脑血管疾病、糖尿病、高血压等。大约80%的肾脏病患者，也是高血压患者。此时，忌盐更是十分必要。若患者尿量少于每天500毫升时，就更应该严格忌盐。若水肿消退，血压不高、尿量正常的情况下，则要保持低盐饮食。每日只能用盐2~4克，小儿不超过 1克，并忌吃含盐多的食物，如腌制品。

新鲜蔬果很必要

新鲜的蔬菜和水果所含能量虽然较低，但却是维生素、矿物质、膳食纤维和植物化学物质的重要来源，其富含水分，能增加尿量，并促进肾脏的代谢能力；其富含矿物质，对维持正常肾功能有积极作用。因此，富含蔬菜和水果的膳食对维持身体健康，保持肠道正常功能，提高免疫力，降低患肥胖、糖尿病、高血压、肾脏病等慢性疾病风险具有重要作用。根据《中国居民膳食指南》（2011全新修订），推荐我国成年人每天吃蔬菜300~500克，水果200~400克。

适当摄入维生素

维生素E是一种脂溶性维生素，是最主要的抗氧化剂之一，能防止体内氧化物增多，有效改善血液循环，减轻肾脏负担，保护肾脏黏膜。富含维生素E的食物主要有肉类、乳蛋类、植物油（如大豆油、玉米油）以及一些坚果类食物（如黑芝麻、核桃）。

维生素B_6是一种水溶性维生素，其参与三大营养素（碳水化合物、蛋白质、脂肪）的代谢，促进骨骼的生长发育、维持大脑的正常功能，这与中医“肾主骨、生髓”的功能不谋而合；维生素B_6能有效减轻肾脏负担，还能抑制肾结石的形成。维生素B_6广泛存在于动物肝脏、粮豆类、鱼类、蛋类食物中。有肾功能异常的患者，不宜多食动物肝脏，因其含较高胆固醇，对身体不利。

钙锌硒不可少

钙是人体含量最丰富的无机元素，广泛存在于骨骼和牙齿中，有人体“生命元素”的美誉。钙能促进骨骼和牙齿的生长发育，维持其形态与硬度；极少量的钙存在于血液和软组织细胞中，能调节生理功能。尽管补钙并不能等同于补肾，但是钙量充足，有助于骨骼健康、维持细胞功能，有利于各种营养物质的吸收，从而达到促进代谢、强壮身体的作用，对维持呼吸、消化、泌尿、神经、内分泌、生殖等系统器官的功能至关重要。因此要想养好肾脏，就有必要保证钙质的充足。富含钙的食物有豆类、乳制品、蛋类及部分绿色蔬菜。

锌是微量元素的一种,其在人体内的含量以及每天所需摄入量都很少,但对机体的性发育、性功能、生殖细胞的生成起到举足轻重的作用，故有“生命的火花”与“婚姻和谐素”之称。适量的锌元素能促进骨骼生长、保护视力，增强性功能。如果缺乏锌，会引起的男性不育症，表现为精子数目减少、精子活动率差等。富含锌的食物主要有海产品、动物内脏、坚果等，其中牡蛎含锌量最多。

硒是人体所必需的一种微量元素，有抗氧化、抗衰老、防癌等作用。肾脏是硒代谢和储存的重要器官，是人体内的一个大“硒”库，肾内硒含量非常高。硒具有增强精子活力和性机能的功效，被人们称之为“男性的体内黄金”。糖尿病患者、心脏病患者、肝病患者都有不同程度的性功能衰退，补硒可以调节免疫功能和抗氧化功能，硒能提高与改善性功能，帮助有阳痿、早泄、性功能低下的人逐渐恢复正常。科学研究发现，维持人体正常硒的需要，是维护身体健康的重要条件。对肾脏病患者适量进行补硒治疗，能显著延缓肾脏病的进展，加快肾脏病的康复。因为硒能提高肾小球滤过率，减轻炎症发生；其良好的解毒功能，可减轻毒素对肾的侵害。需要注意的是，人体需要从食物中获取硒，因为人体自身不能合成。富含硒的食物有动物内脏、海产品、植物种子等。

不吸烟、少喝酒

很多男性喜欢抽烟喝酒，殊不知这也是伤肾的因素之一。虽然很多人在备孕期会不抽烟不喝酒，光顾着考虑不影响下一代就行。平时照样抽烟喝酒，恶习难改，不仅影响别人，也为自己的健康留下隐患。少量喝酒能活血化瘀，消除疲乏，但仅仅是少量。众所周知，吸烟伤肺，喝酒伤肝，因为烟雾直接经肺部吸入，而酒精通过肝脏代谢，可能很多人觉得烟酒跟肾脏没什么关系，其实这种想法是错误的。

现代研究证明，香烟中含有大量的尼古丁，吸烟会使大量的尼古丁进入体内，从而造成血管的收缩，导致血压升高。而高血压是肾脏疾病发生的重要因素，所以吸烟会加重肾脏疾病的症状。同时，尼古丁会刺激交感神经，使肾脏的血管收缩，肾脏供血不足，从而对肾脏产生损害。吸烟还会使体内一氧化碳含量增加，血液的输送能力降低，肾脏会因此产生缺氧的症状，加重肾脏的负担，长久以往会对肾脏产生一定的损害。

尽管人们平常喝的酒90%以上是在肝脏里面代谢的，但肝脏对酒精的代谢是以损伤自己为代价的，因为在代谢过程中要消耗大量的辅酶和细胞色素，这些物质的过度消耗会导致肝细胞的坏死，逐渐使肝脏纤维化以至肝硬化。酒精在损害肝脏的同时，势必危害肾脏。饮酒会影响机体的氮平衡，增加蛋白质的分解，增加血液中的尿素氮含量，这必然增加肾脏负担，长期如此，再正常的人也会出问题，更别说对于肾炎患者或慢性肾功能不全的患者。

多喝水、少憋尿

喝水能帮助人体将新陈代谢的废物排出，降低有毒物质在肾脏中的浓度，从而避免肾脏受到损害。一个健康成年人每天最少要喝1200毫升水。然而急性肾炎、急性肾衰少尿期以及肾病综合征、慢性肾衰伴少尿浮肿患者，要控制喝水的量，否则喝进去排不出，水潴留在人体内，会加重水肿症状。

此外，在日常生活中，很多人都有过憋尿的经历，偶尔为之，只要膀胱压力不大，不会有严重影响。但是有些出租车司机或坐班族，由于工作紧张忙碌，养成了少喝水、多憋尿的习惯，就容易引发尿道炎、膀胱炎等。患者不仅会出现腰酸背痛、尿频尿急等症状，还可能发展成为急性尿毒症。正常人尿道口周围都有细菌寄居，虽然这些细菌经常可以进入膀胱，并不都能引起尿路感染。但如果长期憋尿，尿液无法将细菌冲走，细菌大量繁殖并在尿路聚集，就可能引起尿道炎。尿道炎还可能引起严重的并发症，如肾乳头坏死、肾周围脓肿等，甚至可能导致肾衰竭，带来生命危险。

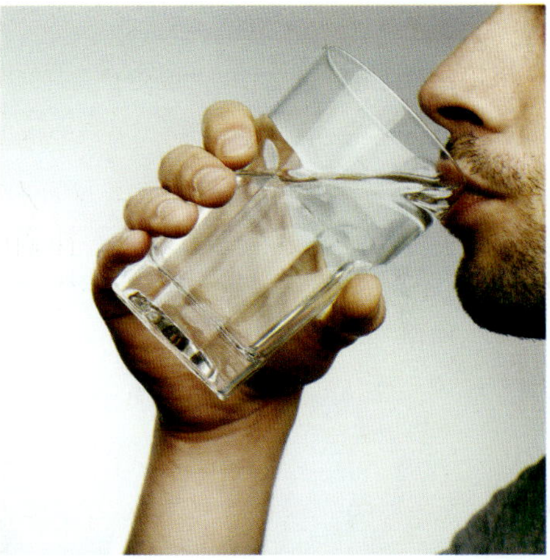

◎多喝水可以更有效地促进身体排毒、促进身体新陈代谢。

因此，为了肾的健康，一定要养成多喝水、少憋尿的好习惯。早晨起床后，即可空腹喝杯白开水冲洗“内环境”，日间可根据自己的饮水量，适当多喝些清淡的水，少喝碳酸饮料。大量出汗以后，更要补充足量的水分。一有尿意就一定要上厕所，切忌憋尿。

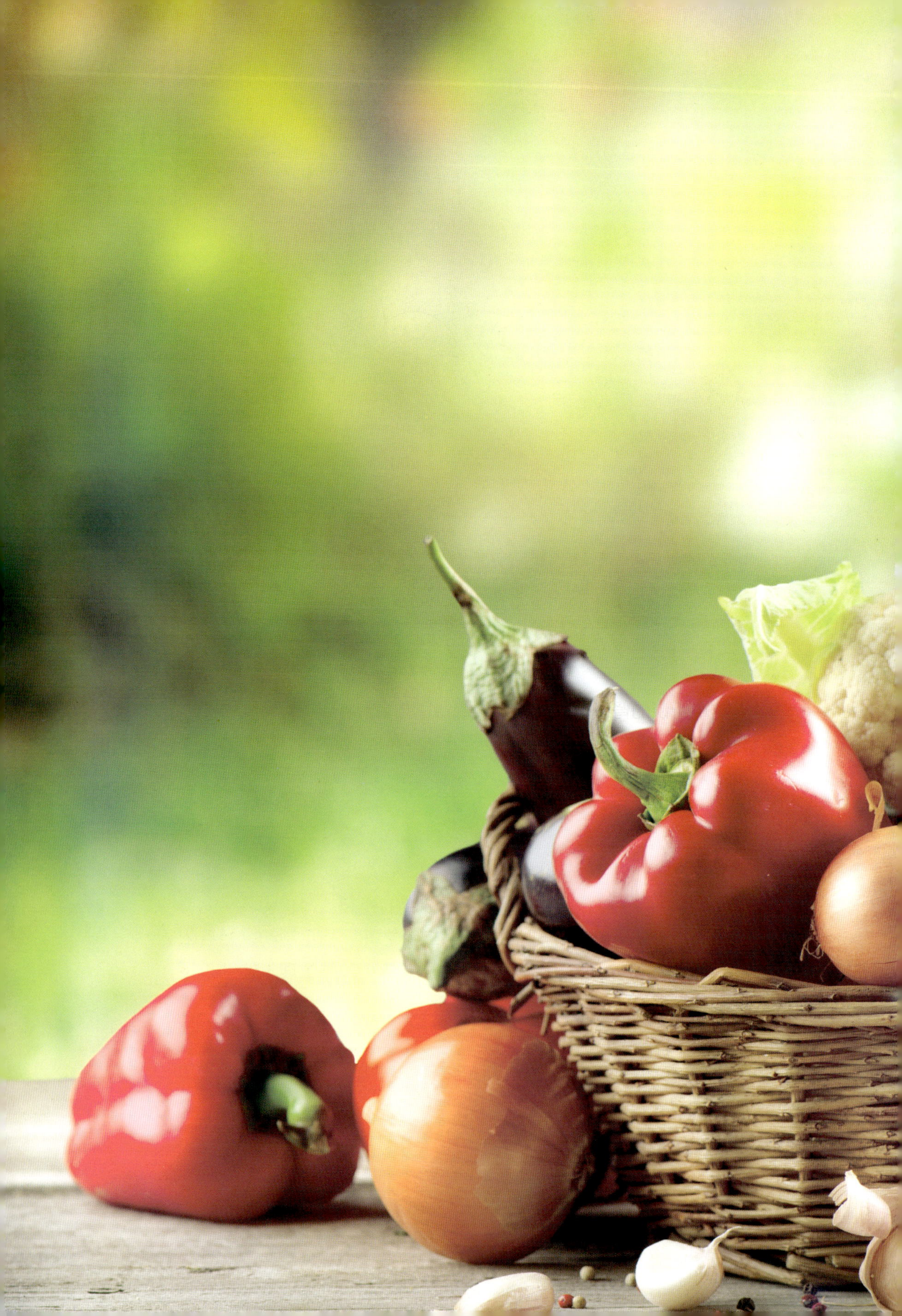

Part 2

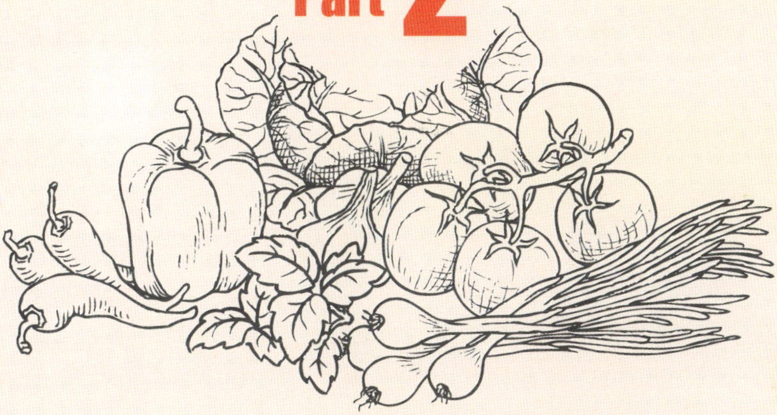

食补精气阴阳——从根本上养肾

本章所谈的肾，指的是中医学的肾，与现代医学的肾脏概念大不一样，中医学肾的范围远远超出了现代医学所谓肾脏的范畴。由于肾藏先天之精，主生殖，为人体生命之本源，故称肾为“先天之本”，即生命之根本。

中医认为，肾藏先天之精和后天之精，二者互相依存，相互促进。出生之前，先天之精为后天之精准备物质基础；出生之后，后天之精又不断供养先天之精，使之得到不断的补充。肾精能转化为肾气，肾气又分为阴阳，肾阴和肾阳，二者之间，相互制约、相互依存、相互为用，协调全身脏腑之阴阳，维持着人体生理上的动态平衡，故肾又称为“五脏阴阳之本”。

生活中，人们常常有精神萎靡、腰膝酸软、头昏耳鸣、畏寒怕冷、脱发早白、容易感冒、失眠健忘、性功能低下、自汗盗汗等问题，还有很多慢性疾病迟迟不能痊愈，把人折磨得痛苦不堪，为什么呢？很重要的一个原因就是肾虚。接下来的一章，我们将系统介绍有关肾的知识，教您如何吃对食物，调养肾脏。

吃对食物，补肾益精

骨质疏松、脑力减退，可能肾精不足

肾所藏之精为“肾精”，是促进生长发育和维持生命过程的物质基础，包括“先天之精”和“后天之精”。“先天之精”为肾本脏之精，受之于父母，是生育繁殖、构成胚胎发育的原始物质，为生命的基础；“后天之精”为五脏六腑之精，来源于后天的饮食摄入，饮食营养通过脾胃消化吸收转化为“水谷精微”进入脏腑，被各脏腑所用，进行代谢后，一部分转化成更加精微的物质藏于肾中，即为后天之精。先天之精和后天之精，相互促进、相互滋生，先天之精只有得到后天之精的补充滋养，才能充分发挥其生理效应；后天之精也只有得到先天之精的活力资助，才能源源不断地化生，即所谓“先天生后天，后天养先天”。

小儿肾精不足会影响生长发育，导致囟门迟闭、身材矮小、智力低下、骨骼痿软、动作迟钝等症；成人肾精不足会导致早衰，表现为男子精少不育、女子经少经闭、性功能减退、脱发齿松、耳鸣耳聋、腰膝酸软、精神呆钝、健忘等症。小儿肾精不足大多是先天的，即父母给孩子的基础不好，如父母高龄生育可能导致子女气血虚弱，正如《褚氏遗书》所说：“父少母老，产女必羸；母壮父衰，生男必弱。”凡是想要孩子的父母，务必要保持好身体的状态，给孩子一个强壮的肾。成人肾精不足多为后天因素，比如纵欲过度、大病久病、过度劳累等，导致早衰和生殖功能下降。

肾精可以生髓，髓能充养骨骼，使骨骼健壮，牙齿坚固；髓也能充养于脑，使脑力充沛，智力发达。如若肾精亏虚，不能生髓，则骨骼失养，容易骨质疏松，牙齿也会出现松动甚至脱落；同时，脑髓也补养不足，导致脑力减退，记忆力下降。

用补肾填精的办法来充实肾精

要调理改善肾精不足，治疗应以“补肾填精”为原则。按照中医学的阴阳理论,肾精属阴精，阴精之中又可再分阴阳，其中又可分为阴精中之阳精和阴精中之阴精，因此，肾精不足的患者，有的偏阳虚，有的偏阴虚，治疗的时候还应该根据阳虚和阴虚的轻重对症治疗。补肾填精的食物主要有葡萄、枸杞子、覆盆子等，可以选用的常用药材有熟地、何首乌、金樱子、五味子等。

在中医学中，补肾填精还有一种特殊的理论，即利用“血肉有情之品”来补精益气。所谓“血肉有情之品”，指的是具有补益作用的动物类食物或药物。动物与人在机体组织的构造上更为接近，其补益也更为直接而高效，如补肾精就可以用猪骨髓、羊骨髓等。当然，动物类补品虽然效果较佳，但使用中必须注意两点，即辨证和适度，用得不对症或者用得过量都可能适得其反。

别让这些因素伤害了你的肾精

日常生活中，我们在通过各种方式补肾的同时也要留意自身的不良习惯，它们也许正在偷偷地损耗你的肾精，只是你未曾注意到。

七情过激。喜、怒、忧、思、悲、恐、惊七情的变化，若是在正常的范围内，不会引起什么病变。但是喜怒哀乐无常，或者经常精神紧张的话会影响气在身体里面的运行，气郁化火，导致肾阴不足、肾精不通。长期恐惧，会伤肾气，导致固摄无力，肾精外流，造成遗精、遗尿等症。

房事过度。房事过度在男子可出现滑精、早泄、阳痿等症；在女子则会出现月经不调、白带多等症，严重时还会导致怀孕困难或者流产。

饮食不节。“饮食自倍，肠胃乃伤”，过量的饮食会导致脾胃功能受损。长期进食肥甘厚味、辛辣煎炸的食物，使脏腑生热，脾热炽盛，引起脾胃功能障碍。脾胃是后天之本，如果饮食不节导致脾胃损伤，吃进身体里的食物就难以被脾胃正常运化，导致后天之精生成不足，肾中的先天之精缺少后天之精的补充也会导致不足。

长期大量服药。补可分为食补和药补。很多患者为了能尽早摆脱肾虚的困扰，往往选择药补。但是在分不清肾虚类型的情况下不宜乱用补肾药物。是药三分毒，补肾用药也好，其他治病用药也罢，如果长期大量服用，都会给身体增加排毒的负担，势必对肾脏造成不良影响。

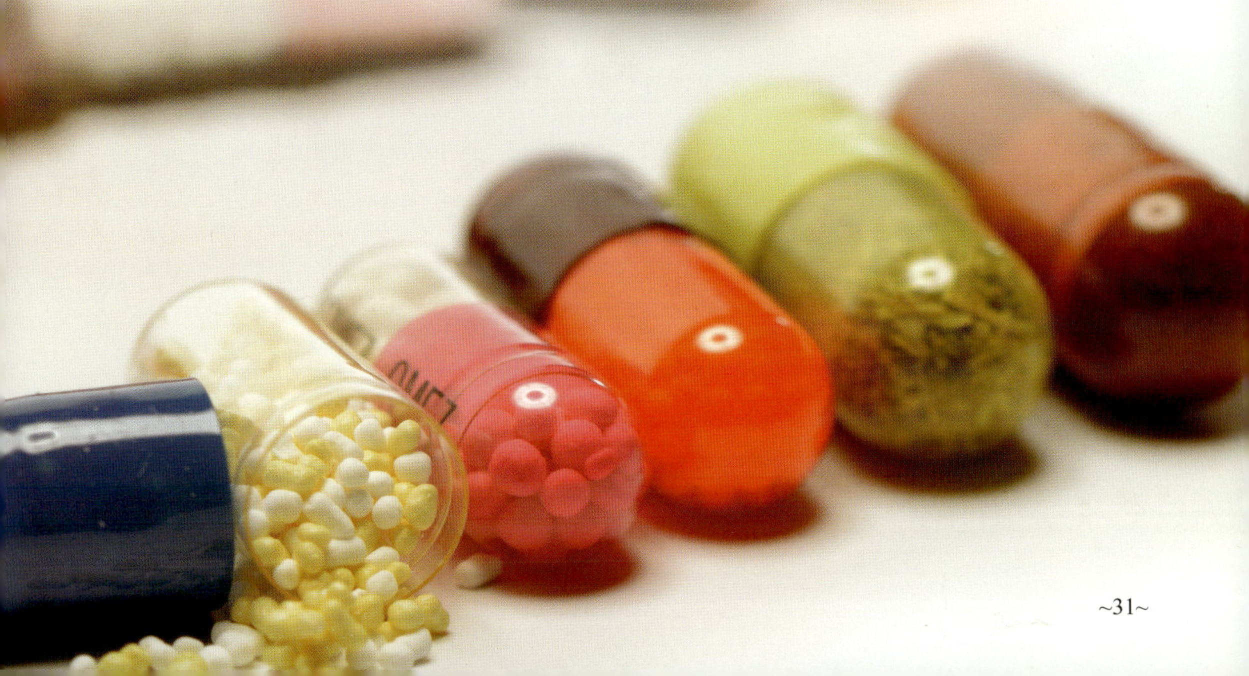

葡萄

滋肾强筋、补气养血

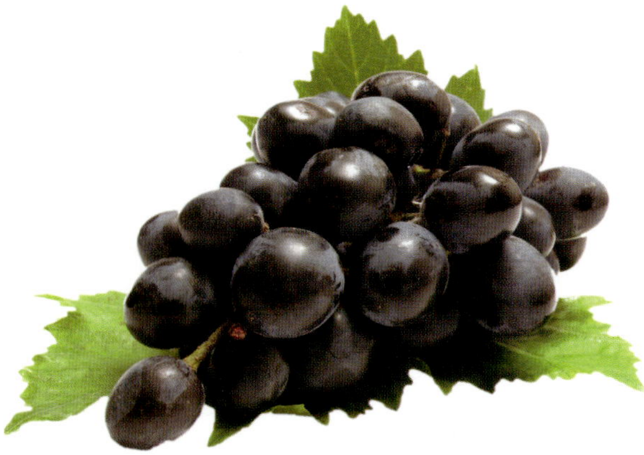

性味归经

性平，味甘、酸。
归肾、肺、脾经。

相宜搭配

✓ 葡萄+柠檬

柠檬富含维生素C，同时又能消除皮肤色素沉着，与能滋肾液、益肝阴的葡萄一起榨汁食用，能美白嫩肤、延缓衰老。

✓ 葡萄+山药

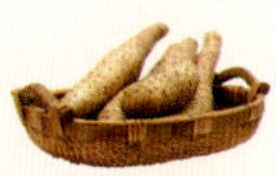

山药能滋补脾肺肾三脏之阴，与同样具有滋补肝肾之阴的葡萄一起榨汁食用，可改善肾精不足所致的体虚乏力、烦热口渴、记忆力下降等症。

★补肾说法

食疗著作《随息居饮食谱》认为，葡萄能“补气、滋肾液、益肝阴、强筋骨”，而且其性味较为平和，因此非常适合肾精不足者经常食用。另外，现代研究发现，葡萄籽中的前花青素具有超强的抗酸化和抗氧化作用，能够紧致肌肤、延缓衰老，所以，吃葡萄的时候完全不用把葡萄籽吐掉。

★食用建议

清洗葡萄有妙招：取一个盆，加入适量清水，再加一勺面粉，搅拌均匀后静置2分钟。手拎着葡萄，在水中来回摆动，由于面粉水的黏附作用，葡萄上的脏东西会被黏着而带到水中，等面粉水混浊时，取出葡萄，再用清水冲洗即可食用。

★特别说明

《医林纂要》认为，葡萄多食易生内热，所以阴虚以及容易上火者要慎食。

葡萄这样吃

葡萄苹果汁

小贴士

本品能滋补肝肾、消食生津，适用于食欲不佳、烦热口渴、体虚乏力等症。

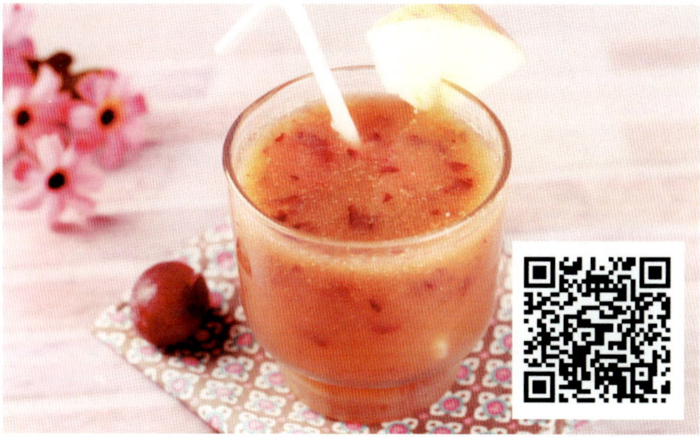

原料： 葡萄100克，苹果100克，柠檬70克

调料： 蜂蜜20毫升

制作：

1.洗好的苹果切瓣，去核，再切成小块。

2.取榨汁机，选搅拌刀座组合，倒入苹果、葡萄、适量矿泉水，榨取葡萄苹果汁。

3.倒入适量蜂蜜，继续搅拌一会儿。

4.把榨好的果汁倒入杯中，挤入几滴柠檬汁即可。

葡萄这样吃

百合葡萄糖水

小贴士

百合能清肺润燥，与滋补肝肾的葡萄搭配食用，可改善肺肾阴虚所致的干咳少痰。

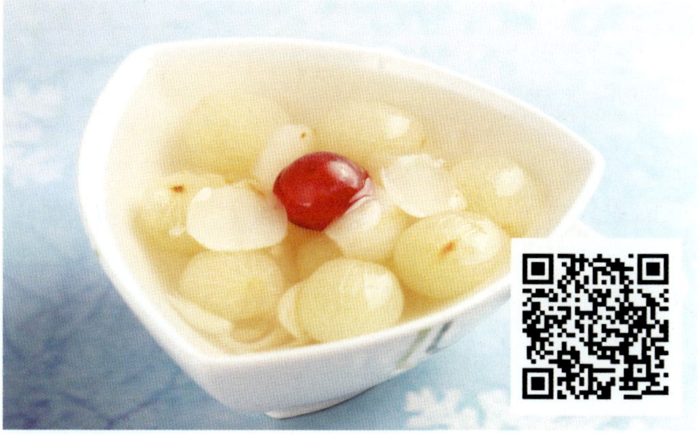

原料： 葡萄100克，鲜百合80克

调料： 冰糖20克

制作：

1.将洗净的葡萄剥去果皮，装入小碗中，待用。

2.砂锅中注入适量清水烧开，倒入洗净的百合、葡萄，煮沸后转小火煮约10分钟，至食材析出营养物质。

3.倒入冰糖，用大火续煮至糖分完全溶化；关火后盛出即成。

猪骨髓

补中益气、养血健骨

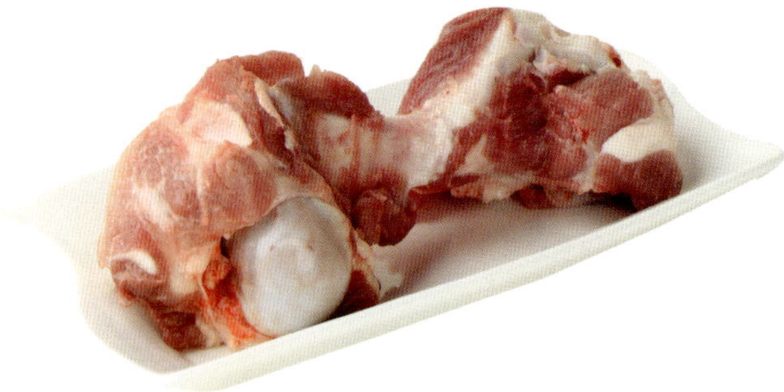

性味归经

性寒，味甘、咸。
归脾、胃经。

相宜搭配

✔猪骨髓+西洋参

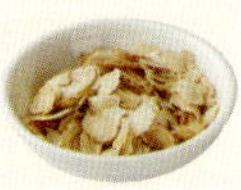

西洋参能补气养阴、清热生津，对气阴两亏、津液不足患者具有较好的疗效，搭配猪骨煲汤食用，可改善肾精不足所致的骨质疏松、气虚乏力、口干舌燥等症。

✔猪骨髓+莲藕

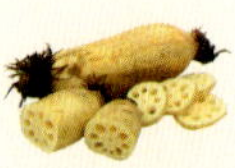

莲藕味甘性寒，熟食有健脾开胃、止泻固精的作用，猪骨与莲藕搭配煮汤，尤其适宜秋冬进补，汤品补而不燥、润而不腻、香浓可口，具有补中益气、养血健骨、滋润肌肤的功效。

★补肾说法

《随息居饮食谱》认为，猪骨髓“补髓养阴，治骨蒸劳热、带浊遗精，宜为衰老之馔”。经常喝骨头汤，能有效补充人体所需的骨胶原等物质，增强骨髓造血功能，有助于骨骼的生长发育，同时能延缓骨质疏松。

★食用建议

猪骨煮汤能壮腰膝、益力气、强筋骨，但性偏寒凉，且较油腻，对于脾胃虚寒或消化欠佳者，可能引起腹胀或腹泻，因此，在烹饪猪骨汤时可以加入适量生姜，能起到一定的调剂作用。

★特别说明

①猪骨髓属于滋腻之品，感冒发热者、急性肠炎者忌食。

②挑选猪骨时要注意观察骨头断面骨髓的颜色，以颜色粉红者为佳。若出现颜色暗红，可能放血不干净，或是病猪，不宜食用。

猪骨髓这样吃

葛根猪骨汤

小贴士

葛根有生津止渴之效，搭配猪骨煲汤能够起到补虚强肾、滋阴润燥的作用。

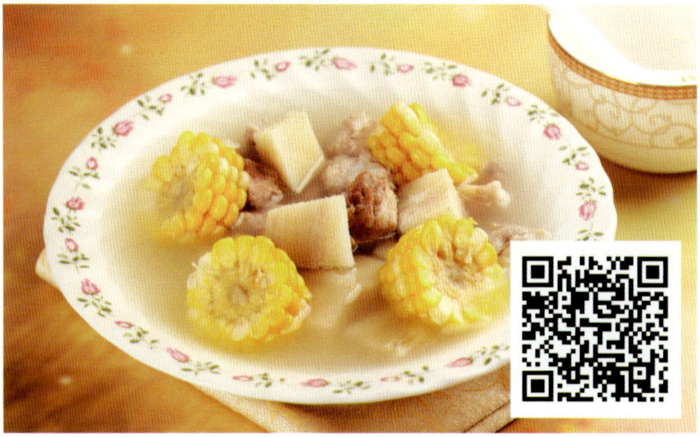

原料： 排骨段400克，玉米块170克，葛根150克

调料： 盐少许

制作：

1.将洗净去皮的葛根切小块，备用。

2.锅中注入清水烧开，倒入洗净的排骨段，汆去血渍，捞出待用。

3.砂锅中注入适量清水烧开，倒入排骨段、玉米块、葛根块，煮沸后转小火煮至食材熟透。

4.加入少许盐，续煮片刻，至汤汁入味，盛出即成。

猪骨髓这样吃

海底椰无花果猪骨汤

小贴士

雪梨和海底椰都有滋阴作用，搭配猪骨食用，有补肾填精、滋补强身的功效。

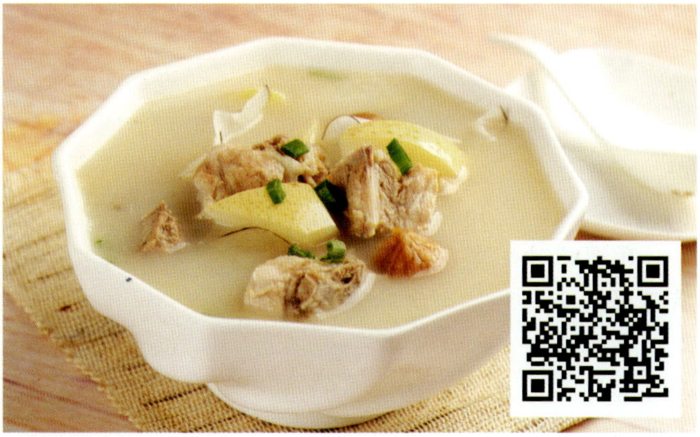

原料： 猪骨段400克，雪梨100克，无花果50克，海底椰15克，姜、葱少许

调料： 盐、鸡粉各2克，料酒6毫升

制作：

1.将洗净的雪梨去除果核，再把果肉切小块。

2.锅中注入清水烧热，倒入洗净的猪骨段，淋入少许料酒，用大火煮沸，捞出待用。

3.砂锅中注入清水烧开，放入洗净的无花果、海底椰；撒上姜片，倒入猪骨段，再淋入少许料酒，煮沸后用小火煮至猪骨熟软；倒入雪梨块，再用小火续煮约15分钟。

4.加入少许盐、鸡粉调味，转大火略煮片刻；关火后盛出，撒上葱花即成。

火腿

补肾填精、健脾开胃

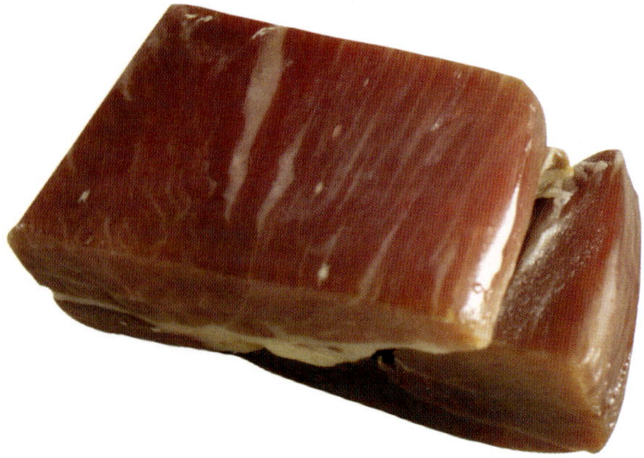

性味归经

性温，味甘、咸。
归脾、胃、肾经。

相宜搭配

✔火腿+冬瓜

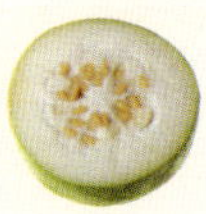

火腿营养丰富，适用于肾精不足所致的眩晕耳鸣、腰膝酸软，神疲健忘等症，而冬瓜能消除火腿油腻之弊，一起煲汤味鲜可口。

✔火腿+鲤鱼

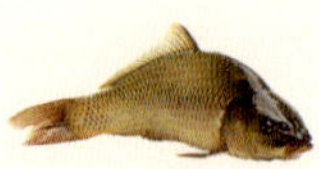

鲤鱼能滋肾补脾、通乳利水，同火腿煲汤食用，能补益肾精、恢复体力。此外，哺乳期妇女经常食用本品能促进乳汁分泌。

★补肾说法

火腿含有丰富的氨基酸，能提高机体免疫力。火腿经过发酵分解，各种营养成分更易被人体所吸收，具有补肾填精、健脾开胃、生津益血、促进创口愈合等作用，适合于肾精亏虚者，也是病后、产后体虚调补的佳品。

★食用建议

火腿肉是坚硬的干制品，要炖烂很不容易，如果炖之前在火腿上涂些白糖，再放入锅中，就比较容易炖烂，且味道更为鲜美；另外，用火腿煮汤时可以加少量米酒，既能让火腿更鲜香，也能降低咸度。

★特别说明

①本品营养丰富，具有良好的滋补效果，但不适合感冒患者食用，感冒期间食用火腿不利于机体抵抗外邪而影响感冒的治愈。

②因火腿较油腻，不容易消化，若脾胃虚弱，或患有胃肠道疾病，如消化道溃疡、慢性胃炎患者不宜食用。

火腿这样吃

香菇烧火腿

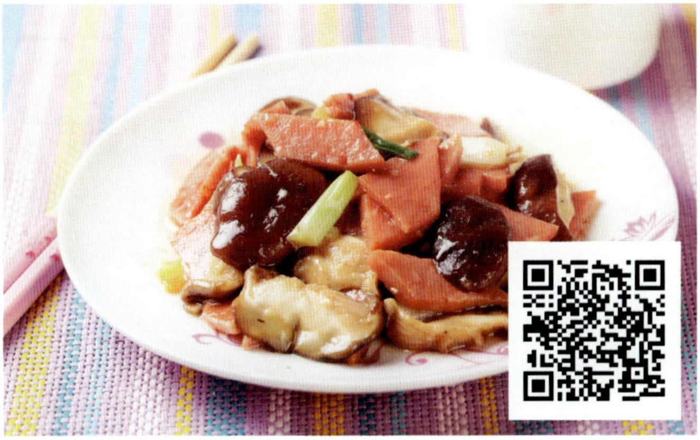

小贴士

香菇可以增强人体免疫力，与火腿搭配，可改善肾经亏虚所致的抵抗力下降。

原料：鲜香菇65克，火腿90克，姜片、蒜末、葱段各少许

调料：料酒5毫升，生抽3毫升，盐3克，鸡粉4克，水淀粉、食用油各适量

制作：

1.洗好的香菇切片，火腿切片，锅中注入清水烧开，加入盐、鸡粉、香菇，煮约半分钟，捞出。

2.热锅注油，倒入火腿片炸半分钟，捞出。

3.锅底留油烧热，倒入姜片、蒜末、葱白、香菇，加入料酒、火腿片、生抽、盐、鸡粉，倒入清水、水淀粉，撒上葱叶，快速翻炒匀，关火盛出，装入盘中即可。

火腿这样吃

冬瓜夹火腿

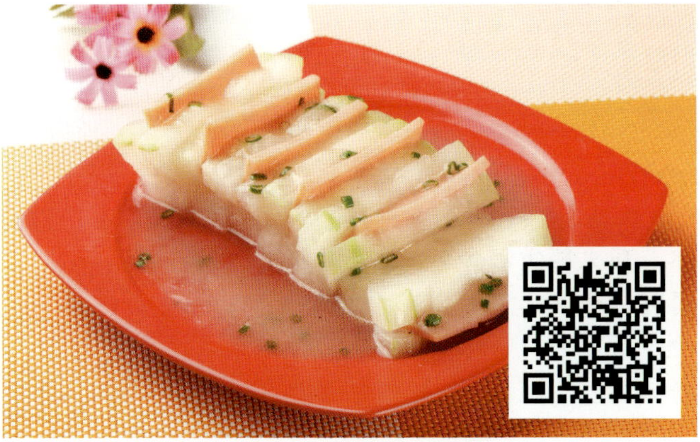

小贴士

冬瓜利小便、止渴，与火腿搭配对于肾脏疾病造成的水肿有缓解作用。

原料：冬瓜380克，火腿100克，葱花少许

调料：盐2克，鸡粉2克，水淀粉5克，鸡汁3毫升，食用油适量

制作：

1.将洗净的冬瓜切块，火腿切片，夹入冬瓜块中装盘，撒上盐、鸡粉，放入烧开的蒸锅中，中火蒸10分钟至熟，取出。

2.用油起锅，倒入清水，加入盐、鸡汁、水淀粉，放入葱花，拌匀，制成芡汁。

3.把芡汁浇在冬瓜块上即可。

海参

补肾益精、养血润燥

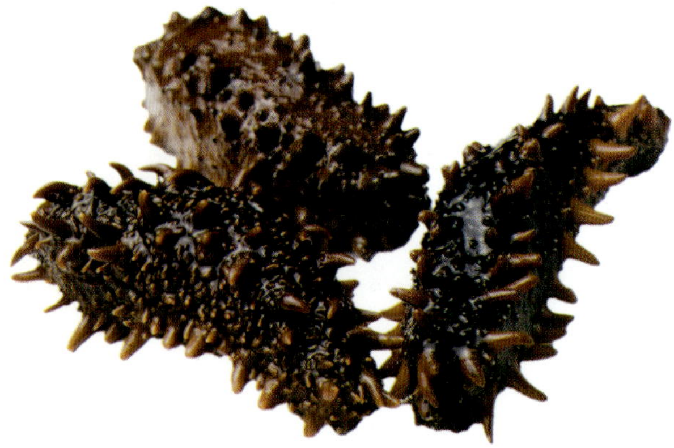

性味归经

性温，味甘、咸。
归肾、心经。

相宜搭配

海参+排骨

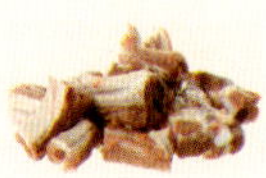

海参有促进机体细胞再生、提高人体免疫功能的作用，排骨有补益精血的功效，能改善缺铁性贫血，两者炖食，具有补中益气、健脾养胃、益精补血的疗效。

海参+鸡蛋

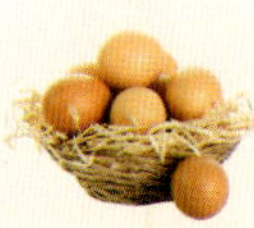

海参有补肾益精、养血润燥的功效，还能美容养颜，和营养丰富的鸡蛋炒食，能使人的面部皮肤看起来细腻而富有光泽。

★补肾说法

海参具有补肾益精、养血润燥的功效，肾精不足、肾阴虚、肾阳虚的患者均适合食用。另外，海参还有补肾滋阴、养颜乌发的作用，能够提高免疫力，抗衰老、抗辐射。

★食用建议

海参怕油，油脂会分解破坏海参的诸多营养，早上的饮食一般较为清淡，适合海参进补，所以推荐早上食用海参。另外，泡发好的海参都是熟的，所以在粥或汤快要熬好的时候，把海参入锅中煮一会儿即可。

★特别说明

①海参因肉质细嫩，易于消化，所以非常适合老年人、儿童以及体质虚弱者食用。

②《随息居饮食谱》认为，“脾弱不运、痰多便滑、客邪未尽者均不可食。”意思是说消化功能不好、痰多、大便滑脱、感冒未愈的患者都不适宜食用海参。

海参这样吃

葱爆海参

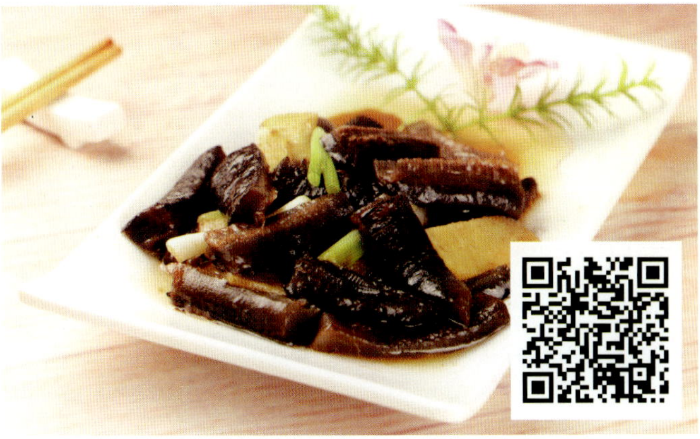

小贴士

本品既能增强食欲，又能保留海参的鲜味和营养价值，适用于身体虚弱患者调理。

原料：海参300克，葱50克，姜40克，高汤200毫升

调料：盐、鸡粉、白糖、蚝油、料酒、生抽、水淀粉、食用油各适量

制作：

1.洗净的海参切成段，再切条形。

2.锅中注入清水烧开，加入少许盐、鸡粉，倒入海参，煮约1分钟，捞出待用。

3.用油起锅，放入姜片、部分葱段，爆香；倒入海参，淋入少许料酒提味；倒入备好的高汤，放入蚝油、生抽；加入少许盐、鸡粉、白糖，炒匀调味；转大火收汁，撒上余下的葱段，再倒入适量水淀粉，翻炒至汤汁收浓即成。

海参这样吃

笋烧海参

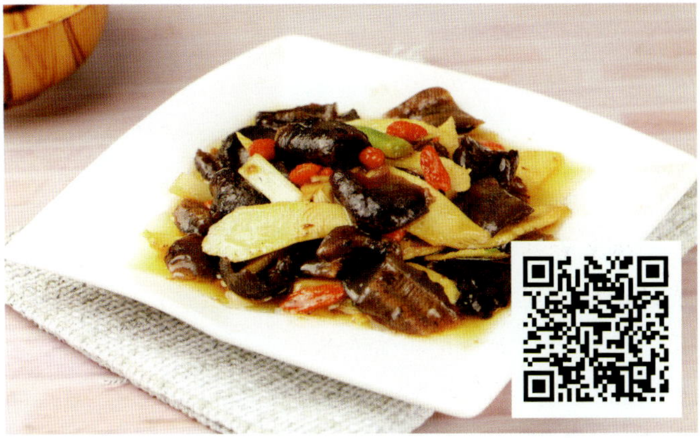

小贴士

本品可改善气血精亏所致的神疲肢倦、肌肤干枯、面色苍白、头晕心悸等症。

原料：党参12克，冬笋70克，枸杞8克，水发海参300克，姜片、葱段各少许

调料：醋、料酒、生抽、盐、鸡粉、水淀粉、食用油各适量

制作：

1.洗净去皮的冬笋切片；洗好的海参切块；砂锅注水烧开，放入洗净的党参，用小火煮10分钟，将药汁盛入碗中；锅中注水烧开，加入白醋，倒入海参，汆煮一会儿，捞出待用。

2.用油起锅，倒入姜片、葱段爆香，倒入海参，淋入料酒，炒香；放入生抽，倒入冬笋，加入药汁煮沸；放入盐、鸡粉调味，放入枸杞，淋入适量水淀粉，快速翻炒均匀，关火后盛出装盘即可。

淡菜

补虚养肾、调肝养血

性味归经

性温，味咸。
归肝、肾经。

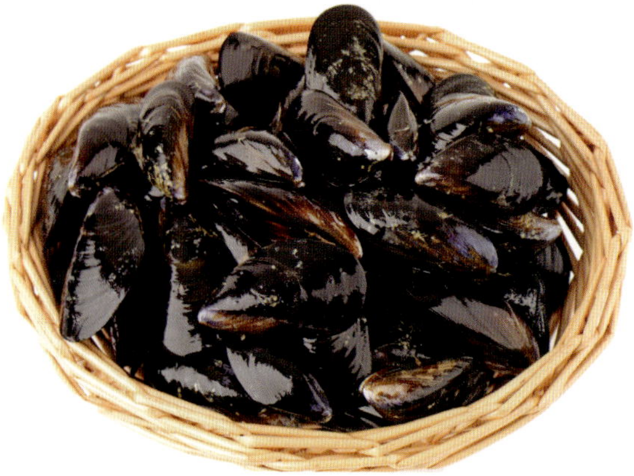

相宜搭配

✔ 淡菜+芹菜

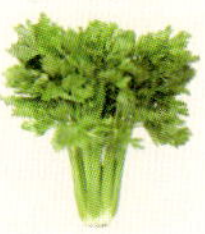

淡菜能补肝肾精血，芹菜能平肝而降压，两者搭配炒食可用于肝肾阴虚、肝阳上亢所致的血压偏高、眩晕头痛等症。

✔ 淡菜+猪骨

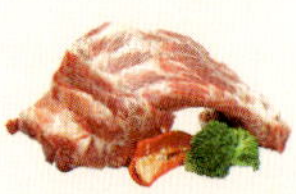

猪骨、淡菜都能补肾益精，两者搭配煲汤食用，可改善肾精不足所致的腰膝酸软、记忆力下降、骨质疏松等症。

★补肾说法

淡菜具有补肾益精、调肝养血、消瘿瘤、调经血、降血压之功效，明代医家倪朱谟即认为“淡菜，补虚养肾之药也”，对于虚劳羸瘦、高血压、盗汗、阳痿、腰痛、崩漏、带下、疝瘕等症有一定的食疗作用，肾精不足、肾气虚及肾阳虚者均适合食用。

★食用建议

①烹饪淡菜前，将其放入热水中烫至发松回软，捞出，摘去淡菜中心带毛的黑色肠胃，在清水中洗去沙粒即可用于后续加工。

②淡菜个体越大越好，质嫩，肉肥，味鲜，在煮制时一般不用加盐，适宜与冬瓜、萝卜等一同煨食，也可以汆汤。

★特别说明

皮肤病患者不宜食用淡菜，因其所含蛋白质进入人体后，可能成为过敏原，引起皮肤瘙痒，加重皮肤病症状。

淡菜这样吃

淡菜萝卜豆腐汤

小贴士

豆腐生津润燥，白萝卜消食化滞，本品可改善肾精不足之食欲不振、皮肤干燥。

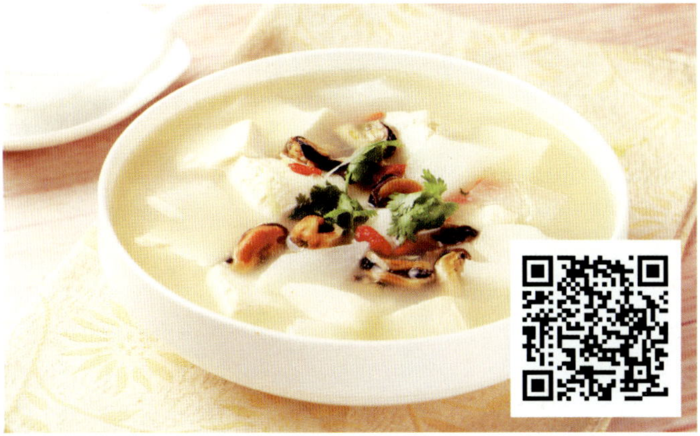

原料：豆腐200克，白萝卜180克，水发淡菜100克，香菜、枸杞、姜少许

调料：盐、鸡粉各2克，料酒4毫升，食用油少许

制作：

1.洗净去皮的白萝卜切成小丁块；洗净的豆腐切成小方块；洗净的香菜切小段。

2.砂锅中注入适量清水烧开，放入洗净的淡菜、萝卜块，撒上姜丝，淋入少许料酒，煮沸后用小火煮至萝卜块熟软；放入洗净的枸杞、豆腐块，再加入少许盐、鸡粉调味，再煮约5分钟，至食材熟透。

3.淋入少许食用油，续煮一会儿；关火后盛出，撒上香菜即成。

淡菜这样吃

淡菜拌菠菜

小贴士

本品具有养血益精功效，适用于血虚所致的面色无华、头晕失眠等症。

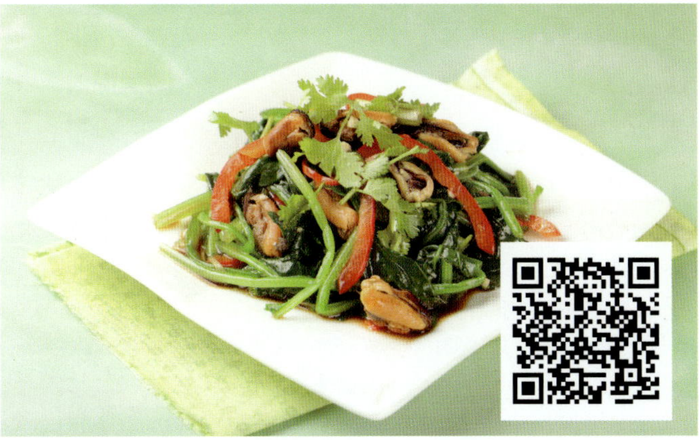

原料：水发淡菜70克，菠菜300克，彩椒40克，香菜25克，姜丝、蒜末少许

调料：盐、鸡粉、料酒、生抽、芝麻油各适量

制作：

1.洗好的菠菜切成段；洗净的彩椒去籽，切成丝；洗好的香菜切成段。

2.锅中注入清水烧开，放入少许食用油、盐、鸡粉，倒入洗好的淡菜，淋入少许料酒，煮1分钟，捞出沥干；将菠菜倒入沸水中，煮1分钟，加入切好的彩椒略煮，捞出待用。

3.将菠菜、彩椒、淡菜装入碗中，放入姜丝、蒜末、香菜、盐、鸡粉、生抽、芝麻油，搅拌片刻，至食材入味；盛出装入盘中即可。

鱼鳔

补肾固精、养血止血

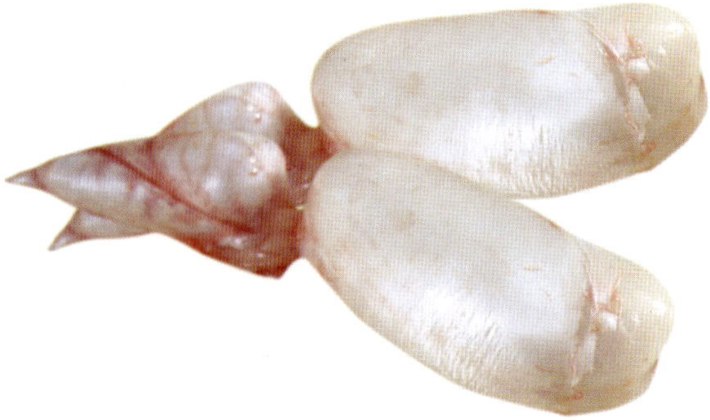

性味归经

性平，味甘。
归肾、肝经。

相宜搭配

鱼鳔+猪蹄

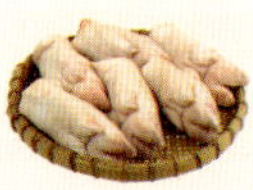

猪蹄具有补虚损、填肾精的功效，含有丰富的胶原蛋白，脂肪含量也比肥肉低。与具有补肾固精的鱼鳔一起做成菜肴食用，能延缓衰老、促进生长发育。

鱼鳔+豆腐

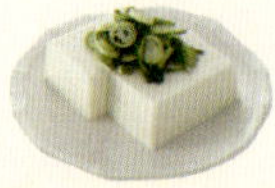

鱼鳔中含有的丰富胶原蛋白，能和豆腐里的高氨基酸和蛋白质共同发挥美容养颜、延缓衰老的作用，煲汤食用味美效佳。

★补肾说法

中医认为，鱼鳔能养血止血、补肾固精，还能增强胃肠道的消化吸收功能，增进食欲，有利于防治食欲不振、厌食、消化不良、腹胀、便秘等疾病。此外，鱼鳔还能增强肌肉的韧性和弹力，增强体力，消除疲劳，滋润皮肤，使皮肤细腻光滑。

★食用建议

鱼鳔食用前，需进行泡发处理，泡发分为油发和水发两种。油发，先用温水把鱼鳔洗净沥干，然后放进低温油锅中炸至手折即断，断面如海绵状即可。水发，先用清水把鱼肚浸泡几小时，并洗刷干净，放入焖罐中，加适量冷水，烧开后离火，待冷却后再烧，每天烧两三次，两天后取出，用清水浸泡即可。其中质地厚实的鱼鳔两种方法皆可选择，而对于质薄的鱼鳔，水发易烂，一般选用油发为宜。

★特别说明

鱼鳔味厚滋腻，消化功能不佳者、痰多者、舌苔厚腻者忌食。

鱼鳔这样吃

鱼鳔木耳煲

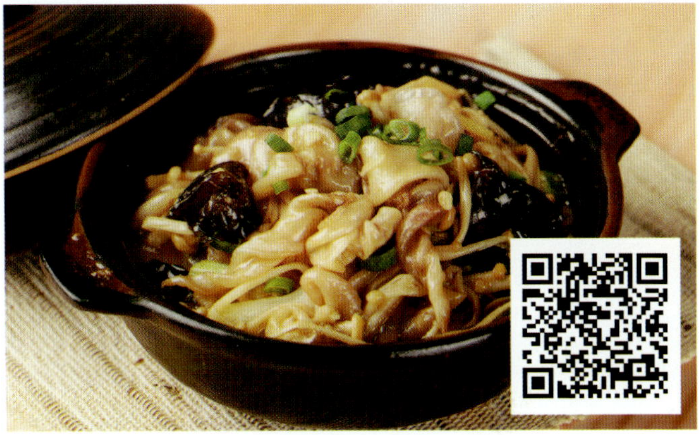

小贴士

金针菇能增强智力，与鱼鳔搭配供儿童食用，能促进生长发育和益智健脑。

原料： 鱼鳔300克，金针菇120克，水发木耳15克，姜、蒜、葱各少许

调料： 料酒、生抽、鸡粉、盐、蚝油、食用油各适量

制作：

1.锅中注入清水烧开，淋入适量料酒，放入洗净的鱼鳔，略煮片刻，汆去血渍，捞出备用。

2.用油起锅，倒入姜片、蒜末、葱段爆香，放入处理好的金针菇、木耳，炒至变软；倒入鱼鳔炒匀，淋入少许料酒、生抽，加入适量鸡粉、盐调味；放入蚝油，炒匀、炒香。

3.关火后将锅中食材盛入砂锅中，置于旺火上，煮1分钟至沸腾，撒上葱花即可。

鱼鳔这样吃

鱼鳔豆腐汤

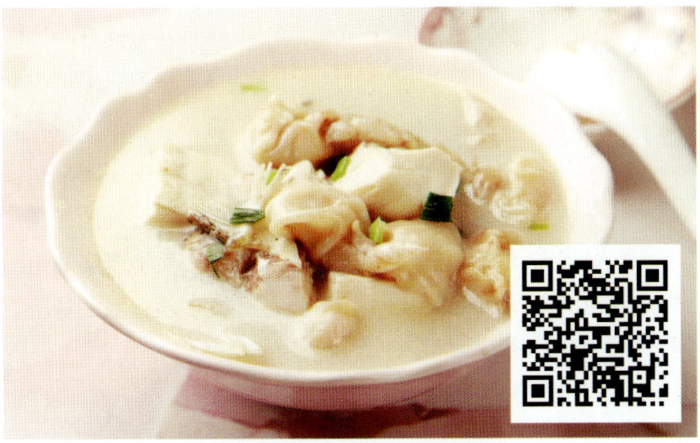

小贴士

鲢鱼头能增强记忆、促进发育，豆腐营养全面，本品能延缓衰老，改善记忆力。

原料： 鲢鱼头200克，鱼鳔100克，豆腐220克，姜片、葱段各少许

调料： 盐、鸡粉、胡椒粉、料酒、食用油各适量

制作：

1.洗好的豆腐切成小方块；将洗净的鱼鳔刺穿；把处理好的鲢鱼头剁成大块。

2.用油起锅，倒入鱼头，用小火煎至两面断生；放入姜片，淋入少许料酒，炒香；注入适量开水，倒入鱼鳔、豆腐块，烧开后用小火煮至食材熟透。

3.加入适量盐、鸡粉、胡椒粉搅拌匀，煮至入味；关火后盛出即可。

阿胶

补血滋阴、润燥止血

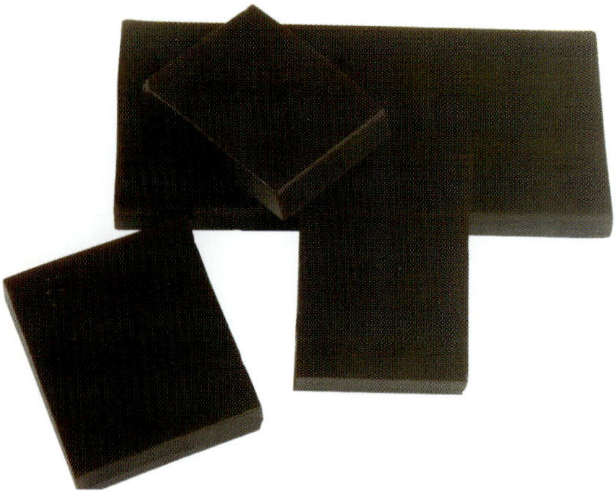

性味归经

性平，味甘。
归肾、肺、肝经

相宜搭配

阿胶+乌鸡

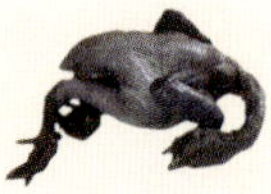

乌鸡能增强人体免疫力，抗衰老，具有养血填精的功效，与阿胶搭配煲汤食用，可改善妇女虚劳所致的月经不调、潮热虚劳、腰膝酸软以及术后体虚等症。

阿胶+鸡蛋

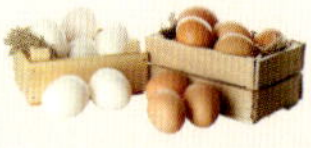

鸡蛋能补阴益血、补脾和胃，是扶助正气的常用食品，与阿胶做成鸡蛋羹食用，可改善血虚所致的头晕目眩、记忆力下降、皮肤干燥、早衰等症。

★补肾说法

阿胶含有明胶原、骨胶原、蛋白质及钙、钾、钠、镁、锌等元素，有补血、止血、益气、补肾填精的功效。肾病患者常常伴有促红细胞生成素减少，因而出现贫血等表现，适当食用阿胶可以改善这一症状。

★食用建议

取10~15克阿胶粉加入适量的黄酒中，用勺匙充分搅拌，让阿胶完全溶解，再将其放入微波炉中加热1分钟，即可食用。

★特别说明

①因阿胶滋腻，有碍脾胃消化功能，故脾胃虚弱、消化不良者慎用，若确实要选择进补阿胶，建议从小剂量开始食用。

②感冒外邪未清者，不宜食用阿胶，以防“闭门留寇”，不利于感冒的治愈。

阿胶这样吃

阿胶牛肉汤

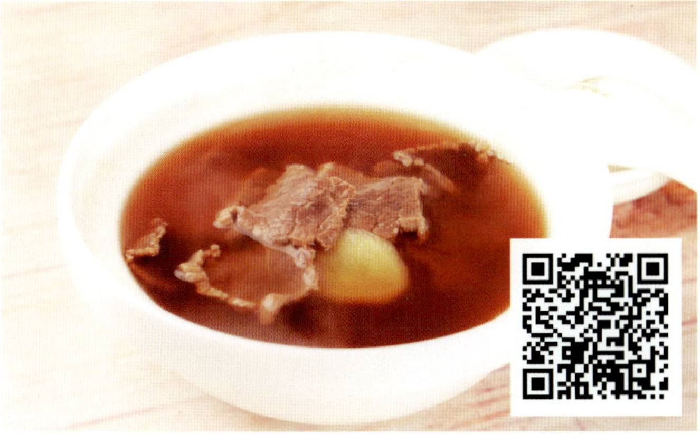

小贴士

牛肉能补脾胃、益气血、强筋骨，搭配阿胶，能长肌肉，强壮身体。

原料： 阿胶8克，姜片25克，牛肉150克

调料： 米酒、盐各适量

制作：

1.洗净的牛肉切成片。

2.锅中注入清水烧开，倒入牛肉煮沸，汆去血水，捞出待用。

3.砂锅中注入清水烧开，倒入牛肉片、姜片，淋入适量米酒，烧开后用小火煮至食材熟透；放入阿胶，煮至溶化；放入少许盐，拌匀调味；关火后盛出即可。

阿胶这样吃

桂圆阿胶红枣粥

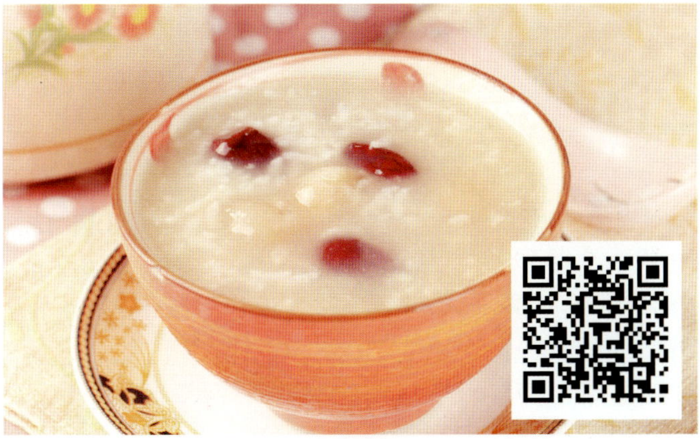

小贴士

桂圆、红枣补益气血；大米健脾和胃，本品具有健脾生血、益气填精的功效。

原料： 水发大米180克，桂圆肉30克，红枣35克，阿胶15克

调料： 白糖、白酒各少许

制作：

1.砂锅中注入适量清水烧开，倒入洗净的大米、红枣、桂圆，大火煮开，用小火煮30分钟至其熟软。

2.加入阿胶，倒入少许白酒，搅拌匀，用小火续煮10分钟；加入白糖，煮至溶化。

3.关火后盛出煮好的粥，装入碗中即可。

何首乌

补肾乌发、养血益肝

性味归经

性微温，味苦、甘、涩。
归肝、肾经。

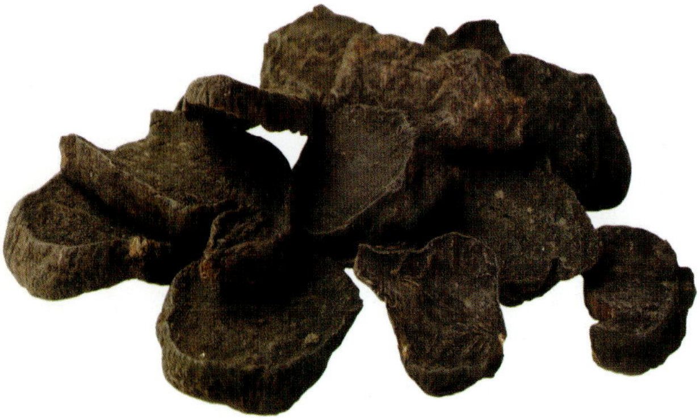

相宜搭配

✔ 何首乌+乌鸡

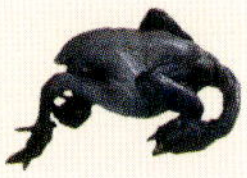

乌鸡具有补肾填精、养血益肝等作用，搭配滋补效果极佳的何首乌炖食，可以增强补肾功效，尤其适合肾精亏损、肝气不足者食用。

✔ 何首乌+黑鱼

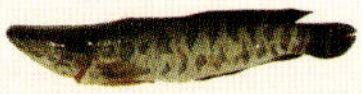

墨鱼具有养血滋阴功效，与何首乌煲汤食用，可以共同发挥养血滋阴的效果，用于精血不足之面色萎黄、皮肤干燥、便秘等症。

★补肾说法

何首乌具有养血益肝、补肾固精等作用，不寒、不燥，为滋补良药，常用于肾精亏虚之腰膝酸软、须发早白、耳鸣、遗精等病症。另外，何首乌还有一定的润肠通便作用，尤其适用于精血不足导致的肠燥便秘。

★食用建议

经晒干而成的何首乌润肠通便的效果显著，常用于体虚老年人的燥结便秘，而经黑豆、黄酒拌蒸熟制成的何首乌长于补血，主要用于滋补虚证。

★特别说明

①何首乌有润肠作用，性偏滋腻，大便溏泄及有湿痰者慎食。

②服用何首乌时，一般忌与葱、蒜、萝卜同食，以免影响疗效的发挥。

何首乌这样吃 淡菜何首乌鸡汤

小贴士

何首乌能益精血，搭配乌鸡、淡菜，填精效果加倍，经常食用可使面色红润。

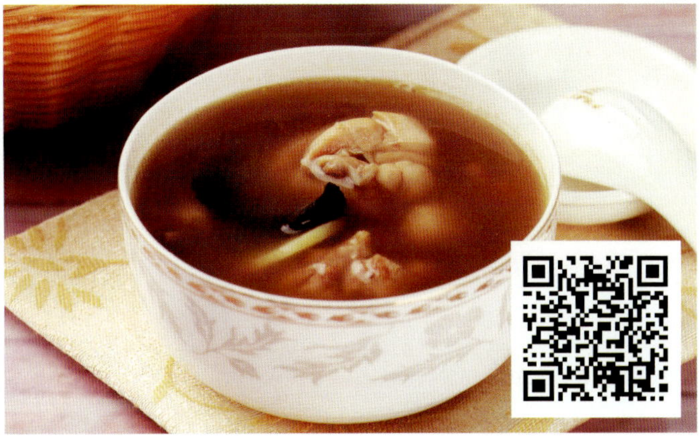

原料： 淡菜50克，何首乌10克，陈皮7克，鸡腿180克，姜片少许

调料： 料酒10毫升，鸡粉2克

制作：

1.锅中注入清水烧开，倒入洗净的鸡腿，煮至沸，氽去血水，捞出待用。

2.砂锅中倒入清水烧开，放入鸡腿、淡菜、何首乌、陈皮、姜片，淋入适量料酒，烧开后用小火煮至食材熟透。

3.放入少许盐、鸡粉，搅拌片刻，至食材入味。

4.关火后盛出煮好的汤料，装入碗中即可。

何首乌这样吃 何首乌黑豆煲鸡爪

小贴士

本品可养血美容，改善精血不足之皮肤干燥、面色无华等症。

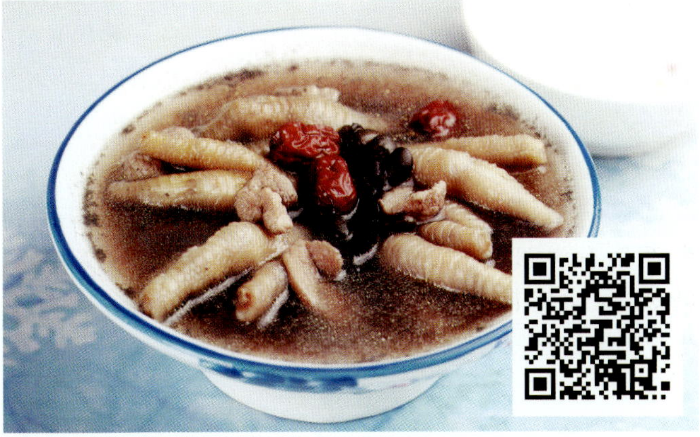

原料： 何首乌10克，红枣10克，水发黑豆80克，鸡爪200克，猪瘦肉100克

调料： 料酒20毫升，盐2克，鸡粉2克

制作：

1.洗好的猪瘦肉切成片；处理好的鸡爪切去爪尖。

2.锅中倒入清水烧开，放入猪瘦肉、鸡爪，淋入料酒，煮至沸，氽去血水，捞出待用。

3.砂锅中注入清水烧开，倒入洗净的何首乌、红枣、黑豆、瘦肉、鸡爪，淋入少许料酒，搅拌均匀，烧开后用小火炖至食材熟透；加入少许盐、鸡粉，搅拌片刻，至食材入味。关火后盛出锅中的食材，装入碗中即可。

枸杞

滋补肝肾、益精明目

性味归经

性平，味甘。
归肝、肾经。

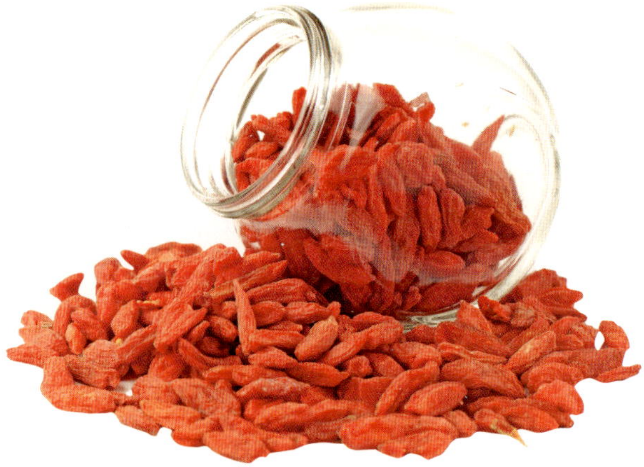

相宜搭配

枸杞+菊花

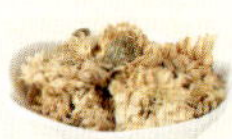

枸杞与菊花是经典搭配，适用于肝血亏虚引起的眼睛干涩等病症，是上班族、电脑族、手机族的常备茶饮。

枸杞+黄芪

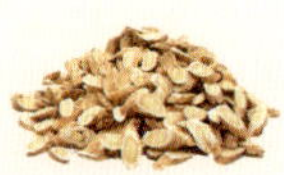

黄芪能补气升阳、固表止汗、托疮生肌、利水退肿，常用于表虚自汗，枸杞有气血双补之效，两者可泡茶饮用，尤其适合肝肾精气不足者。

★补肾说法

枸杞具有滋补肝肾、益精明目的功效，适用于肝肾精亏导致的腰膝酸痛、眩晕耳鸣、目昏不明等。枸杞中含有丰富的胡萝卜素、维生素和钙、铁等有益眼睛的营养物质，故有明目之功。历代医家治疗肝血不足、肾精亏虚引起的视物昏花和夜盲症，常常使用枸杞。

★食用建议

枸杞多为内服，既可以泡茶饮用，也可以搭配菜肴同食，还可以直接嚼食。一般认为直接嚼食有利于枸杞药效的发挥。

★特别说明

①市场上有的枸杞颜色特别鲜红，光光亮亮的，这种枸杞有酸苦味，可能是用硫磺熏制过的。在购买时应注意鉴别。

②枸杞偏滋腻，感冒发热、脾虚有湿及泄泻者不宜多食；枸杞宜密封遮光保存，有酒味的枸杞已变质，不能食用。

枸杞这样吃

枸杞萝卜炒鸡丝

小贴士

本品能补肾益精、增强免疫，尤其适用于肾精不足导致抵抗力低下者。

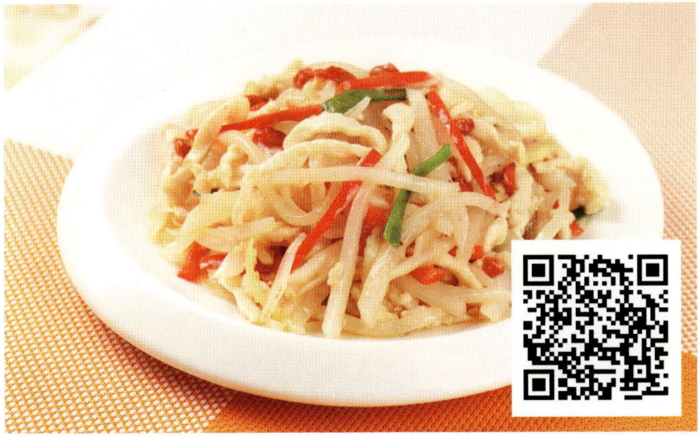

原料： 白萝卜120克，鸡胸肉100克，红椒30克，枸杞12克，姜、葱、蒜各少许

调料： 盐、鸡粉、料酒、生抽、水淀粉、食用油各适量

制作：

1.将洗净去皮的白萝卜切成丝；洗好的红椒去籽，切成丝；洗净的鸡胸肉切成丝，装入碗中，放入少许鸡粉、盐、水淀粉、食用油，抓匀，腌渍入味。

2.锅中注水烧开，加入2克盐，放入白萝卜丝，煮1分钟，放入红椒丝略煮片刻，捞出备用。

3.用油起锅，放入姜丝、蒜末炒香，倒入鸡肉丝炒匀，淋入适量料酒炒香；倒入白萝卜和红椒翻炒；加入适量盐、鸡粉、生抽调味；放入枸杞、葱段、水淀粉，快速炒匀；盛出装盘即可。

枸杞这样吃

枸杞拌菠菜

小贴士

菠菜含铁丰富，枸杞滋阴养血，二者搭配增强了补血养阴的功效，适合精血不足者食用。

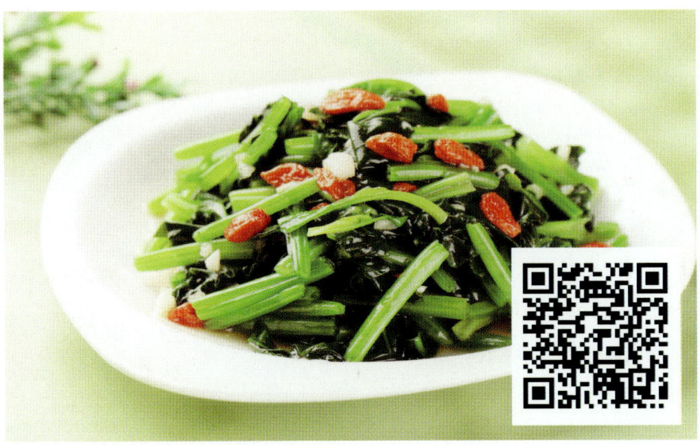

原料： 菠菜230克，枸杞20克，蒜末少许

调料： 盐2克，鸡粉2克，蚝油10毫升，芝麻油3毫升，食用油适量

制作：

1.择洗干净的菠菜切去根部，再切成段，备用。

2.锅中注入清水烧开，淋入少许食用油，倒入洗好的枸杞，焯煮片刻，捞出待用；把菠菜倒入沸水锅中，煮至断生，捞出备用。

3.把菠菜倒入碗中，放入蒜末、枸杞、盐、鸡粉、蚝油、芝麻油，搅拌至食材入味，盛出装入盘中即可。

金樱子

固精涩肠、缩尿止泻

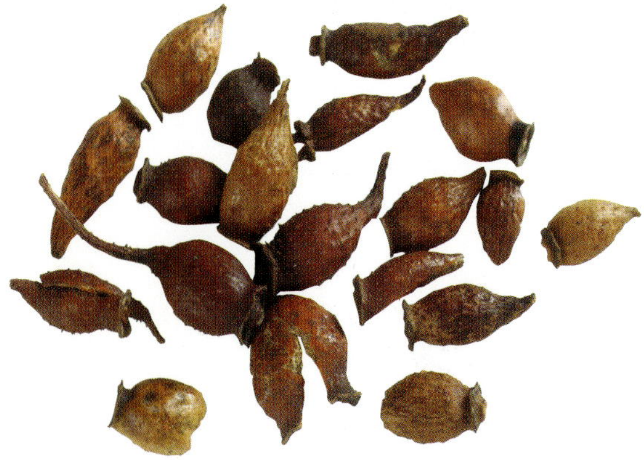

性味归经

性平，味酸、涩。
归肾、膀胱、大肠经。

相宜搭配

✔ 金樱子+鲫鱼

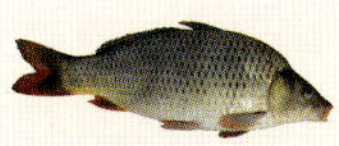

金樱子有固精缩尿、涩肠止泻之效，鲫鱼有益气健脾的作用，两者搭配煲汤有助于补肾固精，适用于肾虚不固、膀胱失约所致的遗精、滑精、遗尿、尿频、带下等。

✔ 金樱子+杜仲

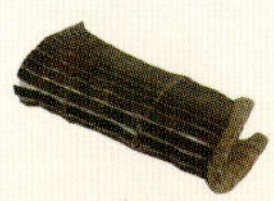

杜仲能补肝肾、强筋骨，与金樱子搭配煲汤食用，可改善肾虚所致腰膝酸软、遗精滑精、遗尿尿频、崩漏带下、久泻久痢等症。

★补肾说法

中医认为，金樱子有固精涩肠、缩尿止泻的功效。适用于早泄、遗精、遗尿、尿频、脾虚泄泻、盗汗等症。现代研究发现，金樱子中含有大量的酸性物质和皂苷，具有制约膀胱括约肌、延长排尿时间间隔、增加每次排尿量的作用，可用于肾病患者小便频数之症。

★食用建议

金樱子多为内服，既能和适宜的食材搭配煲汤食用，又可以与人参、山茱萸等药材泡酒饮用，还可以加工成膏剂，如《明医指掌》中有一个治疗梦遗的名方——金樱子膏。

★特别说明

有实热病症者忌食金樱子。此外，金樱子一次食用过多，或者连续食用时间过长会有便秘和轻度腹痛等反应。

金樱子这样吃

金樱子鲫鱼汤

小贴士

本品具有健脾护肾、温中下气的功效，对脾肾虚弱、水肿有一定疗效。

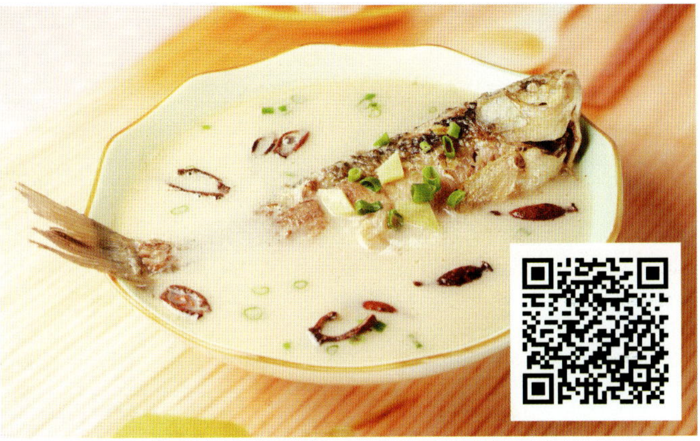

原料： 鲫鱼400克，金樱子20克，姜片、葱花各少许

调料： 料酒10毫升，盐3克，鸡粉3克，胡椒粉1克

制作：

1.用油起锅，放入宰杀处理干净的鲫鱼，煎出焦香味，晃动炒锅，煎约3分钟至其呈焦黄色。

2.放入姜片，淋入料酒，加入适量开水，放入金樱子、盐、鸡粉，拌匀调味。

3.用小火焖煮约10分钟至食材熟透，放入胡椒粉，关火后盛出煮好的汤料，撒上葱花即可。

金樱子这样吃

金樱子杜仲煲猪尾

小贴士

本品能益骨髓、强筋骨，适用于阳事不举、精液清稀、头晕目眩、耳鸣、精神萎靡等症。

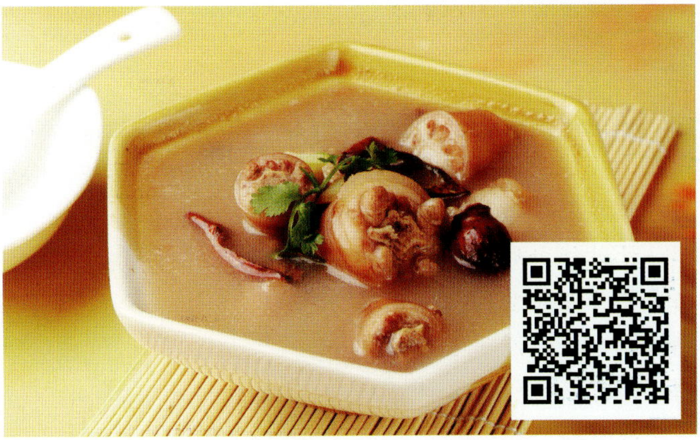

原料： 金樱子12克，杜仲20克，猪尾450克，姜片少许

调料： 料酒8毫升，盐2克，鸡粉2克

制作：

1.锅中注入清水烧热，倒入洗净的猪尾，淋入适量料酒，煮至沸，汆去血水，捞出备用。

2.砂锅中注入清水烧开，倒入猪尾，加入洗净的金樱子、杜仲、姜片，淋入适量料酒，搅拌匀，烧开后用小火炖1小时。

3.加入适量盐、鸡粉调味；关火后盛出即可。

五味子

益气生津、敛肺滋肾

性味归经

性温，味酸、甘。
归肺、心、肾经。

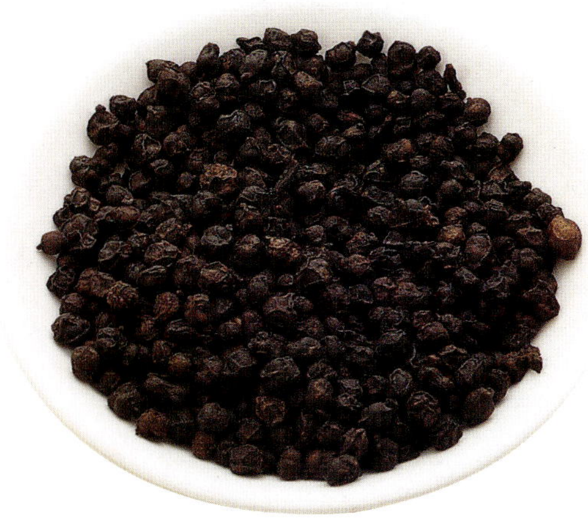

相宜搭配

五味子+人参+麦冬

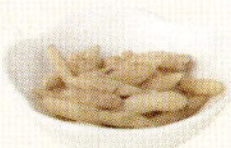

人参能大补元气、补脾益肺、生津安神；麦冬有养阴生津作用，与五味子泡茶饮用，可改善气阴两亏、心悸气短、脉微自汗等症。

五味子+酸枣仁

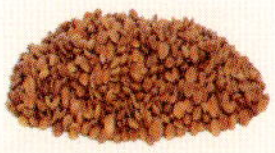

酸枣仁能宁心安神、养肝敛汗，与五味子沏茶饮用，可改善虚烦心悸、失眠多梦之症。

★补肾说法

《神农本草经》记载，五味子“主益气，咳逆上气，劳伤羸瘦，补不足，强阴，益男子精”，现代总结其主要功效为益气生津、敛肺滋肾、固精敛汗等，尤其适合肺肾两虚、肾精不固所致的咳喘、遗精、带下等症。

★食用建议

《本草纲目》记载，“五味，今有南北之分，南产者色红，北产者色黑；入滋补药，必用北产者良。”现《中国药典》明确规定五味子所指为北五味子，将南五味子作为另一种药材，入滋补药也以北五味子最佳。五味子味道酸涩，食用时用量不宜过大。

★特别说明

五味子药性偏温且涩，外有表邪、内有实热，或咳嗽初起、痧疹初发者忌服。此外，高血压和动脉粥样硬化的患者慎用。

五味子这样吃

五味子炖猪肝

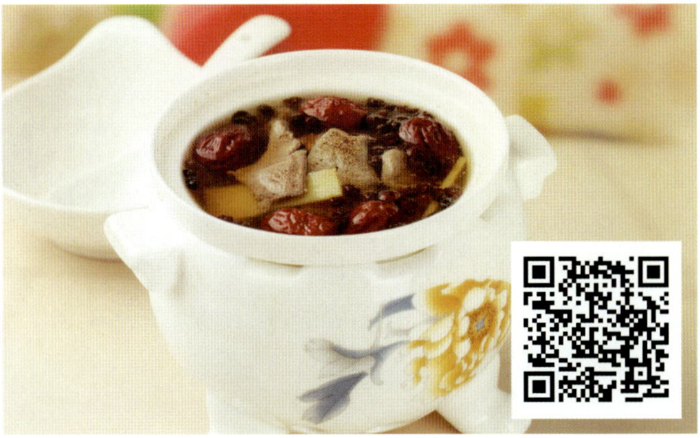

小贴士

猪肝、红枣是补血佳品。本品能补血益精，可用于血虚精亏之面色萎黄、眩晕、失眠。

原料： 猪肝200克，红枣20克，五味子10克，姜片20克

调料： 盐2克，鸡粉2克，生抽4毫升，料酒10毫升

制作：

1.处理好的猪肝切成片。

2.锅中注入清水烧开，倒入猪肝片，煮至沸，汆去血水，捞出装入炖盅里，备用。

3.锅中倒入清水烧开，放入姜片、五味子、红枣，淋入适量料酒，加入少许盐、鸡粉、生抽煮至沸，盛入炖盅里。

4.把炖盅放入烧开的蒸锅中，用中火炖1小时至食材熟透，取出即可。

五味子这样吃

五味子桂圆粥

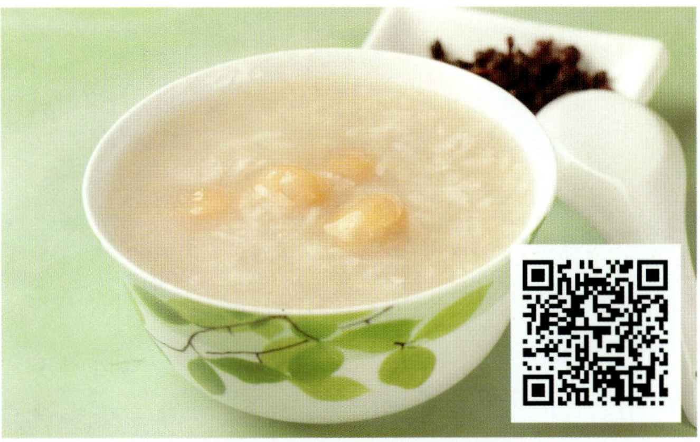

小贴士

桂圆补血安神。本品适用于血虚精亏、心脾不和所致的心悸失眠、记忆力下降。

原料： 五味子10克，桂圆肉20克，水发大米150克

调料： 白糖15克

制作：

1.砂锅中注入清水烧开，放入洗净的五味子，用小火煮约20分钟至其析出有效成分。

2.捞出五味子，倒入洗好的桂圆肉、大米，用勺轻轻搅拌，用小火煮约30分钟至食材熟软。

3.揭开盖，加入适量白糖，拌匀，煮至溶化；关火后盛出煮好的粥，装入碗中即可。

吃对食物，补益肾气

月经、二便有异常，可能肾气不固

《素问·上古天真论》记载："女子七岁，肾气盛，齿更发长；二七而天癸至，任脉通，太冲脉盛，月事以时下，故有子；三七肾气平均，故真牙生而长极……七七任脉虚，太冲脉衰少，天癸竭，地道不通，故形坏而无子也。丈夫八岁肾气实，发长齿更；二八肾气盛，天癸至，精气溢泻，阴阳和，故能有子；三八肾气平均，筋骨劲强，故真牙生而长极……八八天癸竭，精少，肾脏衰，形体皆极，则齿发去。"这段经典文献说明人的生长、发育、妊娠以及衰老均与肾气有密切关系。

肾气宜藏不宜泄。中医认为，肾主藏精，具有储存、封藏精气的作用，说得通俗一些就是将体内维持生命的活力物质固摄住，贮藏起来，不让其流失。如果肾气虚，肾"藏"的功能就会减弱，使体内的精气呈现流失状态，中医称其为"肾气不固"。

"肾气不固"有一个很突出的特征，就是固摄的能力减弱，在小儿可能出现遗尿问题，在成人则可能出现尿频、尿后余沥不尽、夜尿清长、小便失禁等，男性容易出现遗精、滑精、早泄，女性容易出现白带清稀、量多不止，或者经期过长、量少而淋漓不尽等问题，孕妇可出现胎元不固、滑胎的问题。肾气虚除了有肾气不固的症状外，还会表现出机能活动减退，气血不能充盈，故容易体倦疲劳、耳鸣耳聋、气短自汗、面色恍白。另外，部分肾气虚的患者还会表现为饮食上偏好味道浓烈的食物；经常出现低烧的状况，特别是在17～19点肾经当令的时候；冬天容易手脚冰凉等。

肾气相当于人体的发动机，所有脏腑的功能都要靠肾气来启动，才能更好地运转。根据《黄帝内经》的记载，男子40岁、女子35岁后，肾气就开始走下坡路了，这是自然规律，但如果我们能够注意保养，完全可以延缓这种自然衰退的进程。

肾气不足，补气固肾是根本

要改善肾气虚所引发的各种症状，首先应辨清证型，再选择对应的食材或药材。

①一般肾气虚证。表现为腰膝酸软无力、面色淡白、神疲乏力。调养应以补肾益气为原则。可选择的食材有栗子、黑芝麻、黑豆、核桃仁、猪肚、鲈鱼等；药材有枸杞子、山药、灵芝、人参等。

②肾气不固证。除了一般肾气虚证外，还表现为小便频数清长，或余沥不尽、夜尿多、遗尿；或男子遗精早泄，女子带下清稀量多；或月经淋漓不尽或胎动不安。调养应以补肾固涩为原则。可选择的食材有芡实、莲子、豇豆等；药材有山萸肉、金樱子、益

智仁等。

③肾不纳气证。在肾气不固基础上，还表现为久病咳喘、呼多吸少、气短、动则喘甚。调养应以补肾纳气为原则。可选择的食材有白扁豆、猪肾、黑米、鸽子等；药材有五味子、山萸肉、紫河车、蛤蚧、冬虫夏草等。

需要注意的是，对于肾气不足者，如上面单一证型出现的人很少，往往是肾气虚、肾气不固、肾不纳气都会有所体现，只是偏重有所不同，所以大家要认真对待自己的身体状况，合理调养，最好找医生进行专业咨询。

这些食物会伤肾气

中医理论认为，咸入肾，很多滋补肾脏的中药都采用淡盐水来炮制加工，这样既能引药入肾、增强疗效，又能缓解药物辛燥之性、增强滋阴降火功效。但是，咸味太过反而会伤肾气，不利于助阳。所以，日常生活中咸味偏重的食物要少吃或者不吃，如腌制品：酱、酱菜、咸肉等；咸味浓的快餐：汉堡包、油炸土豆等。此外，要慎食冰冷以及属性寒凉的食物，例如冷饮、冰西瓜等。这类食物摄入过多会损伤肠胃机能，造成脾肾不足，加快衰老。

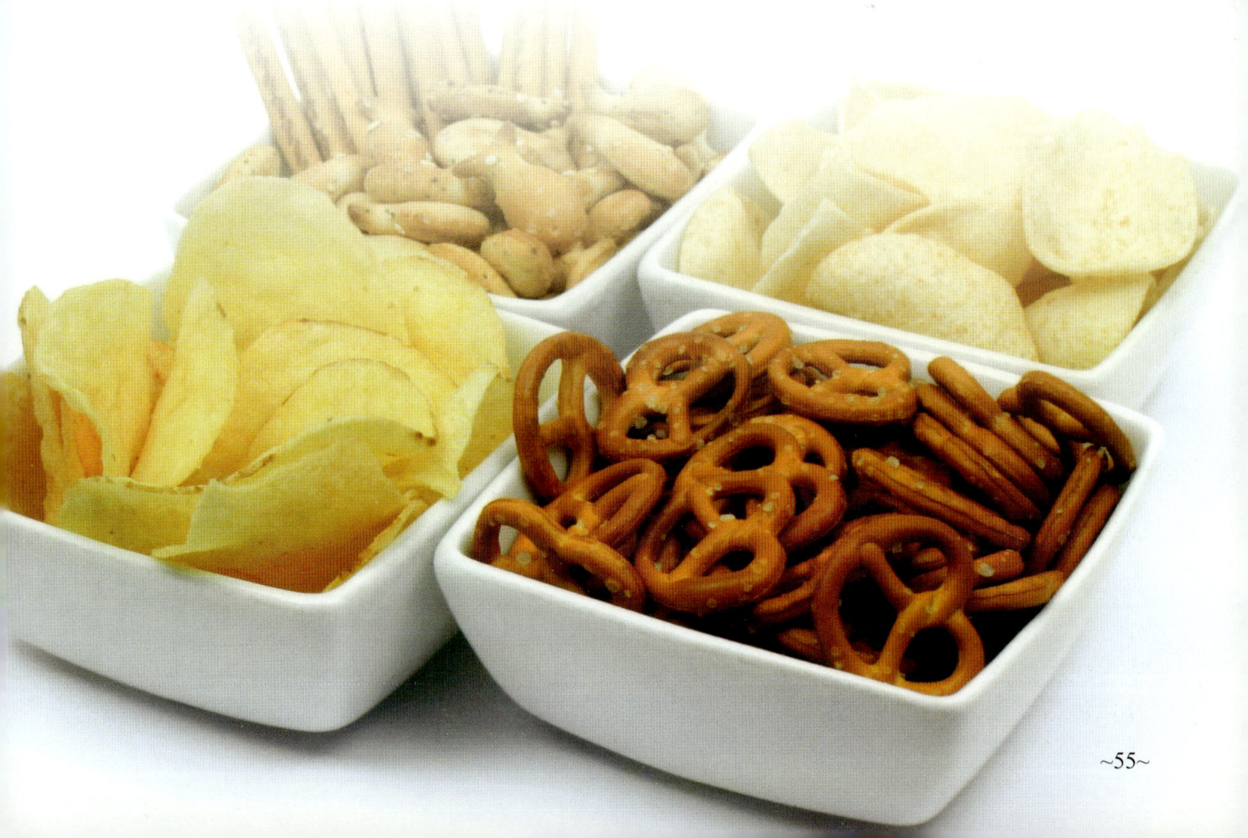

小米

健脾益肾、促进生长

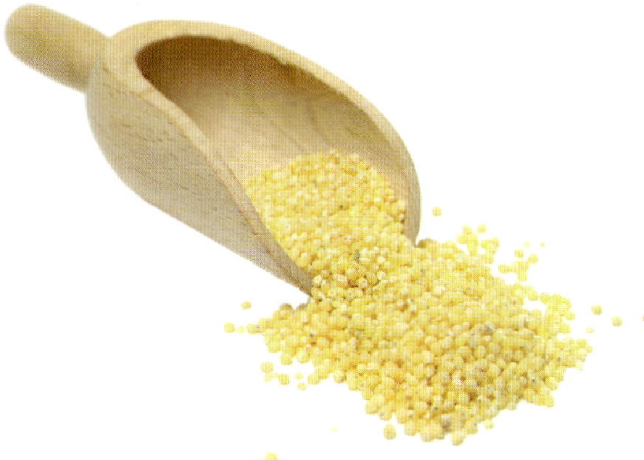

性味归经

性凉，味甘、咸。
归脾、胃、肾经。

相宜搭配

小米+鸡蛋

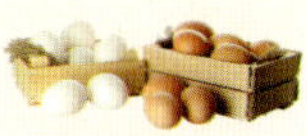

鸡蛋中含有丰富的蛋白质，而小米含有的B族维生素，可促进人体对蛋白质的吸收。因此两者搭配做成小米粥食用，可增加蛋白质的利用，增强体质，提高抗病能力。

小米+红糖

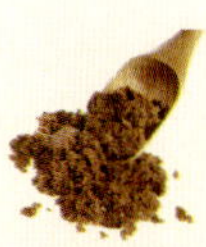

小米可健脾胃、补虚损；红糖能排除瘀血、补充失血，两者搭配做成小米粥经常食用，可用于心脾虚损、气血不足所致的失眠、健忘、惊悸、眩晕等症。

★补肾说法

小米既养脾胃，又补肾脏，如《名医别录》所说，小米“益肾气，去脾胃中热，益气”，《本草纲目》也认为“粟（小米）之味咸淡，气寒下渗，肾之谷也，肾病宜食之”。现代医学发现，小米中所含的锌、锰、硒、铜等是维护生殖健康、促进性器官发育生长的必需微量元素。

★食用建议

小米熬粥，黄香柔滑、清淡可口，是老、幼、病、弱及产妇最适宜的补品。小米熬粥时上面浮的一层细腻的黏稠物，俗称为“米油”。中医认为，米油的营养极为丰富，滋补力强，民间有“米油可代参汤”的说法。

★特别说明

小米蛋白质的氨基酸组成并不理想，赖氨酸过低而亮氨酸又过高，不能完全以小米为主食，应注意搭配，以免缺乏其他营养。另外，传统观点认为，小米不可与杏仁同食，可能使人呕吐、泄泻。

小米这样吃

小米香豆蛋饼

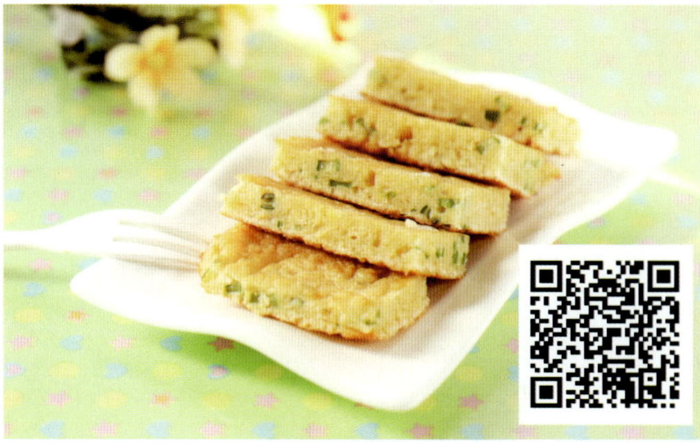

小贴士

本品可补肾益气、健脾养心，用于肾气不足、心脾不和之月经量多、心悸失眠等。

原料： 面粉150克，鸡蛋2个，水发黄豆100克，四季豆70克，水发小米50克，泡打粉2克

调料： 盐、食用油各适量

制作：

1.把洗净的四季豆切碎；洗好的黄豆剁成细末。

2.锅中注入适量清水烧开，加入盐、四季豆、食用油，煮约半分钟，捞出四季豆待用。

3.将鸡蛋打入碗中，放入四季豆、小米、黄豆末、泡打粉、盐拌匀，加入面粉快速拌至起劲，制成面糊，静置10分钟；注入少许食用油搅拌，使面糊纯滑。

4.煎锅中注入食用油，烧热后转用小火，倒入面糊摊开铺匀，煎至两面呈金黄色，盛出即可。

小米这样吃

枣泥小米粥

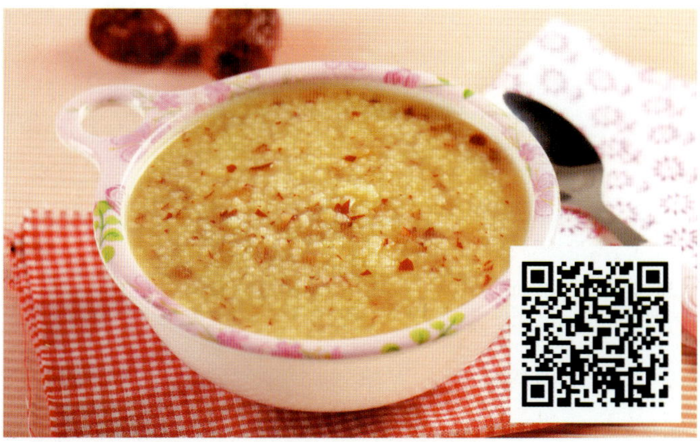

小贴士

本品能补血安神、益气健脾，可改善血虚失眠、不思饮食、月经量少等症。

原料： 小米85克，红枣20克

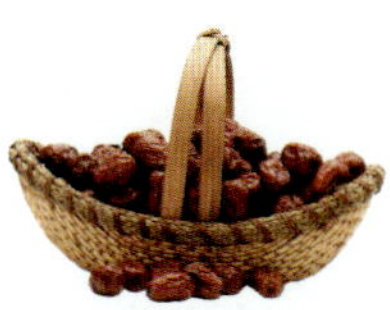

制作：

1.蒸锅上火烧沸，放入装有红枣的小盘子，用中火蒸至红枣变软，取出晾凉，然后，将红枣去核，切碎，捣成红枣泥，待用。

2.汤锅中注入适量清水烧开，倒入洗净的小米，大火煮开，用小火煮至米粒熟透，加入红枣泥，续煮片刻至沸腾。

3.关火后盛出煮好的小米粥，放在小碗中即成。

小麦

益肾敛汗、健脾养心

性味归经

性凉，味甘。
归心、脾、肾经。

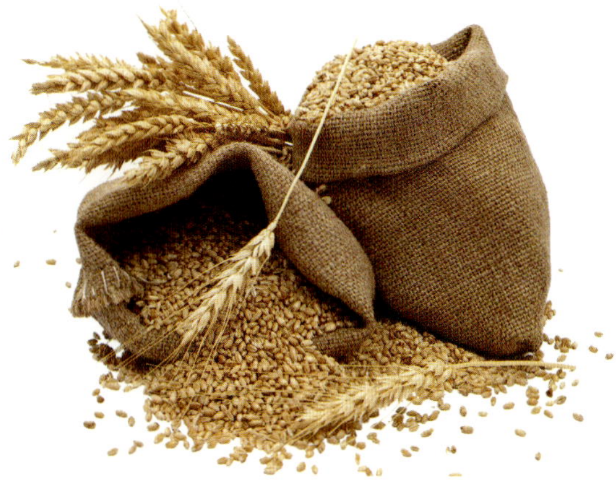

相宜搭配

小麦+灵芝

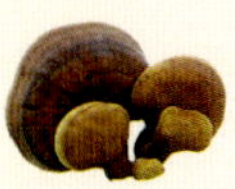

灵芝有补气安神、止咳平喘的功效，小麦能养心神、敛虚汗，两者搭配煲粥食用，可改善气阴两伤所致失眠多梦、盗汗等症。

小麦+泥鳅

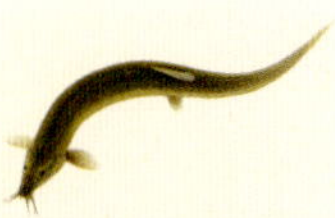

泥鳅能补中益气、填精补血，搭配小麦煲粥食用，可改善口燥咽干、两颧潮红、五心烦热、潮热盗汗等症。

★补肾说法

《食疗本草》记载："补中益气，和五脏，调经络，续气脉。"中医认为，小麦性凉、味甘，禀冬寒之水气，得中正之土味，入肾、脾二经，具有养心益肾、健脾厚肠、除热止渴的功效，尤其适用于体虚多汗、口干舌燥、心烦失眠等症。

★食用建议

小麦可煎汤、煮粥，或制成面食常服。民间有"麦吃陈，米吃新"的说法，存放时间适当长些的面粉比新磨的面粉品质好。另外，烹饪时油温不宜过热，因为小麦面粉若油炸温度过高，有可能产生有害物质。

★特别说明

《本草纲目》记载，"小麦面畏汉椒、萝菔。"所以小麦不宜与花椒、萝卜同食。

小麦这样吃

小麦红豆玉米粥

小贴士

本品可健脾益肾、补虚敛汗，适合体虚多汗、舌燥口干、心烦失眠的患者调理。

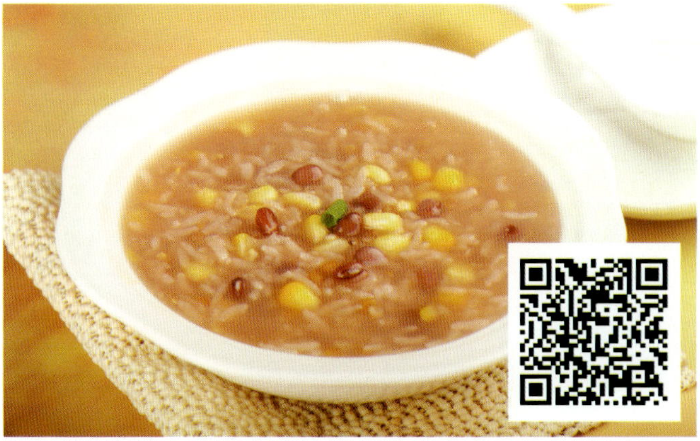

原料：水发小麦80克，水发红豆90克，水发大米130克，鲜玉米粒90克

调料：盐2克

制作：

1.砂锅中注入适量清水烧开，倒入洗净的大米，放入洗好的玉米，再放入洗净的小麦、红豆，搅拌均匀。

2.盖上盖子，烧开后用小火煮40分钟，至食材熟透。

3.揭盖，放入少许盐，拌匀调味，关火后将煮好的粥盛出，装入碗中即可。

小麦这样吃

小麦红米地瓜粥

小贴士

本品可补虚益气、健脾强肾，可改善体质虚弱、少气懒言、夜尿频多等症。

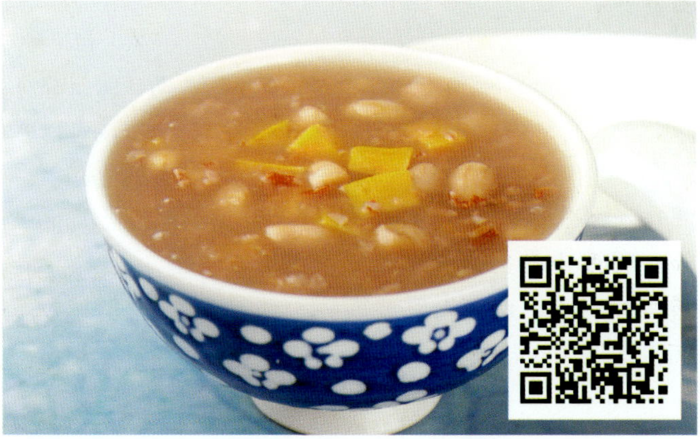

原料：水发小麦75克，水发红米120克，水发花生米80克，红薯150克

调料：白糖15克

制作：

1.洗净去皮的红薯切块，改切成丁，备用。

2.砂锅中注入适量清水烧开，倒入洗净的花生米、红米、小麦，搅拌均匀，烧开后用小火煮1小时至食材熟软。

3.倒入红薯丁拌匀，用小火再煮15分钟；放入白糖，煮至白糖溶化，盛出装碗即可。

山药

益气养阴、补脾肺肾

性味归经

性平，味甘。
归肺、脾、肾经。

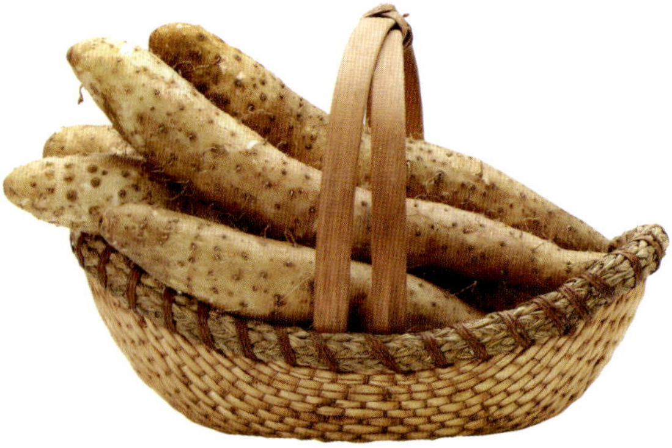

相宜搭配

✔ 山药+红枣

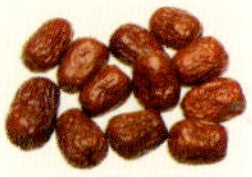

山药和红枣都是健脾食疗佳品，两者搭配煲汤经常食用可增进食欲，强壮身体，改善失眠。

✔ 山药+鸭肉

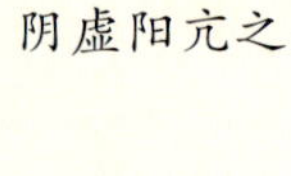

山药能益气养阴、补肺益肾，鸭肉味甘，能大补虚劳。二者煲汤食用，可改善虚劳咳嗽、咽喉干燥、阴虚阳亢之头晕头痛等症。

★补肾说法

中医认为山药具有益气养阴、补脾肺肾、固精止带的功效，多用于脾气虚弱或气阴两虚，还能补肾气，兼能滋养肾阴，对肾脾俱虚者，其补后天亦有助于充养先天。山药历来被医家所推崇，为不可多得的药食两用佳品。

★食用建议

山药切片后需立即浸泡在盐水中，以防止氧化变黑。新鲜山药切开时会有黏液，极易滑刀伤手，可以先用清水加少许醋洗，这样可减少黏液。另外，黏液中的植物碱成分易造成皮肤奇痒难忍，如不慎粘到手上，可以先用清水加少许醋洗，也可用火烤或用稍热的水淋洗。

★特别说明

山药是根茎类食物，淀粉含量较高，过食会导致血糖升高，因此糖尿病患者不可过多食用，并适当减少主食的量。另外，对于胸腹胀满、大便干燥、便秘患者建议少吃。

山药这样吃

山药冬瓜汤

小贴士

山药健脾益肾，冬瓜能将体内脂肪转化为热能，两者搭配，适宜虚胖患者减肥调理。

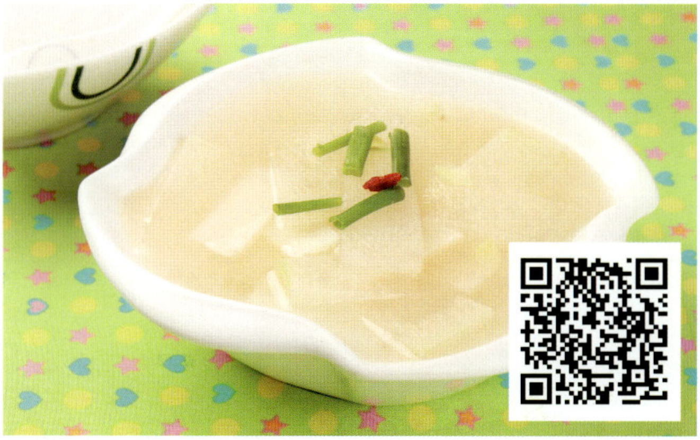

原料： 山药100克，冬瓜200克，姜片、葱段各少许

调料： 盐2克，鸡粉2克，食用油适量

制作：

1.将洗净去皮的山药切厚块，改切成片；洗好去皮的冬瓜切成片。

2.用油起锅，放入姜片爆香，倒入切好的冬瓜，拌炒匀；注入适量清水，放入山药，烧开后用小火煮15分钟至食材熟透。

3.放入适量盐、鸡粉，拌匀调味，将锅中汤料盛出，装入碗中，放入葱段即可。

山药这样吃

山药莴笋炒鸡胗

小贴士

鸡胗能消食健胃；莴笋能增进食欲。本品适宜消化不良、体虚遗精患者食用。

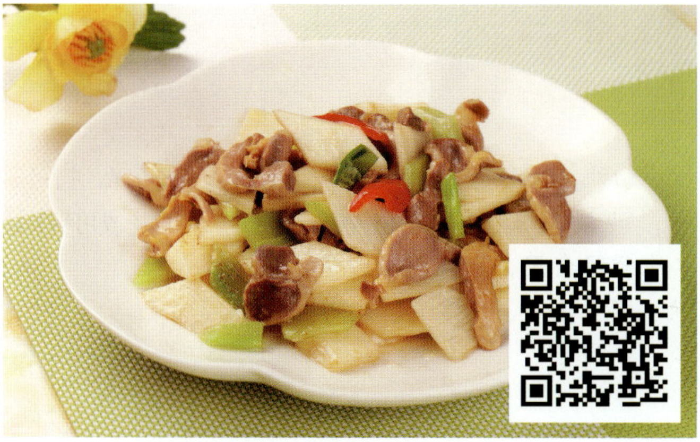

原料： 山药120克，莴笋100克，鸡胗90克，红椒15克，姜、蒜、葱各少许

调料： 盐、鸡粉、蚝油、生抽、料酒、水淀粉、食用油各适量

制作：

1.山药、莴笋洗净去皮切片；红椒洗净切块；鸡胗洗净切块，装碗，放调料腌渍入味；锅中注水烧开，放入山药片，加盐，煮1分钟；加入红椒块、莴笋块，煮至七成熟，捞出待用。

2.用油起锅，放入姜片、蒜末、葱段爆香；倒入鸡胗，淋入料酒，放山药、莴笋、红椒翻炒，加入适量盐、鸡粉、蚝油调味；撒入葱段，倒入水淀粉，拌炒均匀，盛出装盘即可。

芡实

益肾固精、健脾除湿

性味归经

性平，味甘、涩。
归脾、肾经。

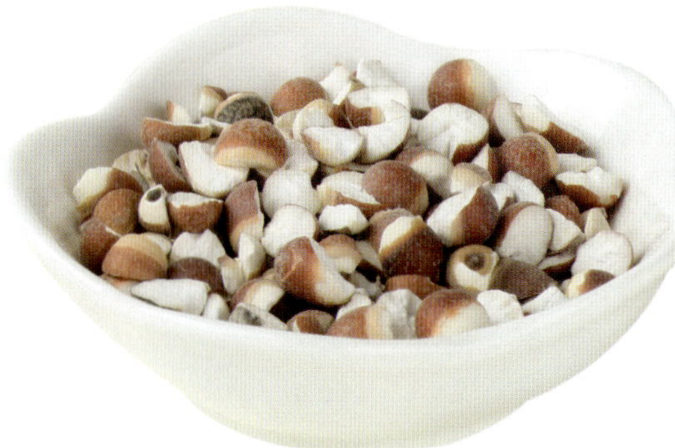

相宜搭配

✔芡实+莲子

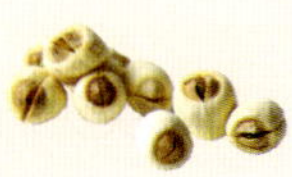

莲子有固精止带、益肾养心的功效；芡实能固肾涩精、补脾止泄，两者一起打成粉末，每天用开水冲服，可改善遗精、滑精、白带量多、大便溏泻等症。

✔芡实+山药

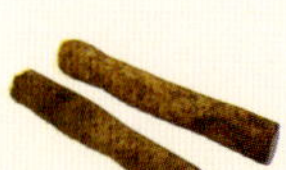

山药具有益气养阴、固精止带的功效，与芡实煲汤食用，可改善气血两虚所致健忘、失眠、羸瘦等，并能抗衰延寿。

★补肾说法

《本草从新》记载，芡实“补脾固肾，助气涩精。治梦遗滑精，解暑热酒毒，疗带浊泄泻，小便不禁”。本品甘涩收敛，尤其擅长益肾固精，适用于肾气不固导致的遗精、滑精，还能除湿止带，为治疗带下证的佳品。

★食用建议

芡实有新鲜、炒制品和干制品等，新鲜芡实以补肾涩精为主，多用于炖煮煲汤，炒芡实多为药用，一般药店都有出售，以健脾开胃为主，干芡实多用来煮粥食用。

★特别说明

①芡实药力可靠，但效力较缓，往往需服食1个月以上才见效果。芡实与山药相比，两者都能健脾，但山药的补益力较强，而芡实的固涩力较好。

②凡外感疟痢、气郁腹胀、溺赤便秘、食不运化等皆不宜多食。

芡实这样吃

山楂芡实陈皮粥

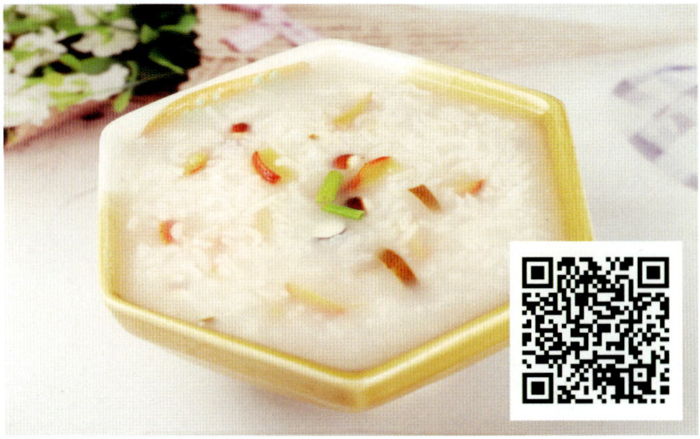

小贴士

本品可开胃消食、健脾除湿，用于不思饮食、大便稀溏、嗳腐吞酸、白带量多。

原料： 水发大米130克，山楂85克，芡实25克，陈皮8克

调料： 盐、鸡粉各少许

制作：

1.将洗净的山楂去核，切成小块；洗净的陈皮切细丝，备用。

2.砂锅中注入清水烧开，倒入洗净的大米、芡实，撒上陈皮丝，轻轻搅拌，烧开后用小火煲煮约30分钟至米粒变软。

3.倒入山楂搅拌匀，用小火续煮至食材熟透，加入少许盐、鸡粉调味；关火后盛出即成。

芡实这样吃

淮山芡实老鸽汤

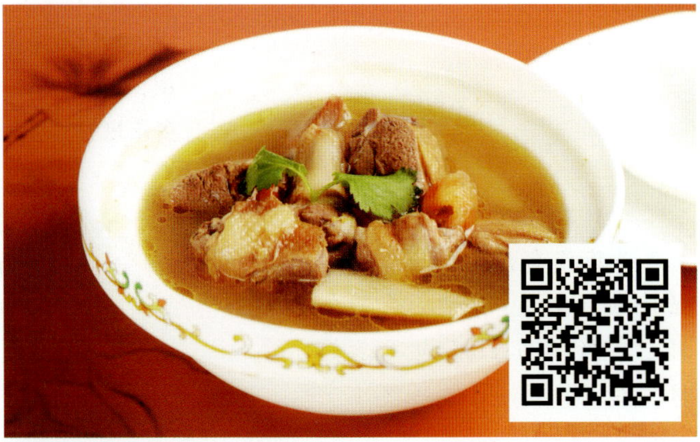

小贴士

本品善滋阴补虚、益气养血，适用于气血不足所致体虚、性欲下降、肤色暗淡。

原料： 鸽子200克，淮山45克，芡实40克，桂圆肉40克，枸杞8克，姜20克

调料： 盐2克，鸡粉2克，料酒10毫升，胡椒粉适量

制作：

1.处理干净的鸽子斩成小块；入沸水锅中，汆去血水，捞出沥干。

2.砂锅中注入清水烧开，倒入姜片，放入备好的淮山、芡实、桂圆肉、枸杞，倒入鸽肉，淋入少许料酒，烧开后用小火炖1小时至食材熟烂。

3.放入少许盐、鸡粉、胡椒粉略煮片刻，搅拌匀，至食材入味；盛出装碗即可。

莲子

健脾益肾、固精止带

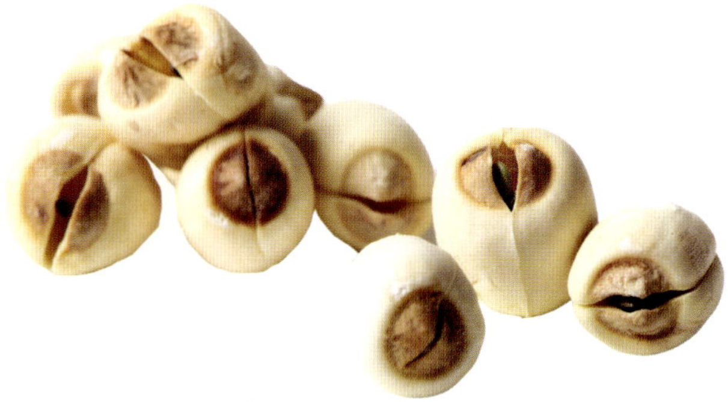

性味归经

性平，味甘、涩。
归脾、肾、心经。

相宜搭配

莲子+枸杞

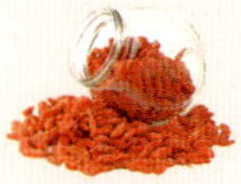

枸杞是滋阴养血佳品，与能益肾固精的莲子搭配煲汤食用，补而不泄，可改善阴血亏虚所致的视物模糊、夜盲症、五心烦热等症。

莲子+猪肚

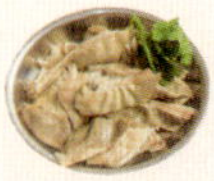

猪肚能健脾胃、补虚损，与莲子煲汤食用，具有健脾和胃、补虚益气、促进消化的作用，是身体瘦弱患者进行调理的佳品。

★补肾说法

《本草纲目》记载，莲子“交心肾、厚肠胃、固精气、强筋骨、补虚损、利耳目、除寒湿”。本品味甘而涩，入肾经而能益肾固精，适用于肾气虚所致的遗精、滑精等。莲子既能补脾益肾，又能固涩止带，补涩兼施，为治脾虚、肾虚带下之常用品。

★食用建议

莲子与莲子心自古作为两味中药使用，我们在选择莲子时应以无心为宜，莲子心善于清心安神、涩精止血，没有莲子的补脾益肾之功。此外，莲子心味道较苦，可能会影响食用口感。

★特别说明

莲子有收敛涩肠之性，外感初起、大便干结、腹胀、疟疾、疳积患者不宜食用。

莲子这样吃

荷叶莲子枸杞粥

小贴士

荷叶可除烦，枸杞能补血，莲子能固精。三者搭配煮粥能滋阴润燥、除烦安神。

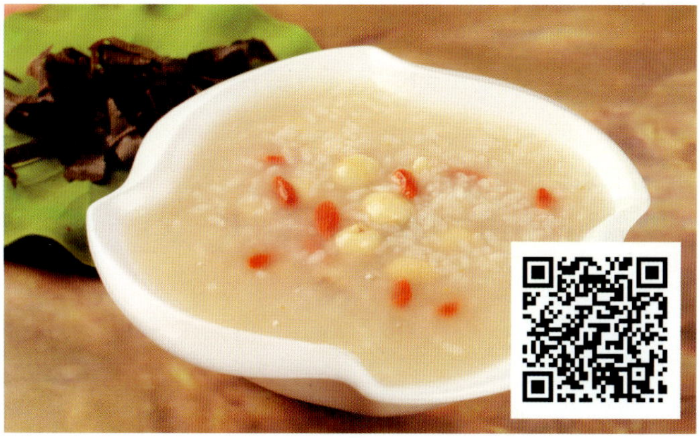

原料： 水发大米150克，水发莲子90克，冰糖40克，枸杞12克，干荷叶10克

制作：

1.砂锅中注入适量清水烧开，放入洗净的干荷叶，盖上盖，烧开后用小火煮约10分钟，至食材散出清香味。

2.捞出荷叶，再倒入洗净的大米、莲子，放入洗好的枸杞，搅拌匀，煮沸后用小火煮约30分钟，至米粒熟软，加入冰糖，搅拌匀，用大火续煮片刻，至冰糖溶化，关火后盛出煮好的枸杞粥，装入汤碗中即成。

莲子这样吃

莲子花生豆浆

小贴士

黄豆健脾益气，花生益智抗衰。本品可防治记忆力下降，改善乏力、遗精、滑精等症。

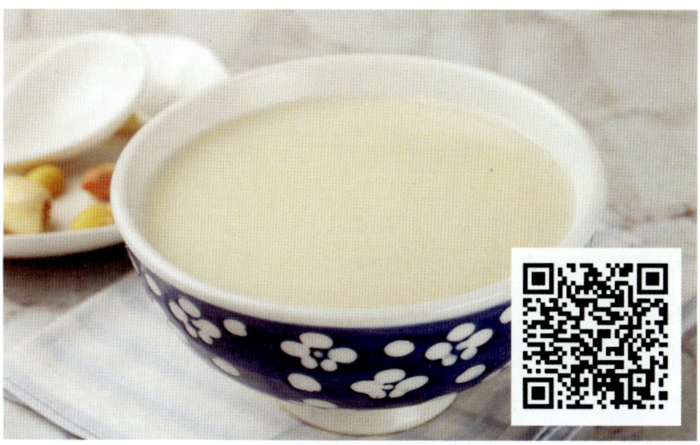

原料： 水发莲子80克，水发花生75克，水发黄豆120克

调料： 白糖20克

制作：

1.取榨汁机，选择搅拌刀座组合，倒入泡发洗净的黄豆，加入适量矿泉水，盖上盖，通电后选择“榨汁”功能，榨取黄豆汁；把榨好的黄豆汁盛出，滤入碗中，待用。

2.把洗好的花生、莲子装入搅拌杯中，加入适量矿泉水，榨成汁，倒入碗中，待用。

3.将榨好的汁倒入砂锅中煮沸，放入适量白糖，煮至白糖溶化，盛出装碗即可。

猪腰

健肾补腰、强身健体

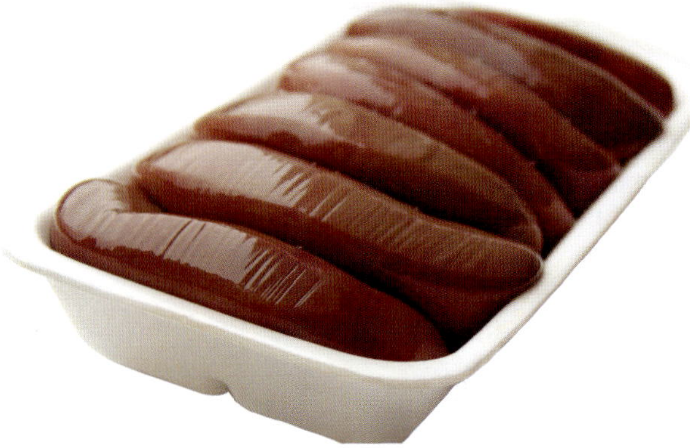

性味归经

性平，味甘、咸。
归肾经。

相宜搭配

✔ 猪腰+黄豆芽

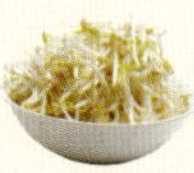

黄豆芽能补气养血，猪腰可和理肾气，两者一起搭配炖汤，有补肾气、养气血的作用，适用于气血不足所致体虚乏力、腰膝酸软等症。

✔ 猪腰+竹笋

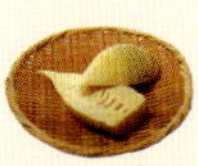

猪肾有补肾益气的作用，竹笋有益气和胃、利尿的功效，两者可搭配炒食，适用于肾虚所致的腰痛、水肿，对妊娠高血压综合症的下肢水肿尤其有效。

★补肾说法

《名医别录》记载，猪腰“和理肾气，通利膀胱”。现代研究认为，猪腰含有蛋白质、脂肪、碳水化合物、钙、磷、铁和维生素等，有补肾气、通膀胱、利水的功效，适用于肾虚腰痛、遗精、盗汗、产后虚羸、身面浮肿等症。

★食用建议

要去除猪腰的腥臊味，可以先顺着猪腰的白色筋膜切成两半，去除白色筋膜部分，在小碗里倒入白酒（一只猪腰加一两白酒），用手反复捏洗，使酒能够迅速渗透到里面，然后用水漂洗两三遍，再用开水烫一遍即可。

★特别说明

表面有出血点的猪腰不宜食用；切开面皮质和髓质（白色筋膜与红色组织之间），如果模糊不清则说明不新鲜，不宜食用。

猪腰这样吃

清炖猪腰汤

小贴士

本品能养血、益气、补肾，适用于血虚肾亏所致的失眠、气短懒言、腰膝酸痛。

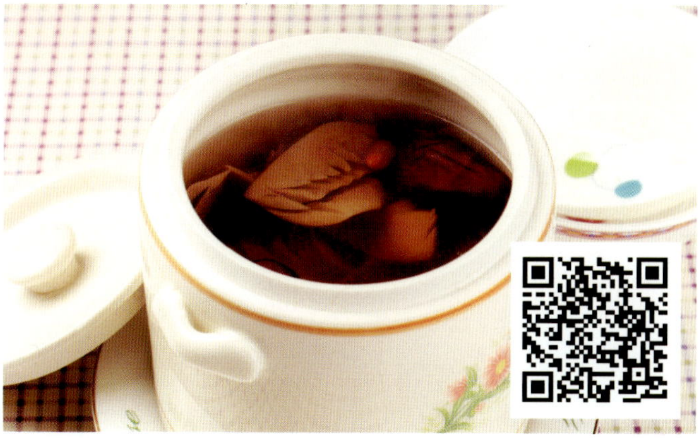

原料： 猪腰130克，红枣8克，枸杞、姜片各少许

调料： 盐、鸡粉各少许，料酒4毫升

制作：

1.将洗净的猪腰对半切开，去除筋膜，切上花刀，再切成薄片。

2.锅中注入适量清水烧热，放入猪腰片，淋入少许料酒，用大火煮至猪腰变色，捞出待用。

3.取来炖盅，放入猪腰、红枣、枸杞和姜片，注入适量开水，淋入料酒，静置片刻。

4.蒸锅上火烧开，放入炖盅，用小火炖约1小时；取出，加入少许盐、鸡粉调味即可。

猪腰这样吃

彩椒炒猪腰

小贴士

本品可改善皮肤暗淡、遗精、盗汗、虚热烦渴、性欲低下等症。

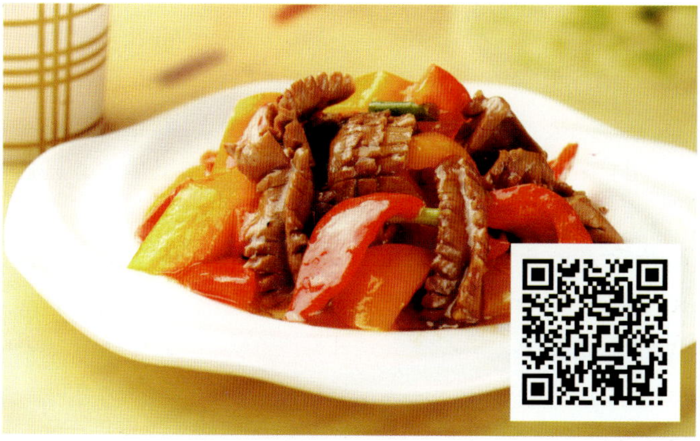

原料： 猪腰150克，彩椒110克，姜末、蒜末、葱段各少许

调料： 盐、鸡粉、料酒、生粉、水淀粉、蚝油、食用油各适量

制作：

1.彩椒洗净切块；猪腰洗净切除筋膜，切片，装碗，放调料腌渍10分钟；锅中注水烧开，放入盐、食用油，倒入彩椒块，煮至断生，捞出；猪腰倒入锅中，汆至变色，捞出待用。

2.炒锅中倒入适量食用油烧热，放入姜末、蒜末、葱段爆香，倒入猪腰，炒匀；淋入料酒，放入彩椒块翻炒片刻；加入适量盐、鸡粉、蚝油、水淀粉，翻炒至芡汁包裹食材即可。

猪肚

补中益气、健脾消食

性味归经

性微温，味甘。
归脾、胃经。

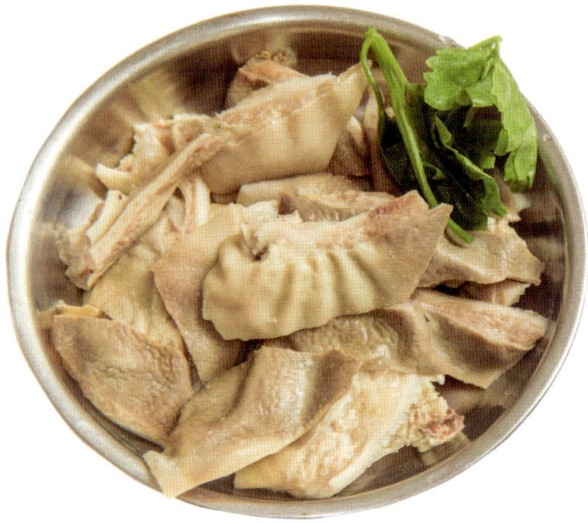

相宜搭配

✔ 猪肚+糯米

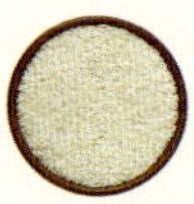

糯米具有益气健脾的功效，猪肚是极佳的健脾补气食物，两者一起炖食，具有补中益气的功效，适合食欲不振、久泻久痢者食用。

✔ 猪肚+金针菇

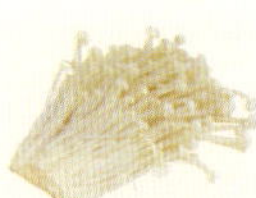

金针菇能促进生长发育，而猪肚可补益肾气，两者一起炖食，适合发育迟缓的儿童经常食用。

★补肾说法

《本草经疏》记载："猪肚为补脾之要品。脾胃得补，则中气益……补益脾胃，则精血自生，肾气可生，虚劳自愈。"猪肚是极好的健脾补气的食物，通过猪肚补后天脾胃，也可以达到充养先天肾气的作用。

★食用建议

清洗猪肚的方法：用流水将猪肚冲洗干净，剪掉多余的油后翻一面；把猪肚放在盘中，加适量盐、醋和面粉，腌制10分钟；加入适量白酒、酱油搅拌后用清水冲洗干净；将猪肚放在加有清水、姜片的锅中煮5分钟，取出放在冷水中，用刀刮去白脐上的秽物；翻一面，用少量的醋和食盐抓揉，冲洗至无滑腻感即可。

★特别说明

猪肚为肥甘滋腻之品，湿热内蕴者及感冒者不宜食用。

猪肚这样吃

番茄猪肚汤

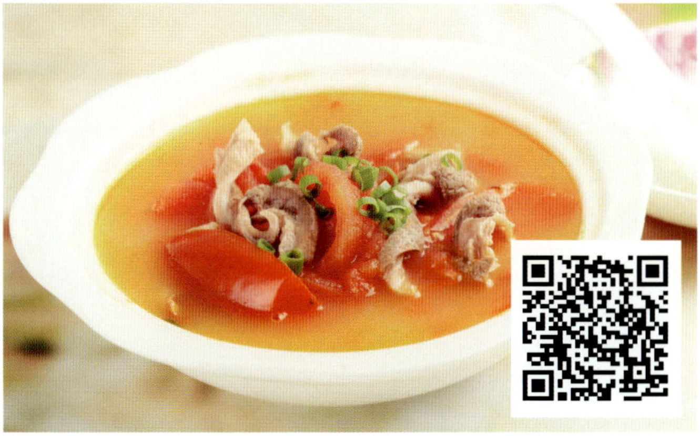

小贴士

西红柿生津消食。本品健脾养胃、益气补虚，适用于食少、消瘦、泄泻、水肿等症。

原料：西红柿150克，猪肚130克，姜、葱各少许

调料：盐2克，鸡粉2克，料酒5毫升，胡椒粉、食用油各适量

制作：

1.洗净的西红柿切成小块；处理干净的猪肚用斜刀切成块。

2.炒锅中倒入适量食用油，放入姜丝爆香；放入猪肚，翻炒片刻；淋入料酒，炒匀去腥；放入切好的西红柿，炒匀；倒入适量清水，用大火煮至食材熟透。

3放入适量盐、鸡粉、胡椒粉调味；关火后盛出，装入碗中，撒上葱花即可。

猪肚这样吃

荷兰豆炒猪肚

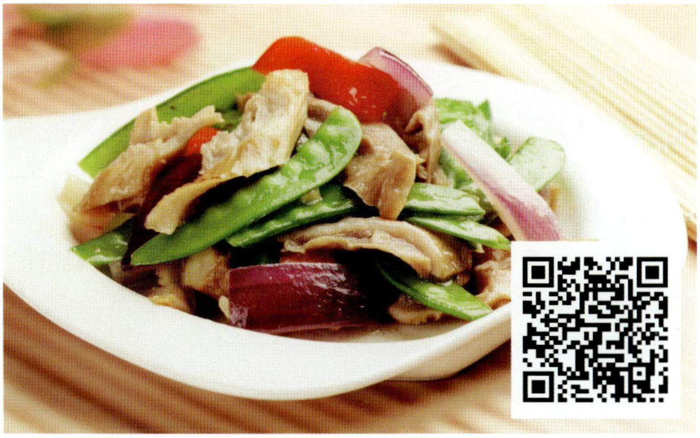

小贴士

本品健脾养颜、补肾利湿，也可用于改善产妇营养不良所致的乳汁不下。

原料：熟猪肚150克，荷兰豆100克，洋葱40克，彩椒35克，姜片、蒜末、葱段各少许

调料：盐、鸡粉、料酒、生抽、水淀粉、食用油各适量

制作：

1.去皮洗净的洋葱切条；洗净的彩椒去籽，切块；熟猪肚切片。

2.锅中注水烧开，加入食用油、盐、荷兰豆、洋葱、彩椒，煮1分钟，捞出备用。

3.用油起锅，放入姜片、蒜末、葱段爆香；倒入猪肚炒匀；淋入料酒、生抽提味；放入荷兰豆、洋葱、彩椒炒匀；加入鸡粉、盐调味，倒入少许水淀粉，翻炒均匀；盛出装盘即可。

鸽肉

补肝益肾、益气补血

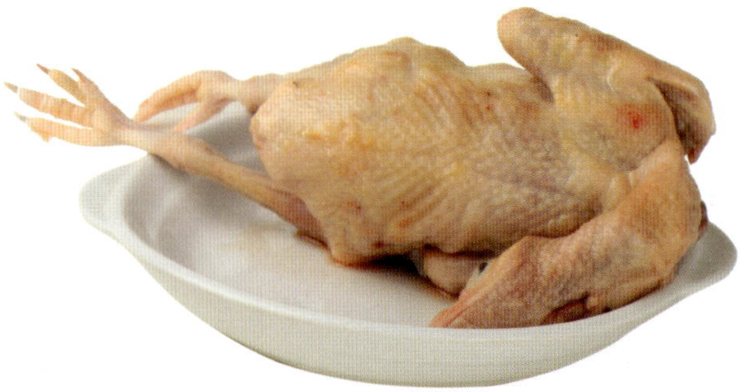

性味归经

性平，味咸。
归肝、肾经。

相宜搭配

✔ 鸽肉+鳖肉

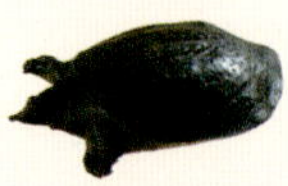

鸽子具有滋肾益气、祛风解毒、补气虚、益精血的作用；鳖肉有滋阴凉血、益肾健体的功效，两者搭配炖食补肾效果更佳。

✔ 鸽肉+板栗

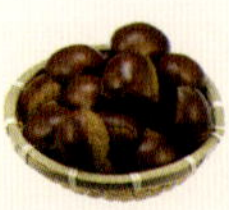

板栗具有益气补脾、补肾强筋、抵抗衰老的作用，和鸽肉搭配炖食有协同补肾的功效，壮腰健肾的效果更突出。

★补肾说法

中医认为，鸽肉有补肝益肾、益气补血、清热解毒、生津止渴等功效，《本草纲目》记载，“鸽羽色众多，唯白色入药。”白鸽的繁殖力很强，这是由于白鸽的性激素分泌特别旺盛所致，所以人们把白鸽作为扶阳强身的妙品，认为它具有补益肾气、强壮性机能的作用。

★食用建议

鸽子的煺毛方法有干煺和湿煺两种。干煺是在鸽子死去而体温尚未散尽之前把毛拔净；湿煺是用60度的水烫后煺毛。因为鸽皮很嫩，水温不能太高，否则皮易烫破。

★特别说明

鸽肉是成年人、儿童、体弱者等的理想保健食品，以清蒸或煲汤最好，能使营养成分保存得最为完好。

鸽肉这样吃

香菇蒸鸽子

小贴士

香菇健脾胃、益气血，红枣补血安神。本品益气养血，适合气血不足者食用。

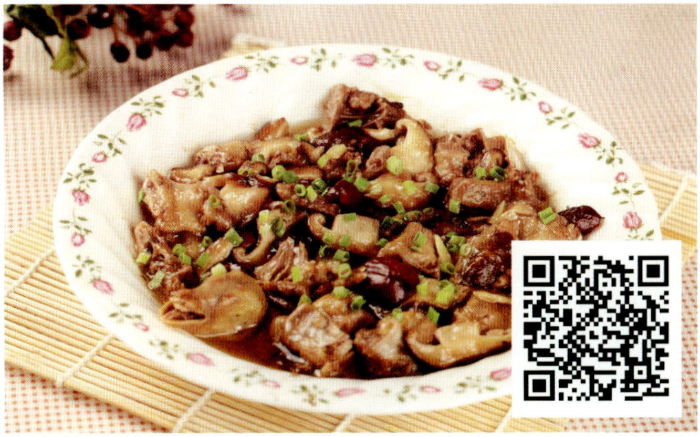

原料：鸽子肉350克，鲜香菇40克，红枣20克，姜片、葱花各少许

调料：盐、鸡粉、生粉、生抽、料酒、芝麻油、食用油各适量

制作：

1.将洗净的香菇切丝；洗净的红枣切开，去核；洗净的鸽子肉斩成小块。

2.鸽子肉装碗，加鸡粉、盐、生抽、料酒拌匀，撒上姜片，放入红枣肉，倒入香菇丝，再撒上少许生粉，拌匀上浆；淋入少许芝麻油，腌渍至鸽肉入味。

3.腌渍好的食材装盘，静置片刻；放入蒸锅中蒸至食材熟透；趁热撒上葱花，浇上热油即成。

鸽肉这样吃

白芍枸杞炖鸽子

小贴士

白芍和枸杞是养阴补血常用品，鸽肉蛋白质含量丰富。此汤尤其适合女性经常食用。

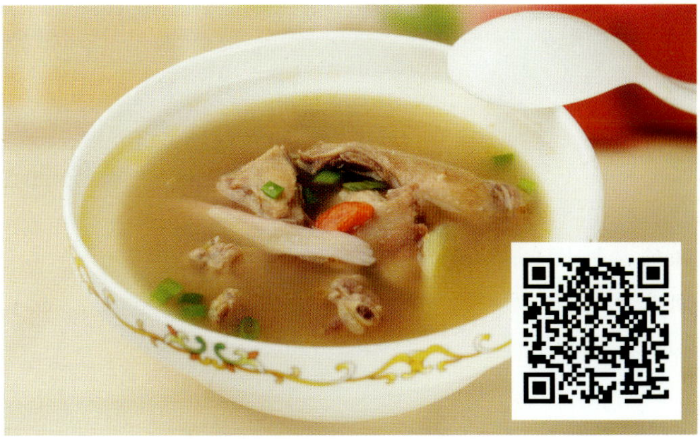

原料：鸽肉270克，白芍、枸杞各10克，姜片、葱花各少许

调料：料酒16毫升，盐2克，鸡粉2克

制作：

1.锅中注入清水烧开，倒入鸽肉，加入料酒拌匀，煮沸，汆去血水，捞出待用。

2.砂锅注入适量清水烧开，倒入鸽子肉、白芍、枸杞和姜片，淋入适量料酒，烧开后小火炖40分钟至熟。

3.放盐、鸡粉搅匀调味；关火后盛出，装入汤碗中，撒上葱花即可。

鳝鱼

滋补肝肾、补气养血

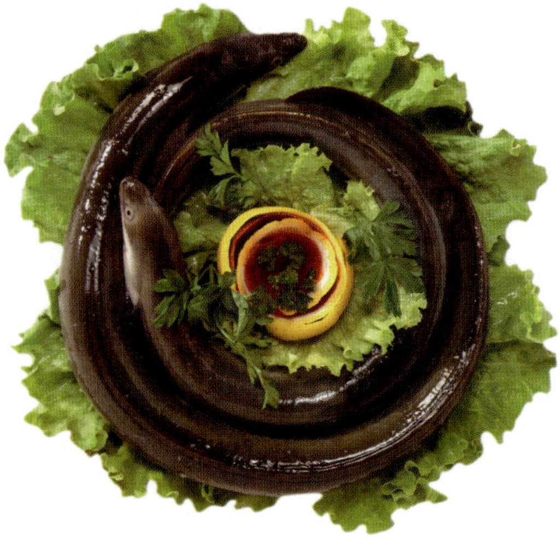

性味归经

性温，味甘。
入肝、脾、肾经。

相宜搭配

✓ 鳝鱼+木瓜

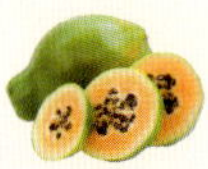

木瓜具有健脾消食、延年益寿的功效，与益气健脾的鳝鱼炖食，可以提高抗病能力、修复组织损伤、延缓衰老。

✓ 鳝鱼+金针菇

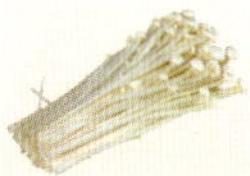

金针菇有益智健脑、抗菌消炎的功效，与营养丰富的鳝鱼炖食，可以提高机体免疫力、增强记忆力。

★补肾说法

中医认为，鳝鱼具有养血固脱、温阳益脾、滋补肝肾、祛风通络等功效，特别适用于气血不足、体虚乏力、肢体痿软、腰膝无力等患者食用。现代研究发现，鳝鱼富含维生素A，可以增进视力，促进皮膜的新陈代谢。

★食用建议

鳝鱼体内含有丰富的组氨酸，因此味道鲜美、营养丰富，但死后的鳝鱼，体内的组氨酸会转变为有毒物质，故鳝鱼宜现杀现烹。

★特别说明

①鳝鱼易动风，瘙痒性皮肤病患者忌食；有痼疾宿病者，如支气管哮喘、淋巴结核、癌症、红斑性狼疮等病症者慎食。

②黄鳝属于温补类食物，故高血压、中风后遗症、甲状腺功能亢进症、热证初愈、痢疾者均不宜食用。

鳝鱼这样吃

洋葱炒鳝鱼

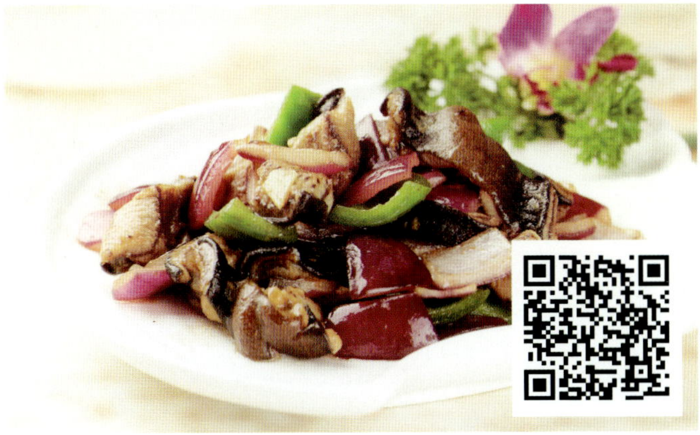

小贴士

洋葱消食化积，鳝鱼健脾养血，可用于食积脾虚、反酸恶心、消化不良等症。

原料：鳝鱼200克，洋葱100克，圆椒55克，姜片、蒜末、葱段各少许

调料：盐、料酒、生抽、水淀粉、芝麻油、鸡粉、食用油各适量

制作：

1.去皮洗净的洋葱切块；洗净的圆椒切块；处理好的鳝鱼切块，装碗中，加入少许盐、料酒、水淀粉，拌匀，腌渍10分钟，入开水锅中汆煮片刻，捞出待用。

2.用油起锅，放入姜片、蒜末、葱段爆香；倒入圆椒、洋葱炒匀，放入鳝鱼炒匀，淋入料酒、生抽，加入盐、鸡粉调味；倒入少许水淀粉炒匀；倒入少许芝麻油，翻炒出香味，盛出即可。

鳝鱼这样吃

生蒸鳝鱼段

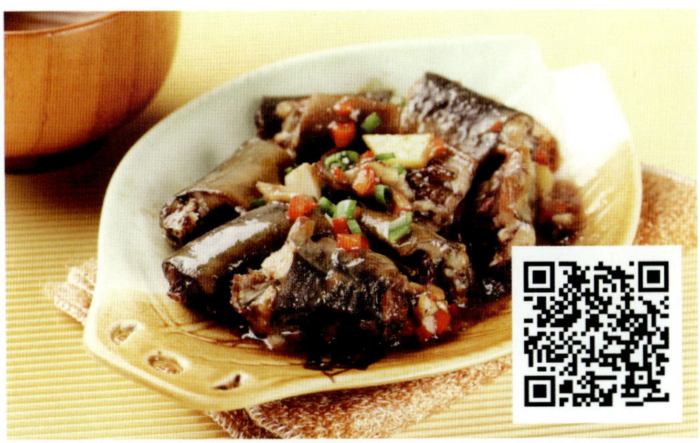

小贴士

本品营养丰富、味道鲜美，适合身体虚弱、气血不足、营养不良者食用。

原料：鳝鱼300克，红椒35克，姜、蒜、葱各少许

调料：盐、料酒、鸡粉、生粉、胡椒粉、生抽、食用油各适量

制作：

1.将洗净的红椒去籽，切成粒；宰杀处理干净的鳝鱼去头，切成段。

2.将鳝鱼段装入碗中，放入蒜末、姜片、红椒粒、盐、料酒、鸡粉、胡椒粉、生抽、生粉、食用油，拌匀腌渍15分钟。

3.把鳝鱼段装入盘中，放入烧开的蒸锅中，用中火蒸10分钟至熟；取出，浇上少许热油，撒上少许葱花即可。

泥鳅

补益肾气、调中滋阴

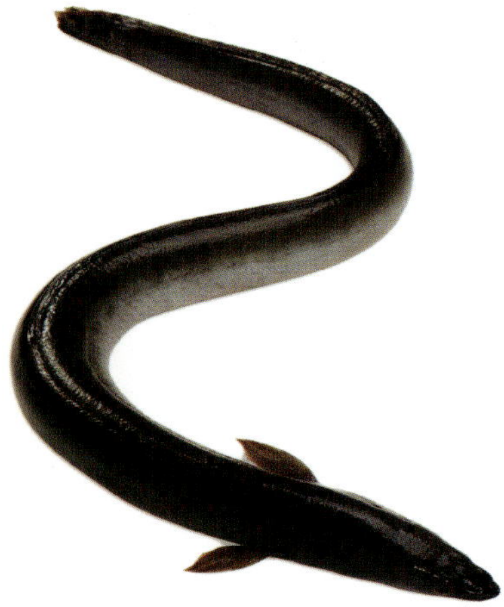

性味归经

性平、味甘。
归肾经。

相宜搭配

泥鳅+黑木耳

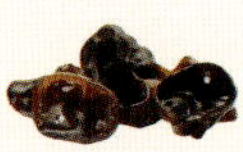

木耳中铁的含量非常丰富，与泥鳅搭配炖食，可以补肾益气，令人肌肤红润、容光焕发。

泥鳅+豆腐

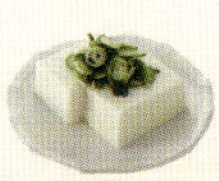

泥鳅和豆腐都能滋阴清热、益气补虚，两者煲汤，具有很好的食疗作用，特别适宜身体虚弱、脾胃虚寒、儿童发育迟缓等症。

★补肾说法

泥鳅含有丰富的营养物质，被人们称作“水中人参”。中医认为，泥鳅能调中益气、祛湿解毒、滋阴清热、补益肾气。现代研究发现，泥鳅富含的赖氨酸是精子形成的必要成分。

★食用建议

泥鳅终日在淤泥表层中生长，如果食用前加工不当，很可能会感染病菌。因此，在烹饪前，需将其放入清水中，同时加入少许油，至少养殖三天，待其吐净泥沙即可。

★特别说明

泥鳅皮肤分泌的黏液具有利尿通淋、解毒消肿的功效，适用于小便短赤、皮肤疮痈、中耳炎等症，所以，泥鳅在清洗时不要刷洗表面的黏液。

泥鳅这样吃

砂锅泥鳅豆腐汤

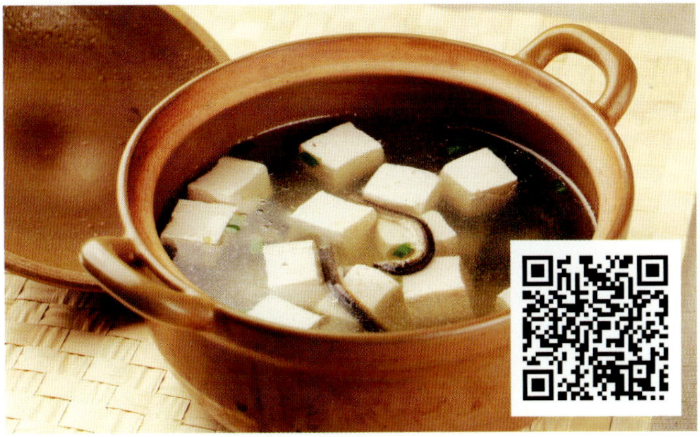

小贴士

蒜苗有抗菌消炎的功效，搭配豆腐、泥鳅同食，具有补益虚劳、增强免疫的作用。

原料：泥鳅200克，豆腐200克，蒜苗50克，姜片少许

调料：盐、鸡粉、料酒、芝麻油、胡椒粉各少许

制作：

1.把洗净的豆腐切成小方块；洗好的蒜苗切碎，备用。

2.砂锅中注入适量清水烧开，放入姜片，倒入料酒，再放入处理好的泥鳅，加入豆腐块，搅拌匀；放入适量盐、鸡粉、胡椒粉，淋入芝麻油，搅匀调味。

3.放入蒜苗，搅拌匀，略煮片刻，继续搅动使食材入味；关火后取下砂锅即可。

泥鳅这样吃

蒜苗炒泥鳅

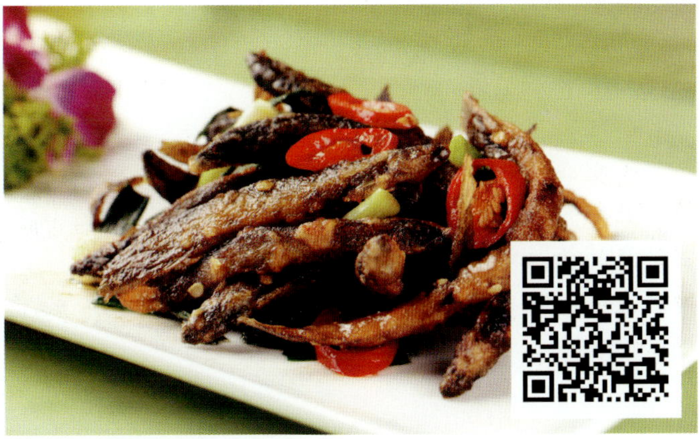

小贴士

本品营养丰富、清脆滑爽，能增强免疫力，可用于体质虚弱之神疲乏力、性欲低下。

原料：泥鳅200克，蒜苗60克，红椒35克

调料：盐、鸡粉、生粉、料酒、生抽、水淀粉、食用油各适量

制作：

1.洗好的蒜苗切成段；洗净的红椒切成圈；处理好的泥鳅装入碗中，加入料酒、生抽、鸡粉、盐、生粉抓匀，使生粉均匀地粘裹在泥鳅上。

2.锅中倒入适量食用油，烧至六成热，放入泥鳅，炸至其酥脆，捞出沥干油。

3.锅底留油，放入切好的蒜苗、红椒炒香；倒入泥鳅翻炒片刻；淋入适量料酒，翻炒一会儿；加入适量生抽、盐、鸡粉，炒匀调味；倒入少许水淀粉，翻炒均匀；盛出装盘即可。

鲈鱼

健脾和胃、补益肝肾

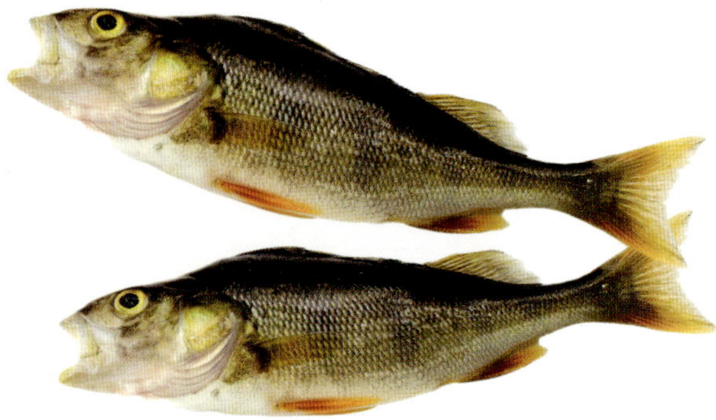

性味归经

性平，味甘。
归肝、脾、肾经。

相宜搭配

鲈鱼+姜

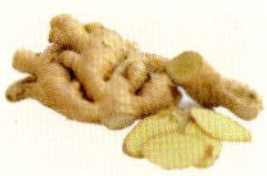

鲈鱼加姜片煲汤，能最大限度保存鲈鱼的营养价值，有健脾益肾、补气安胎的功效，适合孕产期妇女进食。

鲈鱼+胡萝卜

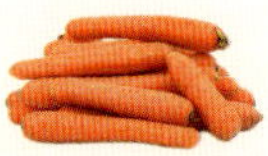

胡萝卜具有健脾和胃、补肝明目的功效，与鲈鱼搭配炖食，有滋补肝肾、健脾消食的功效，适宜食欲不振、营养不良者食用。

★补肾说法

中医认为，鲈鱼有健脾胃、补肝肾的作用，《食疗本草》记载，鲈鱼“补五脏、益筋骨、和肠胃、治水气、安胎、补中”。现代研究发现，鲈鱼富含蛋白质、维生素、钙、镁、锌、硒等营养素，对肝肾不足者有很好的补益作用。

★食用建议

为了保证鲈鱼的肉质洁白，宰杀时应把鲈鱼的腮颊骨斩断，倒吊放血，待血污流尽后，从鱼尾部顺着脊骨逆刀而上，剖断胸骨，将鲈鱼分成软、硬两边，取出内脏，洗净血污即可。

★特别说明

《饮食须知》认为鲈鱼“多食发疮肿”，有皮肤疾病者慎食。

鲈鱼这样吃

烧汁鲈鱼

小贴士

本品具有滋补肝肾、润肠通便的作用，适合肝肾阴虚所致的肠燥便秘者食用。

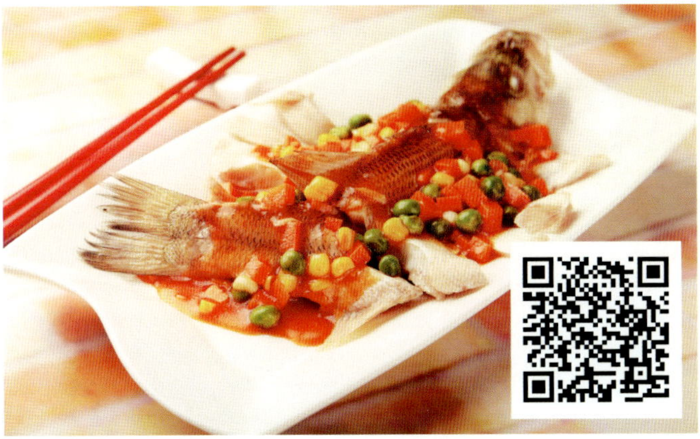

原料： 鲈鱼270克，豌豆90克，胡萝卜60克，玉米粒45克，姜、葱、蒜少许

调料： 盐、番茄酱、水淀粉各适量，食用油少许

制作：

1.洗净的鲈鱼放碗中，加盐、姜丝、葱段拌匀，腌渍15分钟；洗净去皮的胡萝卜切丁；洗好的鲈鱼切开，去除鱼骨，把鱼肉两侧切条，放入蒸盘中，入蒸锅用中火蒸熟，取出待用。

2.锅中注入适量清水烧开，倒入胡萝卜、豌豆、玉米粒，煮至断生，捞出待用。

3.用油起锅，倒入蒜末爆香，倒入焯过水的食材炒匀，放入番茄酱，注入适量清水，用大火煮沸，倒入适量水淀粉调成菜汁；盛出浇在鱼身上即可。

鲈鱼这样吃

橄榄菜蒸鲈鱼

小贴士

橄榄菜开胃消食。本品易于吸收，可用于体虚乏力、食欲不振等症。

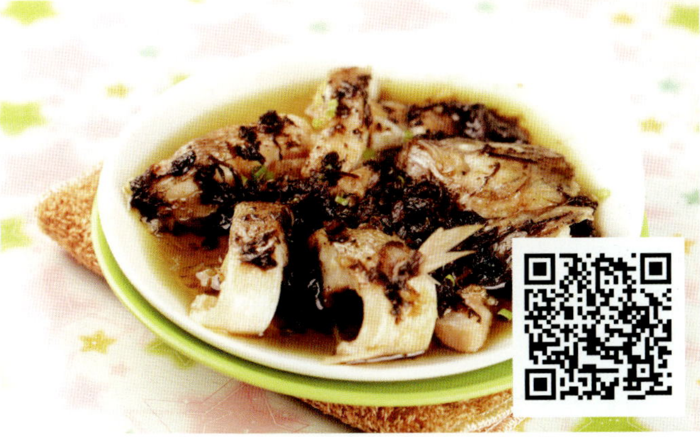

原料： 鲈鱼块185克，橄榄菜40克，姜、葱各少许

调料： 盐、鸡粉各2克，生粉10克，生抽4毫升，食用油少许

制作：

1.把鲈鱼块装在碗中，撒上姜末、盐、生抽、鸡粉、生粉拌匀，腌渍约15分钟。

2.取一个干净的盘子，摆放上腌好的鲈鱼块，撒上备好的橄榄菜，放入蒸锅中，用大火蒸约8分钟至食材熟透。

3.取出蒸好的食材，撒上葱花，淋上少许热油即可。

鹌鹑蛋

补益肾气、强健腰膝

性味归经

性平，味甘。
归大肠、脾、肺、肾经。

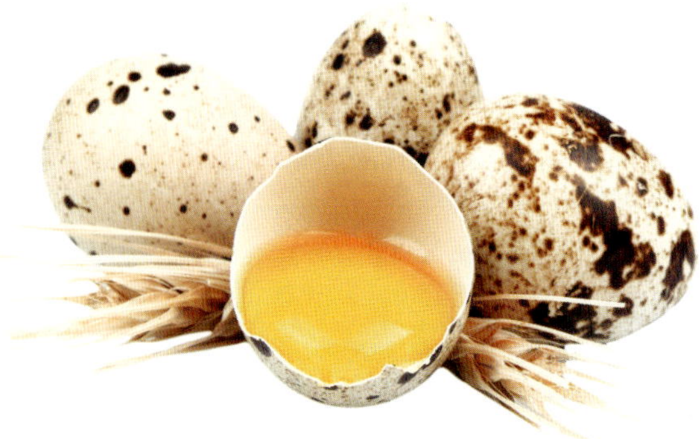

相宜搭配

✔ 鹌鹑蛋+菟丝子

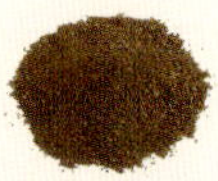

菟丝子具有滋补肝肾、固精明目的功效，与鹌鹑蛋一起炖食，补益气血、补肾明目的作用更加突出。

✔ 鹌鹑蛋+银耳

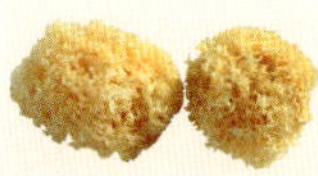

银耳含有丰富胶质，与鹌鹑蛋搭配煲汤食用，具有润肤、补血、美容作用，适用于气血两亏所致肌肤不润、皮肤干裂等症。

★补肾说法

中医认为，鹌鹑蛋具有补益肾气、强健腰膝的作用，为滋补佳品。现代研究发现，鹌鹑蛋的营养价值超过其他禽蛋，含有多种人体必需氨基酸、无机盐，最适合体质虚弱、营养不良、气血不足者。此外，对青少年儿童生长发育也非常有益。

★食用建议

①一般采取蒸、煮的烹饪方式进行加工，这样有利于鹌鹑蛋营养的保留，此外，还可做成咸蛋或皮蛋食用。

②鹌鹑蛋去壳妙招：将煮熟的鹌鹑蛋装进一个密封盒里，加少许清水，盖上盖，用手捏住，摇晃4分钟左右，打开盒盖，这个时候，鹌鹑蛋壳就能又快又好地给剥掉了，而且一点都不会伤到蛋白。

★特别说明

鹌鹑蛋中胆固醇的含量较高，有心脑血管疾病的患者不宜多食。

鹌鹑蛋这样吃

鹌鹑蛋烧板栗

小贴士

鹌鹑蛋益气安胎，搭配健脾补肾的栗子，有养血益气、强壮筋骨的作用。

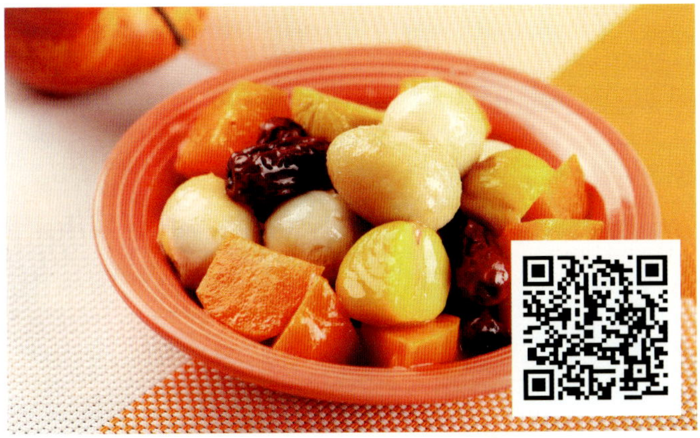

原料： 熟鹌鹑蛋120克，胡萝卜80克，板栗肉70克，红枣15克

调料： 盐、鸡粉、生抽、生粉、水淀粉、食用油各适量

制作：

1.熟鹌鹑蛋装碗，淋入生抽，撒上生粉拌匀；胡萝卜去皮洗净切块；洗好的板栗肉切成小块。

2.用油起锅，下入鹌鹑蛋，炸至呈虎皮状；倒入板栗，炸至水分全干，捞出沥干油。

3.用油起锅，注入适量清水，倒入红枣、胡萝卜块，搅拌均匀，再放入炸过的食材拌匀，加入盐、鸡粉调味，煮沸后用小火焖煮至全部食材熟透；转用大火，翻炒至汤汁收浓，淋入适量水淀粉勾芡即成。

鹌鹑蛋这样吃

苋菜豆腐鹌鹑蛋汤

小贴士

鹌鹑蛋、豆腐含有丰富的蛋白质，配上苋菜，营养更全面、味道更鲜美。

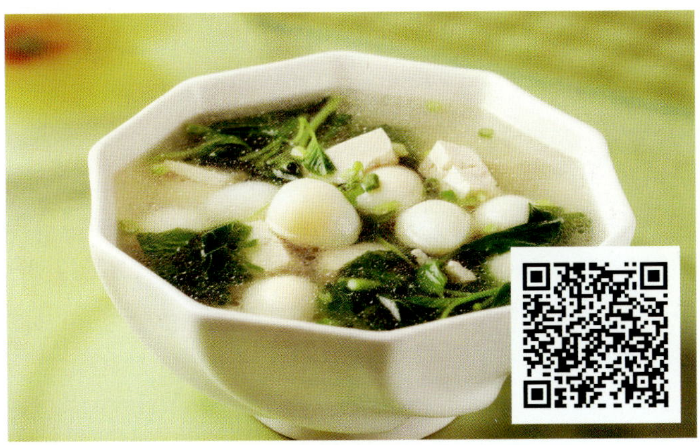

原料： 熟鹌鹑蛋180克，豆腐150克，苋菜100克，姜片、葱花各少许

调料： 盐2克，芝麻油、食用油各适量

制作：

1.将洗净的豆腐切成小方块；洗好的苋菜切成小段。

2.锅中注入适量清水烧开，放入少许食用油，撒上姜片、盐，倒入豆腐块，用大火煮一会儿；放入去壳的熟鹌鹑蛋，放入切好的苋菜，搅拌片刻。

3.淋入少许芝麻油，续煮片刻，至食材熟软、入味。关火后盛出煮好的蛋汤，装入汤碗中，撒上葱花即成。

灵芝

滋补强身、扶正固本

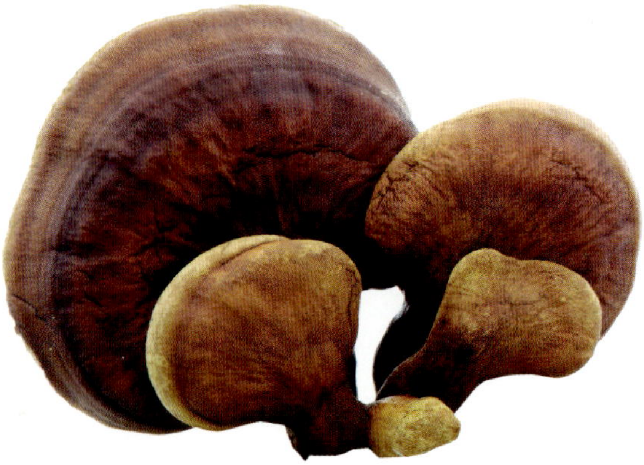

性味归经

性平，味苦。
归心、肺、肝、肾经。

相宜搭配

✔ 灵芝+老鸭肉

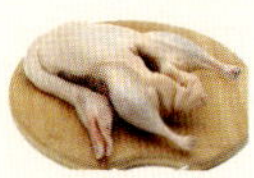

老鸭肉有滋阴补虚、利尿消肿的作用，搭配灵芝煲汤食用，能滋养气血、延年益寿，还可改善更年期综合征。

✔ 灵芝+黄芪

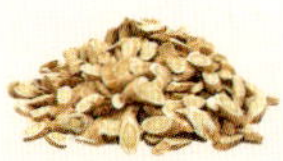

黄芪为补气要药，灵芝可补五脏，能借黄芪补气之力，以补五脏之气。两者炖食，具有益气固表、提高免疫力的功效。

★补肾说法

灵芝具有宁心安神、健脾益胃、强筋健骨的作用，适用于失眠健忘、心悸气短、虚劳耳聋等症。灵芝自古以来被视为“健康、长寿、富贵”的象征，被历代医家视为“百病之药”，常常用它滋补强身、扶正固本。

★食用建议

灵芝既可剪成碎小片后煎水代茶饮，又可放入白酒瓶中密封浸泡，3天后，当白酒变成红棕色时饮用，还可研末冲服，其中以研末冲服最有利于营养成分吸收利用。

★特别说明

若将灵芝当作保健品来进行身体调理，则需连续服用3个月以上，且每次用量不宜过多，以3克左右为宜。

灵芝这样吃

灵芝煲猪蹄

小贴士

猪蹄补虚损、益肾精，与灵芝搭配，可改善气血不足之虚劳乏力、神经衰弱等症。

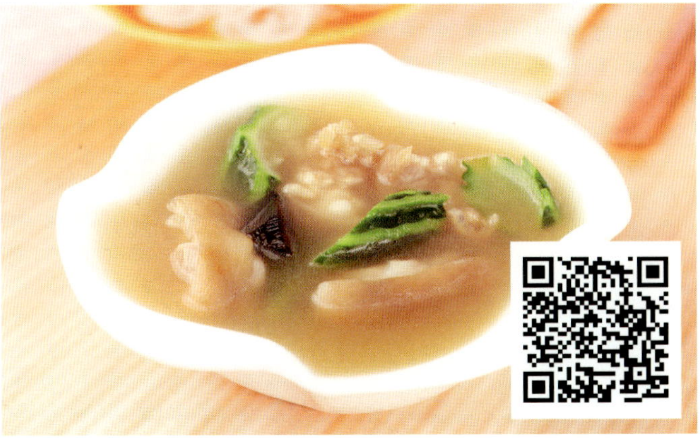

原料：猪蹄块500克，丝瓜150克，灵芝20克，姜片少许

调料：盐3克，鸡粉2克，料酒15毫升

制作：

1.将洗净的丝瓜切滚刀块。

2.锅中注入适量清水烧热，倒入洗净的猪蹄块，淋入少许料酒，大火煮约半分钟，去除血渍，捞出待用。

3.砂锅中注入清水烧开，倒入猪蹄块，放入洗净的灵芝、姜片、料酒提味，煮沸后用小火煮至食材熟透，倒入丝瓜转中火续煮至其熟软，再加入少许盐、鸡粉入味即成。

灵芝这样吃

灵芝桂圆红枣汤

小贴士

红枣、桂圆能养血安神。此汤具有很好的补血安神功效，适合体虚者长期食用。

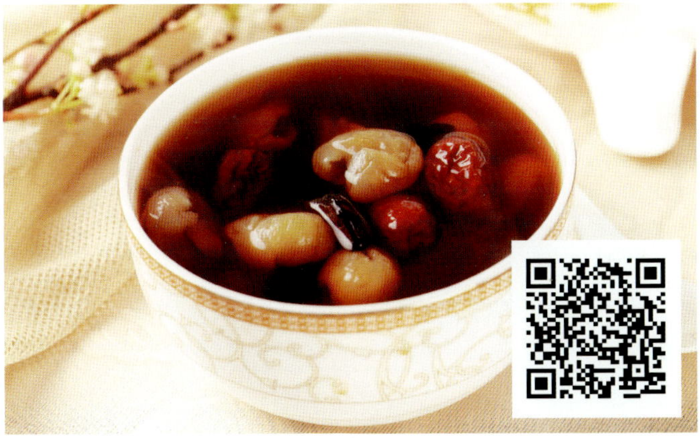

原料：红枣5克，桂圆肉4克，灵芝4克

调料：红糖15克

制作：

1.砂锅中注入适量清水烧开，倒入备好的红枣、桂圆肉、灵芝，略煮片刻，拌匀，用小火煲煮约20分钟至灵芝析出有效成分。

2.加入适量红糖，拌煮至溶化，关火后盛出煮好的汤汁即可。

吃对食物，滋阴补肾

口干舌燥、五心烦热，可能肾阴虚

肾阴，又称真阴，是人体全身阴液的根本，对机体有濡润、宁静和抑制阳热过度的作用。此外，肾阴能抑制或减缓人体新陈代谢的过程，使精血津液转化为能量减少，人体各种生理活动的进程减慢，产热相对减少，并使气聚成形而化为精血津液，精神也趋于宁静内守。

肾阴虚会导致人体得不到阴液的滋润。长期肾阴虚还会导致其他脏器发生阴虚症状。肾阴虚最突出的表现就是燥热，出现类似“上火”的症状，如口干舌燥、五心（两个手心、两个脚心、一个心口）烦热、两颧发红、口唇红赤、盗汗、大便干结等。男性肾阴虚易出现阳强易举、遗精早泄的问题；女性肾阴虚则经血来源不足，会出现经少、闭经、崩漏等问题。

肾阴虚多由久病耗伤，或禀赋不足，或房劳过度，或过服温燥劫阴之品所致。中青年是人的一生中最有活力、负担压力最重的阶段，无论是学习、工作、锻炼，身体消耗的物质会特别多。另外，中青年人性需求也很强，消耗的精微物质自然也多。因此，中青年人最容易出现肾阴虚的症状。

用滋补肾阴的食物来“浇灭”虚火

要改善肾阴虚的症状，治疗应以“滋补肾阴”为原则，所以饮食上宜选用滋阴潜阳、相对清淡的食物，如粮食中的小米、大麦、小麦、玉米、赤小豆；蔬菜中的大白菜、冬瓜、黄瓜、紫菜；水果中的鸭梨、西瓜、桑葚；肉类中鸭肉、鲫鱼、甲鱼、蛤蜊。此外，阴虚体质的人多出现心烦、口干、失眠等症，可搭配养心安神、滋阴清热的食材，如莲子、百合等。

酸甘的食物比较适合肾阴虚者食用，如水果类有石榴、葡萄、枸杞、柠檬、苹果、柑橘、香蕉等；蔬菜类有丝瓜、苦瓜、黄瓜、菠菜、银耳等。新鲜莲藕对阴虚内热的人非常适合，可以经常榨汁喝。肾阴虚者还可适当吃些精细的动物优质蛋白，如新鲜的猪肉、兔肉、鸭肉、海参、淡菜等，肉类可以红烧、焖、蒸、煮、煲，尽量少放调料，保持原汁原味。还有不要经常吃猛火爆炒的菜、火锅、麻辣烫等。

注意！这些食物最好少吃

肾阴虚的患者在饮食上要少食温燥的食物，如水果中的樱桃、荔枝、榴莲、桂圆、大枣等；肉类中的羊肉、狗肉等；调料中的茴香、桂皮、葱、姜、蒜、韭、薤、花椒等辛辣之品。

不是所有的“有火”都是肾阴虚

中医将“有火”分为实火、虚火，实火多为外感六淫（风、寒、暑、湿、燥、火）所致，此外，情绪波动过大、精神过度刺激、脏腑机能活动失调、中暑、伤风、嗜烟酒以及过食葱、姜、蒜、辣椒、羊肉、狗肉等温热之品、中毒、缺少睡眠等亦可引起。实火的主要表现为口干口渴、咽喉肿痛、便秘、口臭、脸上起痘痘。有的人还容易出汗、脾气大、爱发火、眼睛红肿、牙龈肿痛。

肾阴虚引起的上火，中医称之为“虚火”，其主要表现为经常口腔溃疡、口干口渴、五心烦热、失眠烦躁、脸上起痘痘、眼睛干涩或看东西模糊。

针对实火和虚火，中医采取不同的治疗方式，实火宜用清热、降火的泻法，而肾阴虚引起的虚火宜用滋阴降火的补法。所以当感觉身体内有热、燥的时候，我们要先辨证，弄清楚自己属哪种“火”，再进行对应的饮食调理。

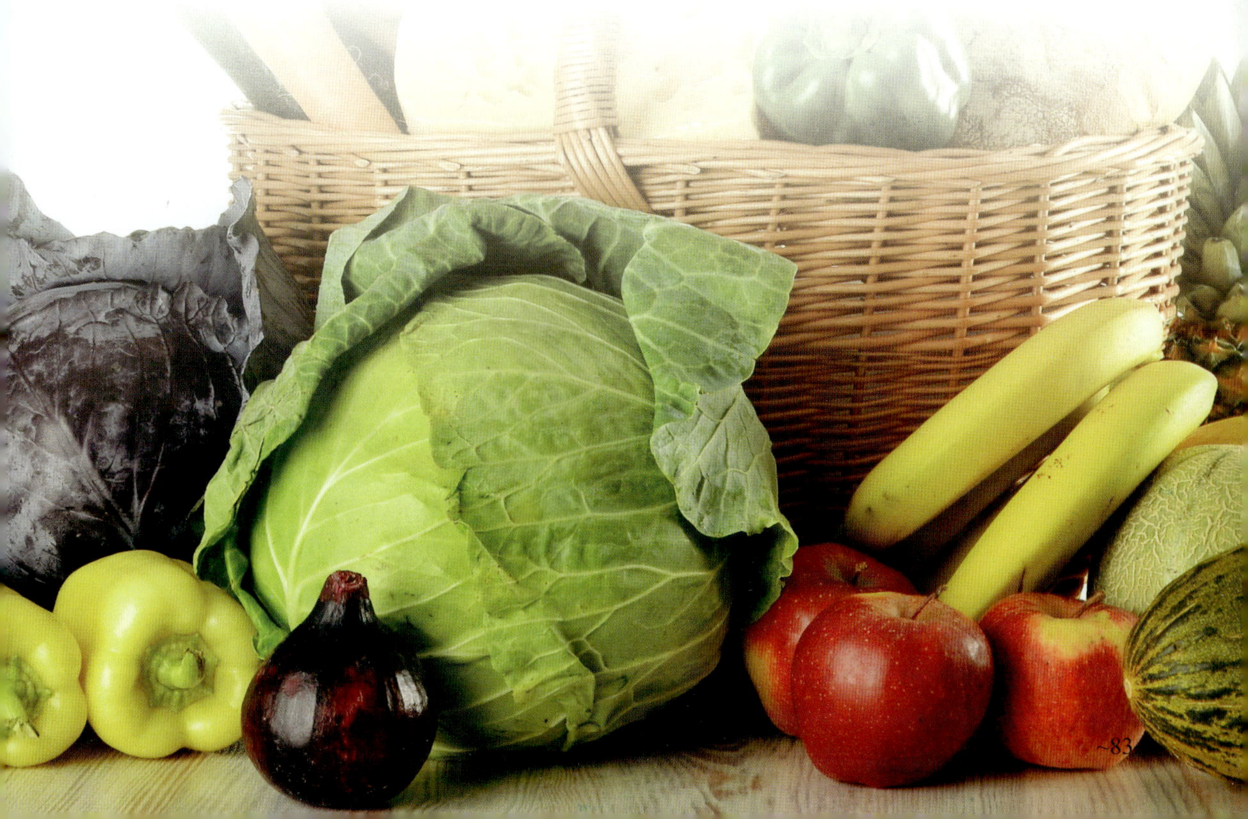

豇豆

理中益气、补肾健胃

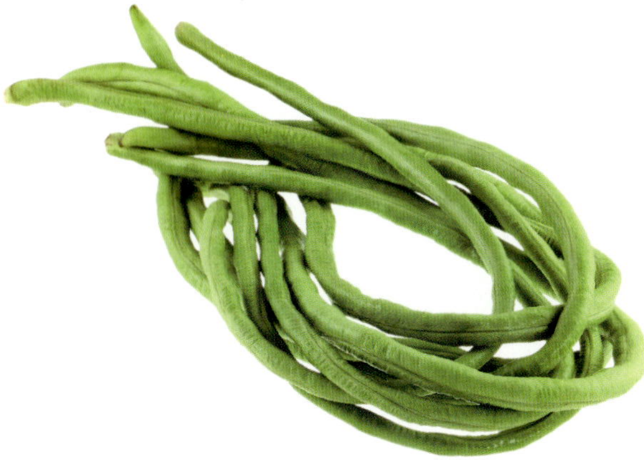

性味归经

性平，味甘。
归脾、肾经。

相宜搭配

豇豆+猪肉

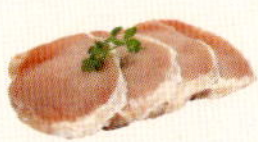

猪肉能滋阴润燥、补虚养血，和豇豆搭配炒食，对热病伤津、体虚乏力有一定的改善作用。

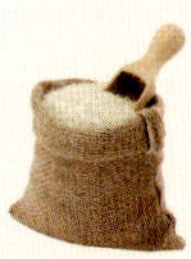

豇豆+粳米

豇豆富含易于消化吸收的优质蛋白质、碳水化合物以及多种维生素、微量元素等，与粳米煮粥，营养更加均衡，也便于吸收。

★补肾说法

《本草纲目》记载：豇豆能“理中益气，补肾健胃，和五脏，调营卫，生精髓”，可用于治疗治脾胃虚弱、泄泻、痢疾、吐逆、消渴、肾虚腰痛、遗精、白带、白浊、小便频数等症。现代研究发现，豇豆所含的B族维生素能维持机体正常的消化腺分泌和胃肠道蠕动，有帮助消化和增进食欲的功效。

★食用建议

生豇豆中含有的溶血素和毒蛋白对人体胃肠道有强烈的刺激作用，食用后可能出现腹部不适甚至呕吐、腹泻等症状。因此，豇豆一定要充分加热煮熟或炒熟，以保证有害物质被分解。

★特别说明

豇豆与粳米一起煮粥营养丰富，但是每次食用量不宜过大，以免产气引起腹胀。

豇豆这样吃

虾仁炒豇豆

小贴士

本品具有健脾和胃、补肾固精的功效，适合滑精、小便失禁者食疗调理。

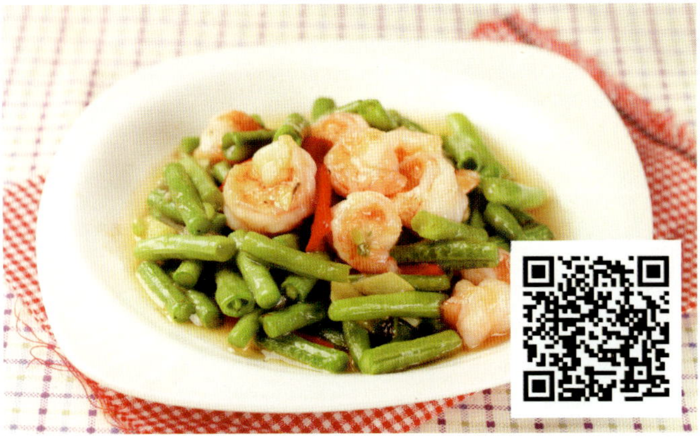

原料： 虾仁60克，豇豆150克，红椒10克，姜片、蒜末、葱段各少许

调料： 盐、鸡粉、料酒、水淀粉、食用油各适量

制作：

1.洗净的豇豆切段；洗好的红椒切条；洗净的虾仁去虾线，装碗，加盐、鸡粉、水淀粉、食用油，腌渍入味。

2.锅中注水烧开，放入食用油、盐、豆角，煮至豇豆成翠绿色后捞出，沥干。

3.用油起锅，放入姜片、蒜末、葱段爆香，倒入红椒、虾仁翻炒，淋入料酒，倒入豇豆炒匀，加入鸡粉、盐调味，注入清水，收拢食材，用少许水淀粉勾芡，炒至食材熟透即成。

豇豆这样吃

豇豆粳米粥

小贴士

豇豆、大米健脾养胃，两者搭配食用，有促进消化、增加食欲、补脾益肾的功效。

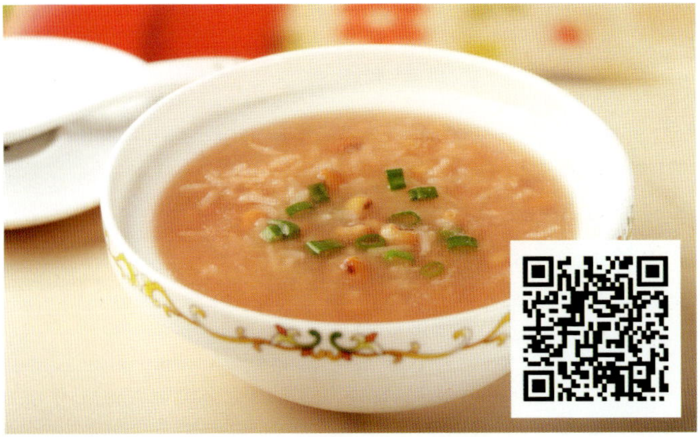

原料： 豇豆仁80克，水发大米150克，葱花少许

调料： 盐、鸡粉各2克

制作：

1.砂锅中注入适量清水烧开，倒入洗净的豇豆仁，放入洗好的大米，搅拌匀，使米粒散开。

2.盖上盖，煮沸后用小火煮至米粒熟透，加入少许盐、鸡粉调味，转中火续煮片刻，至米粥入味，装入汤碗中，放上葱花即可。

银耳

补肺益气，养阴润燥

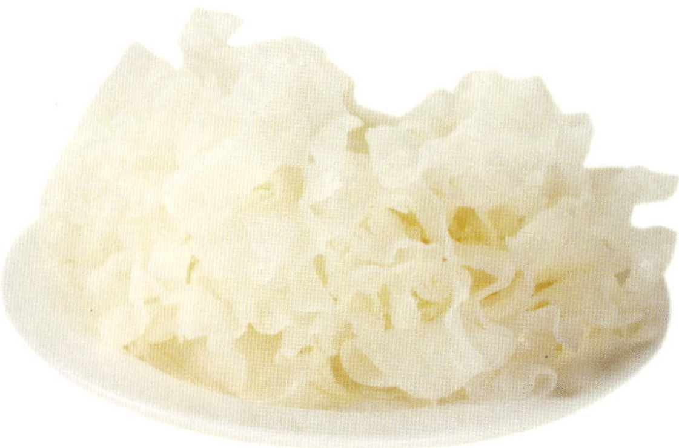

性味归经

性平，味甘。
归肺、胃、肾经。

相宜搭配

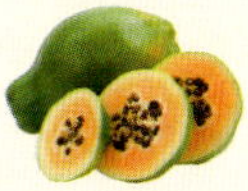

✔ 银耳+木瓜

银耳和木瓜炖食，具有滋阴补肾、健胃清肠、排毒养颜的作用，特别适合阴虚有热、口干舌燥、肠燥便秘者食用。

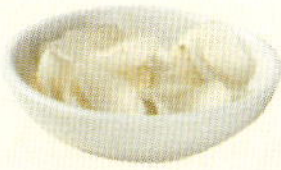

✔ 银耳+百合

百合具有养心安神、润肺止咳的功效，与银耳炖食，特别适合虚烦不眠、失眠多梦、神疲乏力者食用。

★补肾说法

中医认为，银耳有补肺益气、养阴润燥的功效，对肾阴虚所致的五脏虚弱、气血不足、面色无华、毛发不泽有很好的治疗作用。现代研究发现，银耳中含有一种重要的有机磷，具有消除肌肉疲劳的功能。

★食用建议

颜色微偏黄的银耳口感较好，一般与冰糖炖食。另外需要注意的是，过夜的银耳甜品不可食用。

★特别说明

①银耳要放在通风、透气、干燥、凉爽的地方，避免阳光长时间的照晒。由于银耳质地较脆，应减少翻动，轻拿轻放，不要压在重物下。

②银耳变为褐黄色或黑色、有异味、有黏手感，一般是变质的表现，不能食用。

银耳这样吃

紫薯百合银耳羹

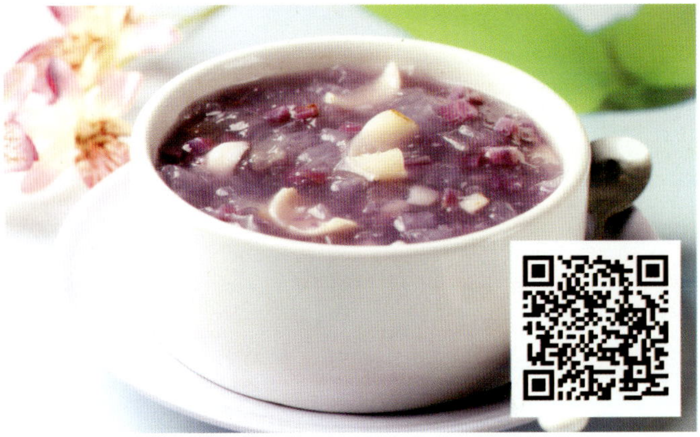

小贴士

本品营养全面、口感软糯，具有补肾强精、美容嫩肤、延年益寿的功效。

原料： 水发银耳180克，鲜百合50克，紫薯120克

调料： 白糖15克，水淀粉10毫升，食粉适量

制作：

1.洗净的紫薯切成丁，锅中注入适量清水烧开，加入少许食粉，放入洗净的银耳，搅拌匀，煮约2分钟，捞出，沥干水分，备用。

2.砂锅中注入适量清水烧开，放入切好的紫薯、鲜百合、银耳炖15分钟，加入适量白糖，煮至白糖溶化，倒入少许水淀粉，用勺搅至汤汁黏稠即可。

银耳这样吃

银耳炒肉丝

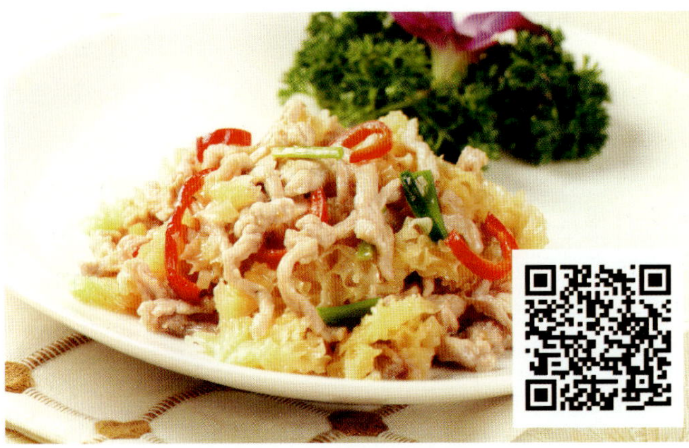

小贴士

银耳、猪肉是滋阴润燥佳品。本品荤素搭配，营养更佳，又能协同增强滋阴的作用。

原料： 水发银耳200克，猪瘦肉200克，红椒30克，姜、蒜、葱各少许

调料： 料酒、生抽、盐、鸡粉、水淀粉、食用油各适量

制作：

1.泡好的银耳切去黄色根部，再切成小块；洗好的红椒切丝；洗净的瘦肉切丝，装入碗中，放入适量盐、鸡粉、水淀粉、食用油，腌渍入味。

2.锅中注入适量清水烧开，加入少许食用油、盐、银耳煮至沸腾，捞出，待用。

3.用油起锅，放入姜片、蒜末爆香，倒入肉丝，炒至松散，加适量料酒，炒至肉丝变色，倒入焯好的银耳、红椒丝、盐、鸡粉、生抽、水淀粉，撒上葱段翻炒匀即可。

桑葚

补血滋阴、生津止渴

性味归经

性寒，味甘。
归心、肝、肾经。

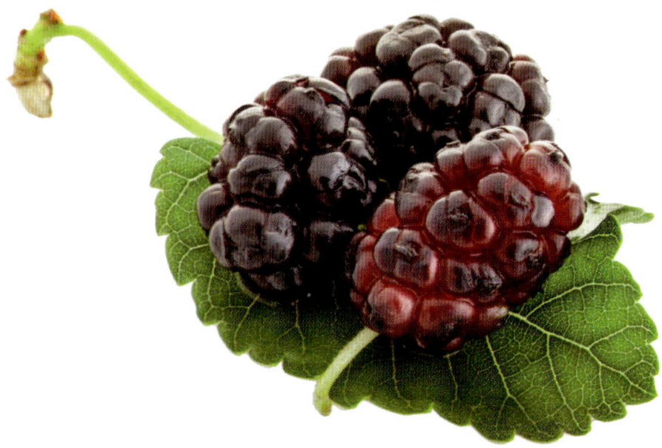

相宜搭配

✔ 桑葚+猪骨

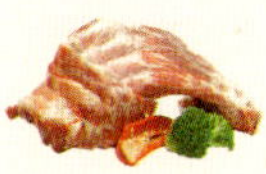

猪骨与桑葚炖食，有滋阴补血、益肾强筋的功效，适用于骨质疏松、更年期综合征、头晕、耳聋、神经衰弱等症。

✔ 桑葚+糯米

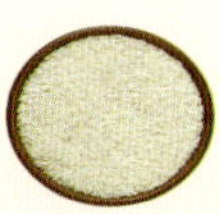

桑葚与糯米煮粥，能滋补肝肾、养阴润燥，适合神经衰弱、失眠、习惯性便秘以及肠燥便秘者食用。

★补肾说法

中医认为，桑葚具有补血滋阴、生津止渴、润肠等功效，能改善阴血不足所致的头晕目眩、耳鸣心悸、烦躁失眠等症状。现代研究发现，饮用桑葚汁，不仅可补充体力、恢复精力，还可提高性生活质量。此外，桑葚还是很多治疗死精症药方的重要组成药物。

★食用建议

紫黑色的桑葚补益效果最佳。未成熟的桑葚含有氢氰酸，会导致头痛、呼吸不畅、呕吐等不良反应，不可食用。

★特别说明

①加工桑葚时，忌用铁器，因为桑葚会分解出酸性物质，跟铁器反应，生成有毒物质。

②桑葚性寒，不宜多食，平素大便溏薄、脾虚腹泻、肠炎患者慎食。

桑葚这样吃

桑葚黑芝麻糊

小贴士

本品滋补肝肾、乌须发，适合肝肾阴虚所致的须发早白者食用。

原料： 桑葚干7克，水发大米100克，黑芝麻40克

调料： 白糖20克

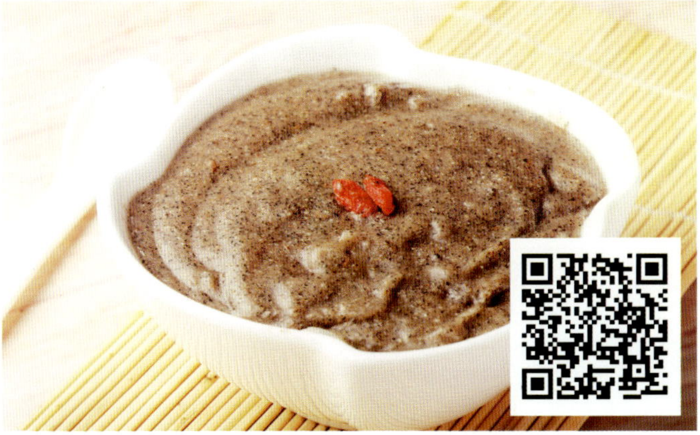

制作：

1.取榨汁机，选择干磨刀座组合，将黑芝麻倒入磨杯中，通电后选择“干磨”功能，将黑芝麻磨成粉，备用。

2.选择搅拌刀座组合，将洗净的大米、桑葚干倒入量杯中，加入适量清水，选择“榨汁”功能，榨成汁，倒入黑芝麻粉，继续搅拌均匀。

3.将混合好的米浆倒入砂锅中，加入适量白糖，搅拌，煮成糊状即可。

桑葚这样吃

桑葚莲子银耳汤

小贴士

本品能生津润燥、清肝明目，适合肝肾阴虚之眼睛干痒、皮肤干燥，五心烦热等症。

原料： 桑葚干5克，水发莲子70克，水发银耳120克，冰糖30克

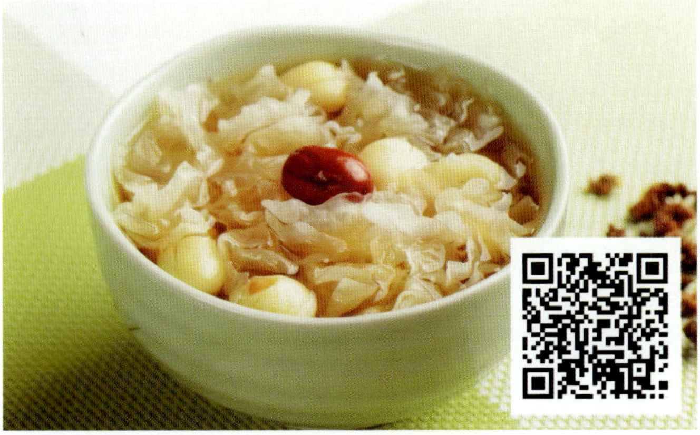

制作：

1.洗好的银耳切成小块，备用。

2.砂锅中注入适量清水烧开，倒入桑葚干，用小火煮15分钟，至其析出营养物质，捞出桑葚，倒入洗净的莲子，加入切好的银耳，用小火再煮20分钟，至食材熟透，倒入冰糖，搅拌匀，用小火煮至冰糖溶化即可。

甲鱼

滋补肝肾、滋阴清热

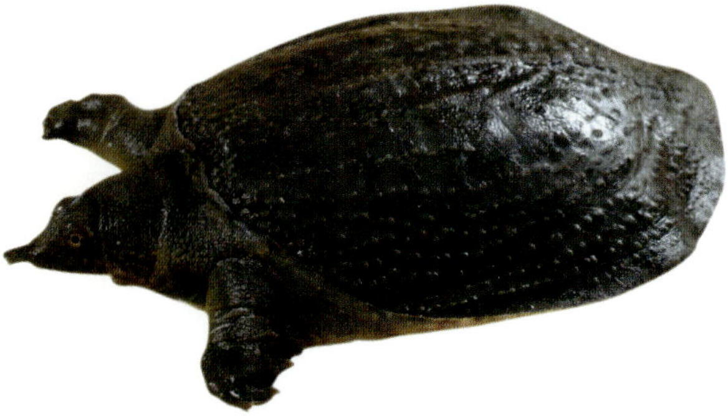

性味归经

性平、味甘。
归肝、肾经。

相宜搭配

✔ 甲鱼+乌鸡

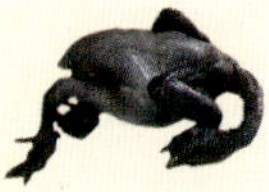

甲鱼炖乌鸡，具有滋阴补肾、养血生津的功效，特别适合更年期患者食用。

✔ 甲鱼+山药

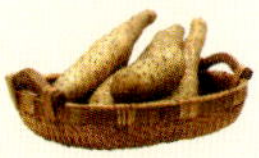

山药能健脾胃，促进消化吸收，甲鱼中含有脂肪、蛋白质、无机盐、糖类、B族维生素等丰富的营养成分，两者炖食，具有健脾、补虚、益气等功效。

★补肾说法

据《随息居饮食谱》记载，甲鱼能“滋肝肾之阴，清虚劳之热”，是滋阴补肾的佳品，具有极高的药用价值。中医认为，甲鱼有滋阴壮阳、软坚散结、活血化瘀的功效，常用于治疗骨蒸劳热、久疟、久痢、崩漏、带下、瘰疬等症。

★食用建议

甲鱼肉的腥味，靠水洗或加葱、姜、酒等调料，都不易去除。如果在宰杀甲鱼时，将甲鱼的胆汁兑少许水，涂抹在全身，稍等片刻后用清水漂洗干净即可有效去除腥味，况且甲鱼胆汁不苦，不用担心甲鱼肉会变苦。

★特别说明

《随息居饮食谱》认为，痰湿壅盛者忌食甲鱼。另外，脾胃阳虚及孕妇也不宜食用。

甲鱼这样吃

甲鱼滋阴汤

小贴士

此汤具有滋阴凉血、补益调中、补肾健骨的功效，适合体质虚弱的人群调补食用。

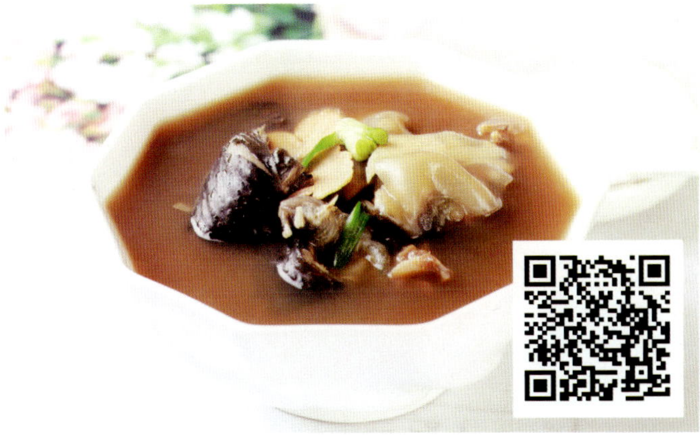

原料： 甲鱼块300克，生地20克，百部10克，知母10克，地骨皮10克，葱段、姜片各少许

调料： 料酒、盐、鸡粉各适量

制作：

1.锅中注水烧开，放入洗净的甲鱼块，淋入适量料酒，拌匀，汆去血水，捞出汆煮好的甲鱼块，装盘备用。

2.砂锅中注水烧开，倒入备好的药材和姜片，放入汆过水的甲鱼块，淋入少许料酒，搅拌均匀，加盖，用中火炖至食材熟透，揭盖，加入少许盐、鸡粉，拌匀调味，撒上葱段即可。

甲鱼这样吃

山药甲鱼汤

小贴士

本方健脾、益气，对腹胀、便秘、食欲不振、消化不良有很好的食疗作用。

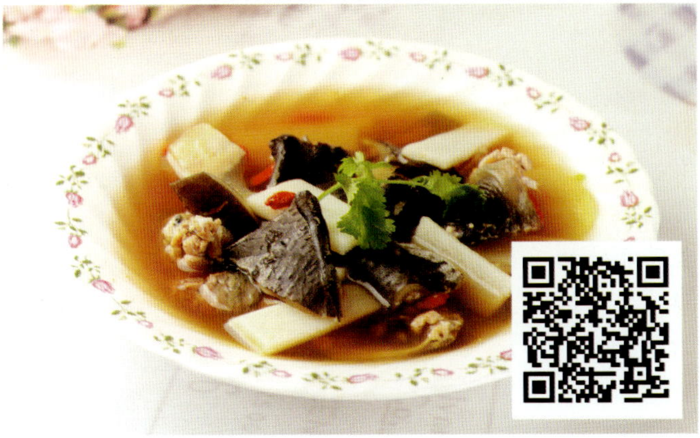

原料： 甲鱼块700克，山药130克，姜片45克，枸杞20克

调料： 料酒20毫升，盐2克，鸡粉2克

制作：

1.洗净去皮的山药切成片；锅中注入适量清水烧开，倒入甲鱼块，加入料酒，搅拌匀，汆去血水，捞出，沥干水分，备用。

2.砂锅中注入适量清水烧开，放入枸杞、姜片、甲鱼块，加入料酒，拌匀，烧开后用小火炖20分钟，再放入山药，小火再炖10分钟，至全部食材熟透。

3.放入少许盐、鸡粉调味，盛出装碗即可。

猪肉

补中益气、滋阴养胃

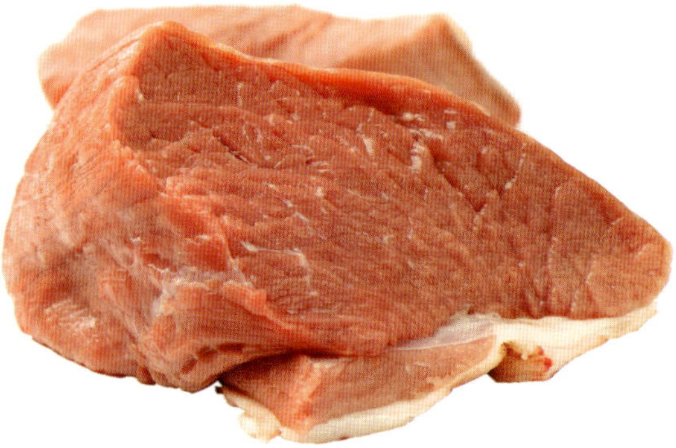

性味归经

性平，味甘、咸。
归脾、胃、肾经。

相宜搭配

✔ 猪肉+海带

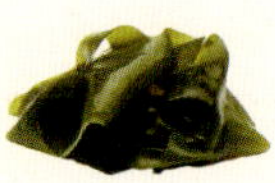

海带能去脂消炎，与猪肉炒食，具有补肾养血、滋阴润燥的功效，还能缓解猪肉的油腻之性。

✔ 猪肉+板栗

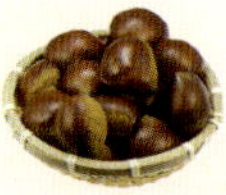

板栗具有养胃健脾、补肾强腰的功效，和猪肉炖食，能健脾和胃、滋养肌肤、抗衰老。

★补肾说法

中医认为，猪肉有补中益气、滋阴养胃的功效。《随息居饮食谱》认为，猪肉能够“补肾液，充胃汁，滋肝阴，润肌肤，利二便，止消渴”。现代研究表明，猪肉对肾病引起的体虚乏力等症状有缓解作用，是人们最常食用的动物性食品。

★食用建议

猪肉烹调前不要用热水清洗，因猪肉中含有一种肌溶蛋白的物质，在15摄氏度以上的水中易溶解，若用热水浸泡就会散失很多营养，同时口味也欠佳。

★特别说明

食用猪肉后不宜大量饮茶，因为茶叶的鞣酸会与蛋白质合成具有收敛性的鞣酸蛋白质，使肠蠕动减慢，延长粪便在肠道中的滞留时间，有造成便秘的可能。

猪肉这样吃

猪肉炖豆角

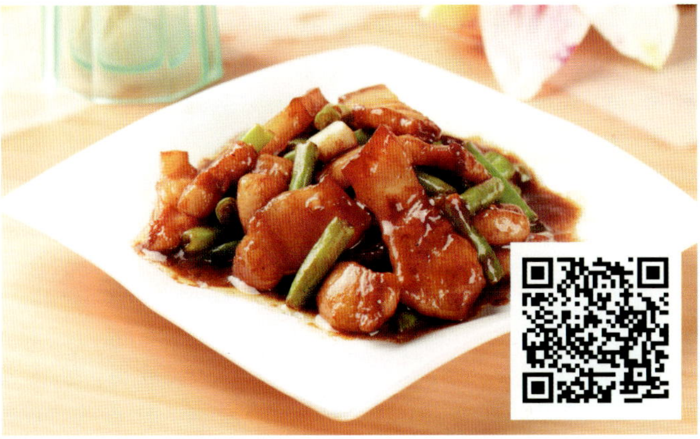

小贴士

本品补虚强身、滋阴润燥，凡病后体弱、产后血虚、面黄羸瘦者，皆可食用。

原料：五花肉200克，豆角120克，姜片、蒜末、葱段各少许

调料：盐、鸡粉、白糖、南乳、水淀粉、料酒、生抽、食粉、老抽各适量

制作：

1.洗净的豆角切段，五花肉切块；锅中注水烧开，加入少许食粉，放入豆角煮至其七成熟，捞出，待用。

2.烧热炒锅，放入五花肉，炒出油，放入姜片、蒜末、南乳，淋入料酒炒香。

3.加入白糖、生抽、老抽、清水搅匀，加少许鸡粉、盐，用小火焖至五花肉熟烂，放入豆角，用小火焖至全部食材熟透，用大火收汁，倒入水淀粉勾芡，放入少许葱段，炒出葱香味即可。

猪肉这样吃

上海青汆猪肉丸

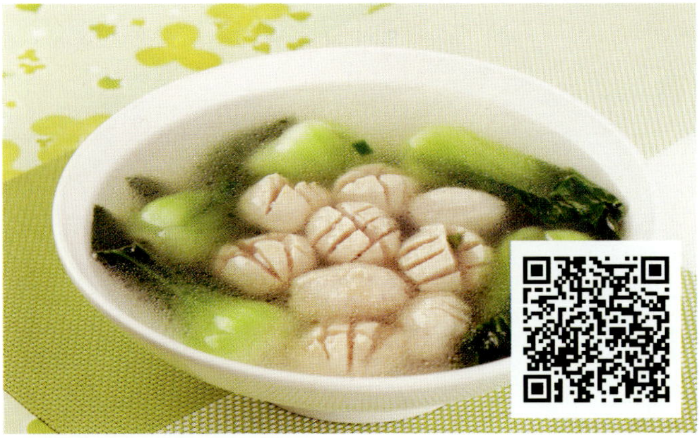

小贴士

上海青营养丰富，配猪肉炒食，能消除油腻，增加食欲，又可使营养更加均衡。

原料：猪肉丸150克，上海青160克，姜片、葱花各少许

调料：盐2克，鸡粉2克，胡椒粉、食用油各适量

制作：

1.洗净的上海青切去多余叶子；洗好的猪肉丸上切上网格花刀。

2.锅中注入适量清水，用大火烧开，倒入适量食用油，放入姜片，倒入猪肉丸，用小火煮2分钟，至猪肉丸熟透，放入处理好的上海青，拌匀。

3.加入适量盐、鸡粉、胡椒粉，拌匀调味，放入葱花，搅拌匀，将汤料盛出，装入碗中即可。

鸭肉

清热补虚、养胃生津

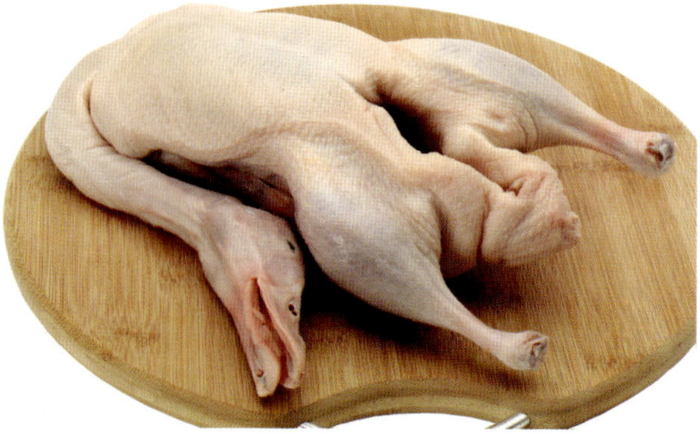

性味归经

性寒，味甘、咸。
归脾、胃、肺、肾经。

相宜搭配

✔ 鸭肉+沙参

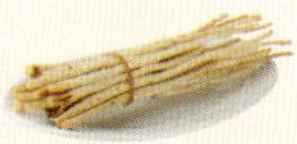

沙参有滋阴养胃、生津清肺的功效，与鸭肉炖食，补血滋阴的效果更佳，特别适合阴虚干咳者食用。

✔ 鸭肉+山药

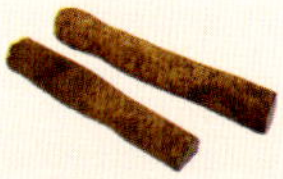

鸭肉和山药都有很好的滋阴补虚功效，两者炖食，不仅有补阴养肾的作用，还可美容护肤。

★补肾说法

中医认为，鸭肉具有滋五脏之阴、清虚劳之热、补血行水、养胃生津、利水消肿等功效。现代医学研究认为，经常食用鸭肉不仅能补充人体必需的各种营养成分，还对肾病水肿者有很好的疗效。

★食用建议

老而白、白而骨乌的鸭子滋补功效最佳，加工鸭肉时，不宜用烟熏或煎炸的方法，会产生致癌物质。

★特别说明

鸭肉性偏寒味甘，体质虚寒、胃部冷痛、腹泻清稀、寒性痛经者不宜食用。

鸭肉这样吃

酸豆角炒鸭肉

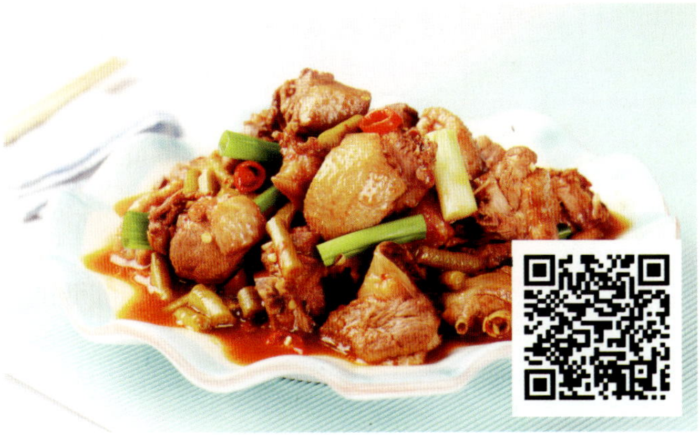

小贴士

本品具有滋阴润燥、增强食欲的功效，同时能防止便秘，促进消化吸收。

原料：鸭肉500克，酸豆角180克，朝天椒40克，姜片、蒜末、葱段各少许

调料：盐、鸡粉、白糖、料酒、生抽、水淀粉、豆瓣酱、食用油各适量

制作：

1.处理好的酸豆角切段；洗净的朝天椒切圈；锅中注水烧开，倒入酸豆角，煮半分钟，去除杂质，捞出，沥干；鸭肉倒入沸水锅中，汆去血水，捞出，沥干水分。

2.用油起锅，放入葱段、姜片、蒜末、朝天椒爆香，倒入鸭肉、料酒、豆瓣酱、生抽翻炒，放入酸豆角，加盐、鸡粉、白糖调味，用小火焖至食材入味，倒入水淀粉翻炒，盛出放入葱段即

鸭肉这样吃

黄豆马蹄鸭肉汤

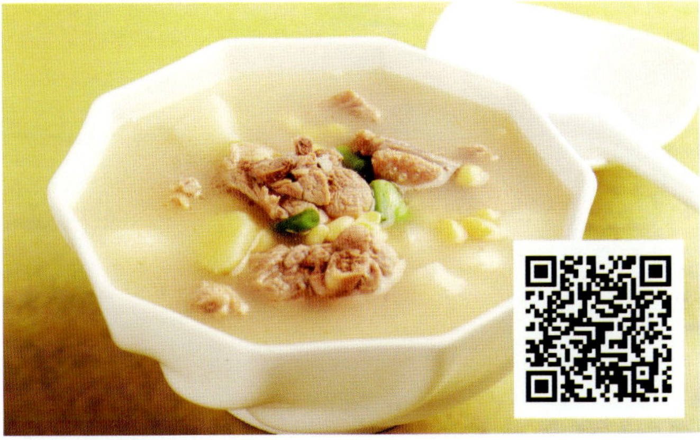

小贴士

本品滋阴生津效果佳，特别适合阴虚津亏、口干舌燥者食用。

原料：鸭肉500克，马蹄110克，水发黄豆120克，姜片20克

调料：料酒20毫升，盐2克，鸡粉2克

制作：

1.洗净去皮的马蹄切成小块。

2.锅中注入适量清水烧开，放入洗净的鸭块，加入适量料酒，搅拌匀，煮至沸，汆去血水，捞出，沥干水分，待用。

3.砂锅中注入适量清水烧开，倒入洗净的黄豆，加入切好的马蹄，放入汆过水的鸭块，撒上姜片，淋入适量料酒，烧开后用小火炖至食材熟透，加入少许盐、鸡粉调味即可。

牡蛎

滋阴益血、清热除湿

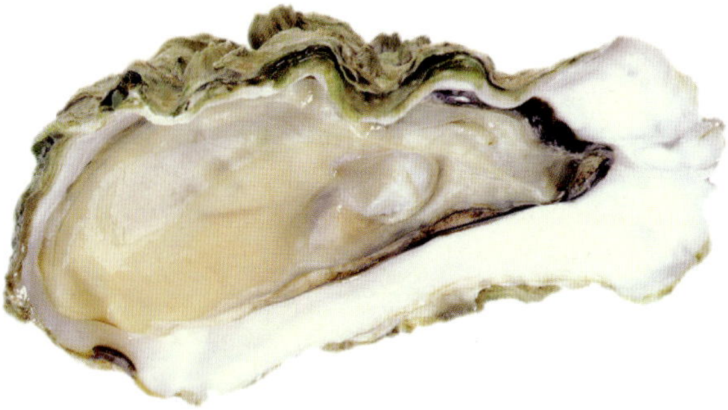

性味归经

性平，味甘、咸。
归肝经。

相宜搭配

牡蛎肉+豆腐

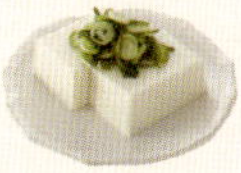

牡蛎肉与豆腐炖食，能补充优质蛋白，有益智健脑、清热解毒、滋润肌肤的功效。

牡蛎肉+黑木耳

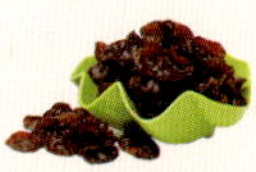

黑木耳营养丰富，被誉为“素中之王”，与牡蛎炖食，能养颜润肤，用于皮肤粗糙、面多皱纹等。

★补肾说法

牡蛎肉有滋阴养血、清热除湿的功效，对于自汗盗汗、遗精崩带、胃痛吞酸、孕妇及小儿钙质缺乏有一定的食疗作用。牡蛎肉不仅能促进骨骼生长，治疗骨质疏松、关节炎等疾病，其中含有的大量锌元素还有助于增强男性性能力。

★食用建议

牡蛎煮着吃，要将外壳完全煮开，张开后再煮3~5分钟最佳；蒸着吃，要等水完全沸腾后再蒸牡蛎，待外壳完全张开后，再蒸4~9分钟。另外，在蒸煮过程中无法张开的牡蛎，不要食用。

★特别说明

急慢性皮肤病患者忌食；脾胃虚寒、慢性腹泻者不宜多吃。

牡蛎这样吃

韭黄炒牡蛎

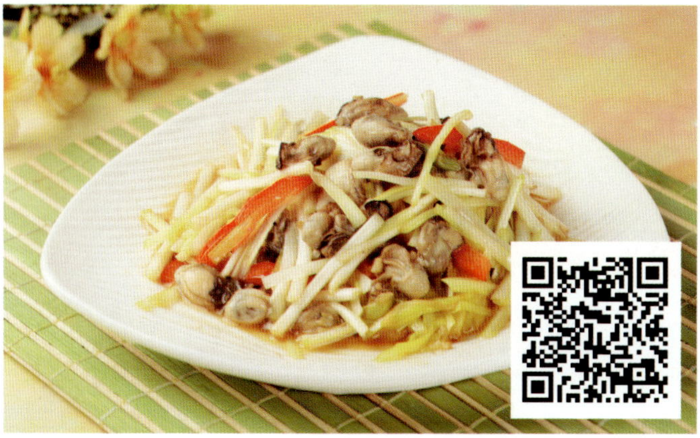

小贴士

韭黄能补肾壮阳，行气导滞，与牡蛎搭配，阴中有阳，增强了滋阴补肾的功效。

原料：牡蛎肉400克，韭黄200克，彩椒50克，姜片、蒜末、葱花各少许

调料：生粉、生抽、鸡粉、盐、料酒、食用油各适量

制作：

1.洗净的韭黄切段；洗好的彩椒切条，备用。

2.把洗净的牡蛎肉装入碗中，加入适量料酒、鸡粉、盐、生粉，搅拌均匀，锅中注入适量清水烧开，倒入牡蛎，略煮，捞出，沥干水分，待用。

3.热锅注油烧热，放入姜片、蒜末、葱花爆香，倒入牡蛎，淋入生抽、料酒炒匀提味，放入彩椒、韭黄段，翻炒均匀，加入少许鸡粉、盐调味即可。

牡蛎这样吃

牡蛎汤

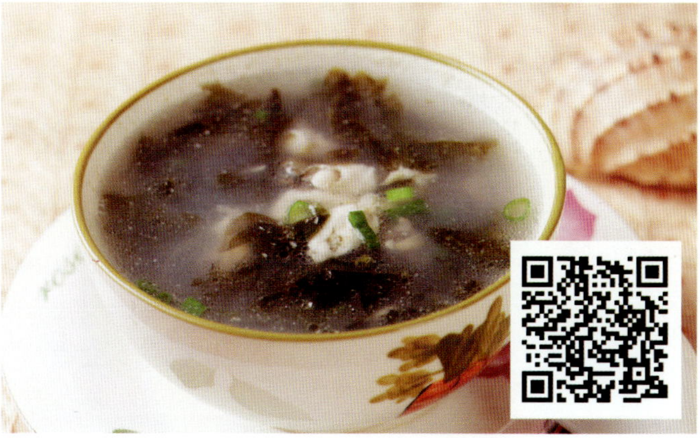

小贴士

本品大补虚劳、滋阴清热，非常适合体质虚弱、烦热失眠者食用。

原料：生蚝肉110克，水发紫菜30克，姜丝、葱花各少许

调料：盐2克，鸡粉2克，料酒、食用油各适量

制作：

1.将洗净的生蚝肉切成片，备用，锅中注入适量清水，煮开后加入少许食用油、盐、鸡粉、料酒，倒入切好的生蚝肉，撒上姜丝，拌匀，煮1分钟。

2.放入水发紫菜，煮至熟软，搅拌均匀，掠去浮在汤面的泡沫，撒上葱花即可。

干贝

滋阴补肾、调中下气

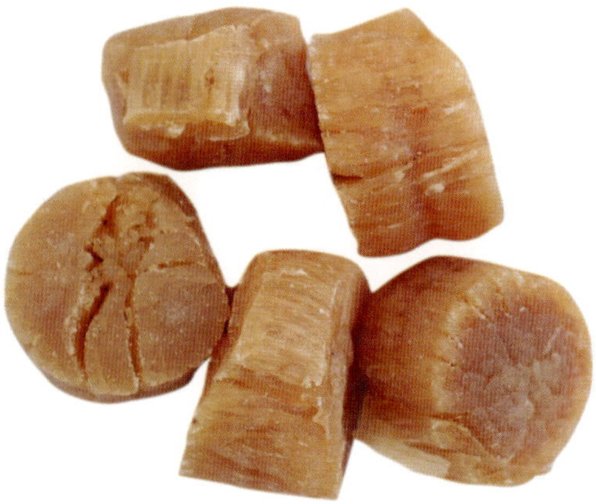

性味归经

性平，味甘、咸。
归脾、肾经。

相宜搭配

✔ 干贝+鸭肉

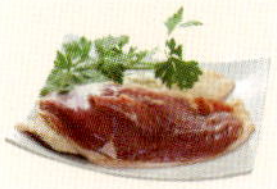

干贝炖鸭肉，具有清热生津、滋补养颜的功效，适宜身体虚弱、津液不足、皮肤干燥者食用。

✔ 干贝+冬瓜

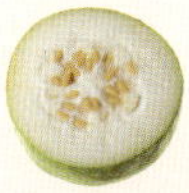

冬瓜具有润肺生津、利尿消肿的功效，和干贝炒食，适宜肾病水肿、高血压、动脉粥样硬化、肥胖者多食。

★补肾说法

据《本草求原》记载，干贝有“滋真阴，止小便”的作用。历代医家也认为，干贝具有滋阴、补肾、调中、下气、利五脏的功效，常用于治疗头晕目眩、咽干口渴、虚痨咳血、脾胃虚弱等症，常食还能降低血压和胆固醇。

★食用建议

干贝烹调前要先发涨，把干贝边上的老肉去掉，用冷水清洗后放在碗里，加入料酒、葱、蒜和适量的水（刚好淹没干贝为准），上锅蒸一个小时左右至用手容易捏烂即可。

★特别说明

①干贝食用过量，会影响肠胃的运动消化功能，导致食物积滞。

②干贝含有丰富的胺类物质，香肠含有亚硝酸盐，两种食物同时吃会结合成亚硝胺，对人体有害。

干贝这样吃

干贝炒丝瓜

小贴士
本品能清热生津、补虚润肤，可用于身体虚弱、皮肤干燥等症。

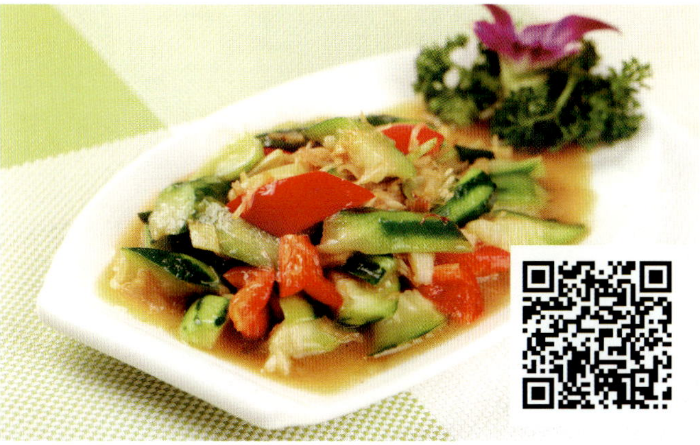

原料： 丝瓜200克，彩椒50克，干贝30克，姜片、蒜末、葱段各少许

调料： 盐、鸡粉、料酒、生抽、水淀粉、食用油各适量

制作：

1.将洗净去皮的丝瓜切成片；洗好的彩椒切成小块。

2.用刀将泡好的干贝压烂，炒锅注油烧热，放入姜片、蒜末、葱段爆香，倒入干贝，炒匀，淋入料酒，炒香，倒入丝瓜、彩椒，淋入适量清水，炒至熟软。

3.加入适量盐、鸡粉、生抽调味，倒入适量水淀粉快速翻炒均匀，盛出装盘即成。

干贝这样吃

干贝蛋炒饭

小贴士
本品能滋阴养血、补中益气，适合久病体虚、气阴两伤者食用。

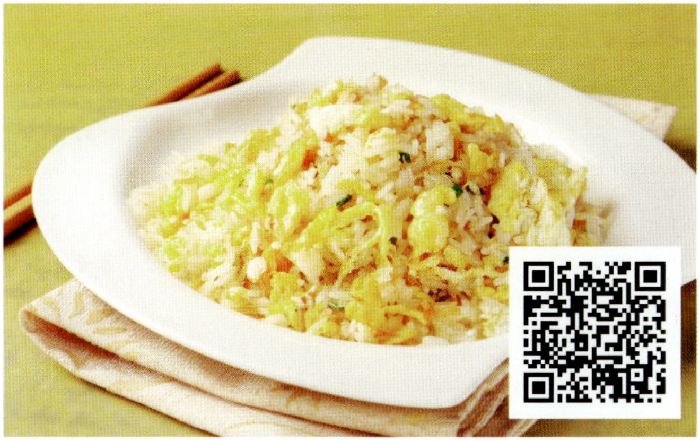

原料： 冷米饭180克，干贝40克，鸡蛋1个，葱花少许

调料： 盐、鸡粉各2克，食用油适量

制作：

1.洗净的干贝拍碎，备用；将鸡蛋打入碗中，打散调匀，制成蛋液，待用。

2.热锅注油，烧至三四成热，放入干贝，搅匀，炸至金黄色，捞出，沥干油，待用。

3.锅留底油烧热，倒入蛋液，炒散呈蛋花状，倒入米饭，炒至松散，加入盐、鸡粉，炒匀调味，撒上干贝，炒匀，倒入葱花，炒出香味即可。

黄精

益气养阴、健脾益肾

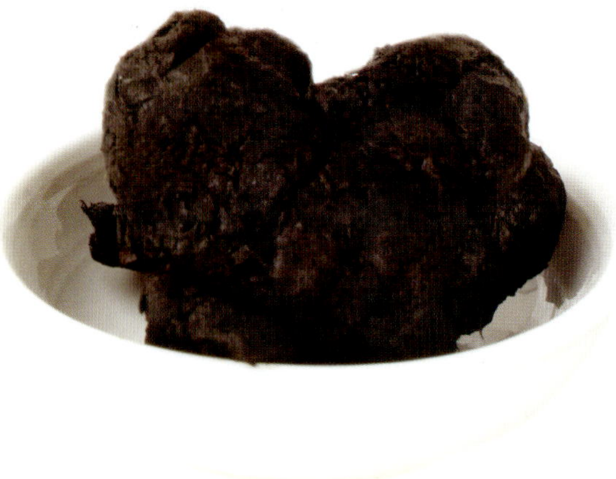

性味归经

性平，味甘。
归脾、肺、肾经。

相宜搭配

黄精+草鱼

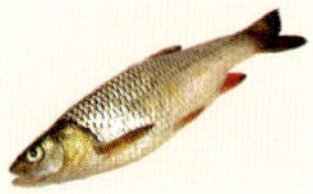

草鱼是温中补虚佳品，与黄精煲汤，有补气益血、延缓衰老的作用，适合体虚、气血不足者食用。

黄精+西洋参

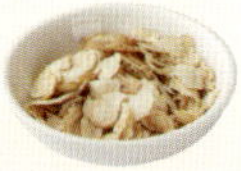

西洋参和黄精都有益气养阴功效，两者泡茶饮用，能滋润肌肤、增强免疫力、改善皮肤干燥等症。

★补肾说法

中医认为，黄精有益气养阴、健脾益肾的功效，适当食用可滋补肾阴、提高免疫力，对肾病患者恢复有一定的作用。现代研究发现，黄精含有大量淀粉、脂肪、蛋白质、维生素和多种其他营养成分，生食、炖服既能充饥，又有健身功效，可令机体气力倍增。

★食用建议

黄精一次食用量为9~15克，常与猪骨、鸡肉煲汤，清甜可口、营养丰富，也可与其他滋补性药材加工成膏，不但服用方便、剂量小，而且滋补效果更佳。

★特别说明

①根据传统的炮制加工方法，黄精需要经过九蒸九晒后再使用，不宜采集后直接食用，以免产生不良的毒副作用。

②黄精药性滋腻，虚寒泄泻、痰湿、痞满、气滞者忌服。

黄精这样吃

黄精党参炖仔鸡

小贴士

本品具有补中益气、健脾开胃的功效，适于体倦乏力、食欲不振、气短懒言等症。

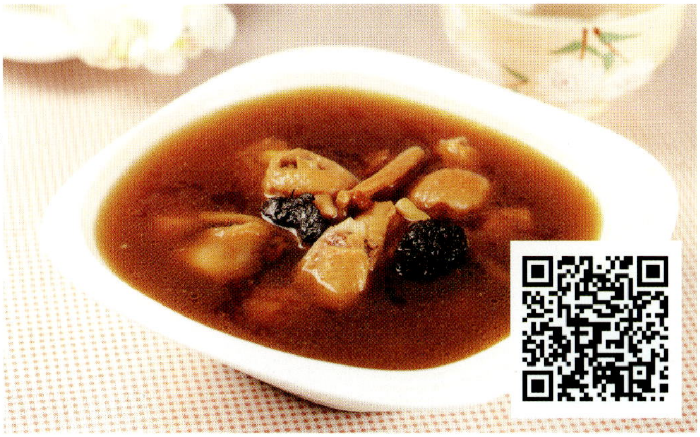

原料： 仔鸡300克，黄精10克，党参10克，枸杞、姜片各少许

调料： 料酒7毫升，鸡粉3克，盐2克

制作：

1.洗净的仔鸡切块；锅中注入适量清水烧开，放入少许料酒，倒入鸡块，搅匀，煮1分30秒，汆去血水，捞出，沥干水分，待用。

2.砂锅中注入适量清水烧开，倒入鸡块，放入洗净的姜片、党参、枸杞、黄精，淋入适量料酒，用小火炖至食材熟透，加入鸡粉、盐调味即可。

黄精这样吃

黄精瘦肉汤

小贴士

猪瘦肉能滋阴养血，与黄精搭配食用，能补脾益肾、益精养血。

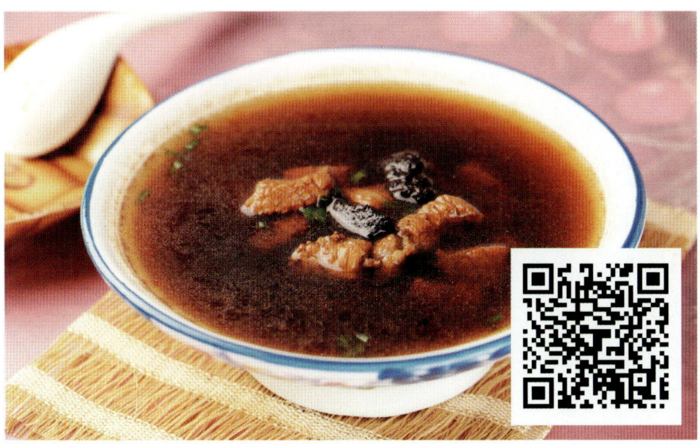

原料： 黄精20克，猪瘦肉200克，姜片、葱花各少许

调料： 盐2克，鸡粉2克，料酒8毫升

制作：

1.洗净的猪瘦肉切成条，改切成丁。

2.砂锅中注入适量清水烧开，倒入洗净的黄精，放入瘦肉丁，淋入料酒，搅拌匀，放入姜片，烧开后用小火至食材熟透。

3.放入适量盐、鸡粉至食材入味，盛出装盘，撒上葱花即可。

吃对食物，温补肾阳

■ 手脚冰凉、畏寒怕冷，可能是肾阳虚

肾阳，也称之为“元阳”、“真阳”、“命门之火”，是人体阳气的根本，能促进人体的新陈代谢即气化过程，促进精血津液的生成并使之转化为能量，使人体各种生理活动的进程加快，产热增加，精神振奋，对机体有温煦、激发、蒸化、封藏和制约阴寒等作用。

中医认为，肾主骨、主生殖。肾阳不足，则五脏六腑机能下降，又不能濡养腰府、骨骼及生殖，便会出现手脚冰凉、畏寒怕冷、腰痛或腰膝酸软，男子多表现为阳痿早泄、遗精、滑精、性功能减退、腰背冷痛等，女子则出现宫寒不孕、带下清稀量多、月经不调或痛经等。如果人体的肾阳极虚，无力运行气血，则会出现阴寒内盛，肾脏之色（黑色）外现于面部，从而表现为面色黧黑。肾阳虚，小孩多是先天禀赋不足，成人则是久病伤肾或房劳过度等原因所致。

肾阳虚与肾气虚的临床表现很接近，但也有区别。肾阳虚往往表现明显寒症，如腰部冷痛、畏寒、四肢冰冷等表现；肾气虚则没有这些寒象，表现为腰酸乏力、小便频频、大小便失禁、男子遗精、女子流产等。

■ 用温补的食物来祛除肾的虚寒

肾虚的治疗宜补，阳虚则宜温补，因此要改善肾阳虚，食疗上应以“温补肾阳”为主，并根据不同的兼证而相应配以温补脾阳、温补心阳等方法。温补肾阳，即选择性温或性热的补肾食物，通过食物的温热之性来补充人体的阳气，从而使人体的火力更旺，可适当进食温热性食品，如蔬菜类有韭菜、辣椒等，果品类有荔枝、榴莲、龙眼肉等，肉类有羊肉、狗肉、鸡肉等，水产类有虾、鳝鱼、海参等；坚果类有板栗、核桃等；调料类有胡椒、花椒、生姜、茴香、桂皮等。

祖国医学认为，人类生活在自然界里，人体的生理功能往往随着季节不同而有所变化，所谓“天人相应”。自然界的动植物，特别是谷物类植物，有“春生、夏长、秋收、冬藏”的不同。人类到了冬季，也同样处于“封藏”时期，此时服用温补肾阳中药，可以使营养物质易于吸收蕴蓄，进而发挥更好的作用。因此，民间有“今年冬令进补，明年三春打虎”之说。常用鹿茸、紫河车、肉苁蓉、海马、杜仲等作为冬令补品，这些中药能够温补肾阳。通过温补肾阳，可以温热壮阳，将阴寒抵御于外，但在温补的同时要注意防止温燥太过耗伤阴血。

寒凉之品，最好避而远之

肾阳虚的患者在饮食上要忌食寒凉、易伤阳气之品，如水果类有柑橘、柚子、香蕉、西瓜、甜瓜、柿子、枇杷等；蔬菜类有苦瓜、黄瓜、竹笋、海带、紫菜等。如果很想吃，也要少量，并搭配一些温热食物，如龙眼肉、板栗、韭菜、狗肉等。

不是所有的肾阳虚都适合一味地温补

中医认为人体是一个有机的整体，脏腑、疾病之间会慢慢地相互影响和演变。有些人在肾阳虚的同时可能还会兼有其他症候，当这些兼症出现的时候，要考虑是否适合继续通过温补来恢复肾的阳气。例如兼有湿热者就不宜温补，此时温补会热上加热，会助长湿热之邪，使本来虚损的阳气再次受到伤害。因此饮食上要温清兼用，或者先清后补，灵活应对。平时可选择南瓜、鲫鱼、薏苡仁、玉米等祛湿的食物，忌食辛辣食物例如辣椒、芥末、胡椒等。

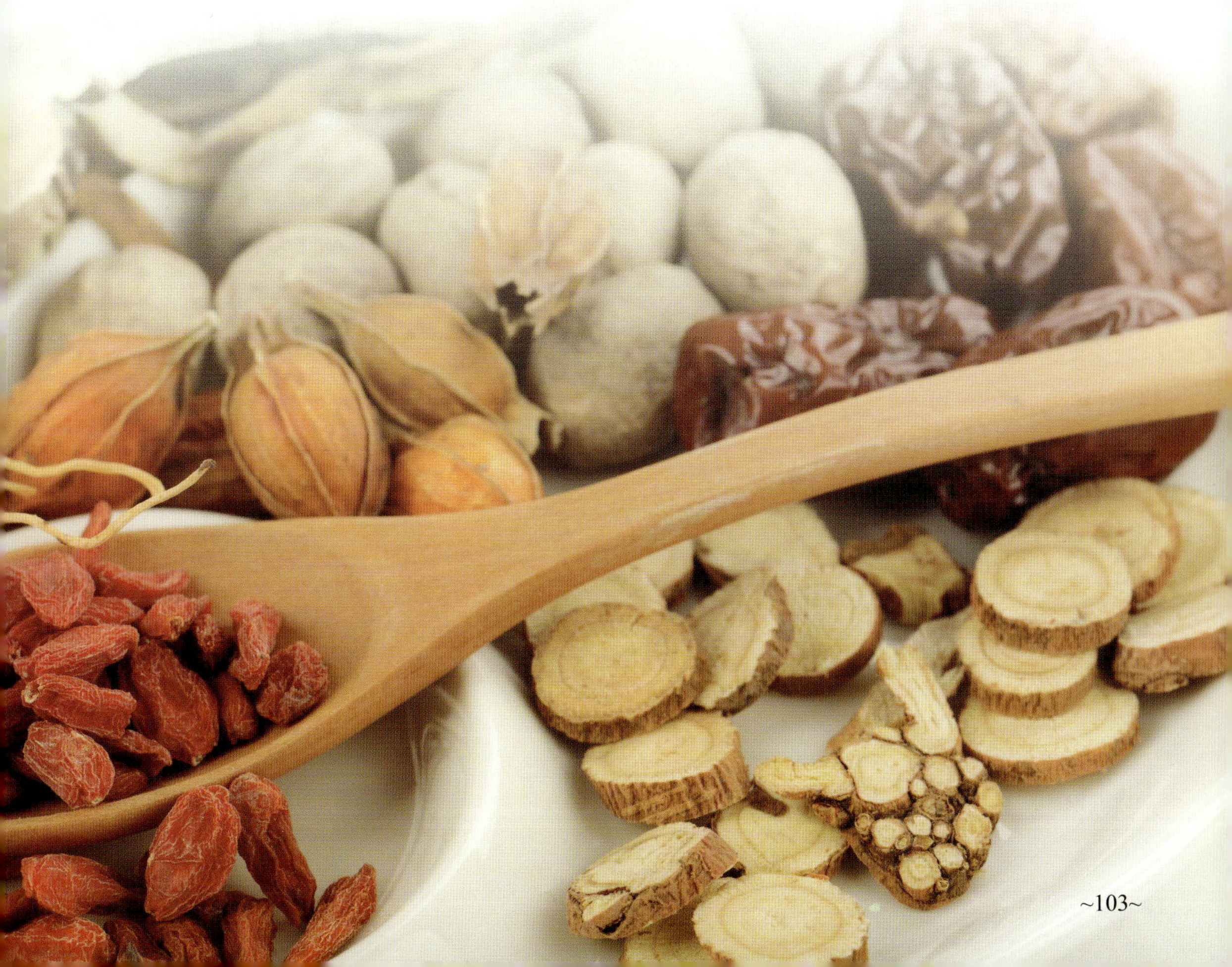

韭菜

温肾助阳、暖胃除湿

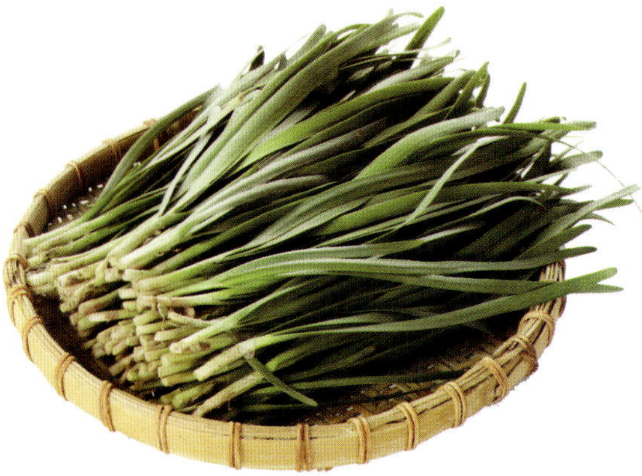

性味归经

性温，味辛。
归肝、胃、肾经。

相宜搭配

✔ 韭菜+鸡蛋

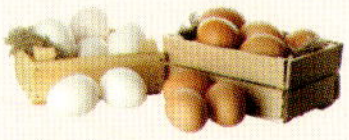

韭菜能补肾壮阳，鸡蛋富含营养，两者搭配炒食，既经济实惠，又能增进食欲、温肾壮阳。

✔ 韭菜+虾仁

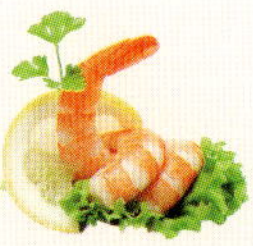

韭菜与虾仁炒食，能补肾阳、固肾气。韭菜含大量粗纤维，能刺激肠壁，增强蠕动，故本搭配也适合习惯性便秘患者选用。

★补肾说法

中医认为，韭菜生食活血、散血，熟食补肾益阳、理气降逆、暖胃除湿。韭菜籽更为壮阳的最佳选择，因其主入肾经，性善下行，尤其适用于以腰膝、腿足关节疼痛属寒湿者。韭菜含有性兴奋剂，能兴奋性器官，有“起阳草”之称。

★食用建议

韭菜根部切割处有很多泥沙，不易洗净，宜先剪掉一段根，用盐水浸泡几分钟后再洗。韭菜宜现切现烹，因为切开后，其味道会很快散失。烹调韭菜时需用大火快炒，加热时间太长会失去韭菜风味。此外，隔夜的熟韭菜不宜再吃。

★特别说明

韭菜味辛，性温，阴虚内热及疮疡、目疾者忌食。夏季韭菜多老化，纤维多且粗糙，不易被吸收，再加上此时人体胃肠功能降低，多食会引起腹胀不适或腹泻。

韭菜这样吃

韭菜炒牛肉

小贴士

韭菜、牛肉搭配烹饪能温肾助阳、益气养血，增强脾胃之气。

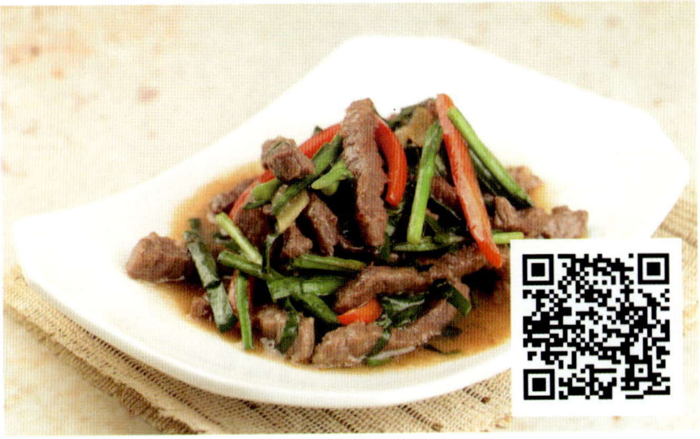

原料：牛肉200克，韭菜120克，彩椒35克，姜片、蒜末各少许

调料：盐、鸡粉、料酒、生抽、水淀粉、油各适量

制作：

1.将洗净的韭菜切成段，洗好的彩椒切粗丝，牛肉切丝，放入料酒、盐、生抽拌匀，倒入适量水淀粉拌匀上浆，淋入少许食用油，腌渍约10分钟至其入味。

2.用油起锅，倒入肉丝炒至变色，放入姜片、蒜末炒香，倒入切好的韭菜、彩椒，用大火翻炒至食材熟软。

3.加盐、鸡粉、生抽，用中火炒匀至食材入味，盛出装盘即成。

韭菜这样吃

韭菜炒西葫芦丝

小贴士

韭菜是助阳佳品，西葫芦能滋阴，同食阴阳同补、增强免疫力。

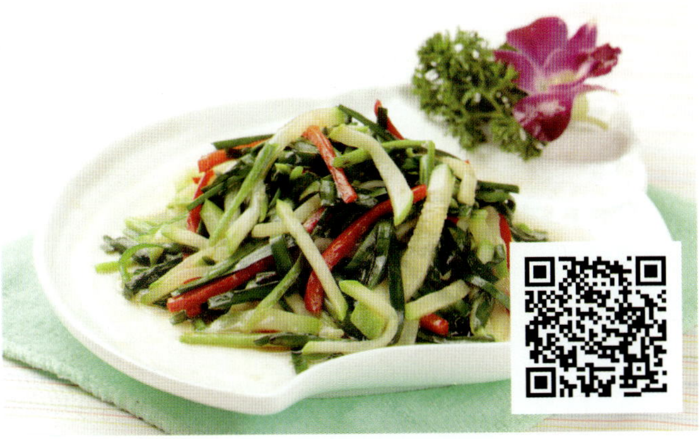

原料：韭菜180克，西葫芦200克，红椒20克

调料：盐、鸡粉各2克，水淀粉2毫升，食用油适量

制作：

1.洗净的韭菜切成段；洗好的红椒对半切开，去籽，切成丝；洗净的西葫芦切片，改切成丝。

2.用油起锅，倒入切好的韭菜、红椒，翻炒匀，放入切好的西葫芦，翻炒至熟软。

3.加入盐、鸡粉，炒匀调味；淋入适量水淀粉，将锅中食材翻炒均匀，关火后把炒好的菜盛入盘中即可。

核桃仁

温补肺肾、定喘润肠

性味归经

性温，味甘。
归肾、肺、大肠经。

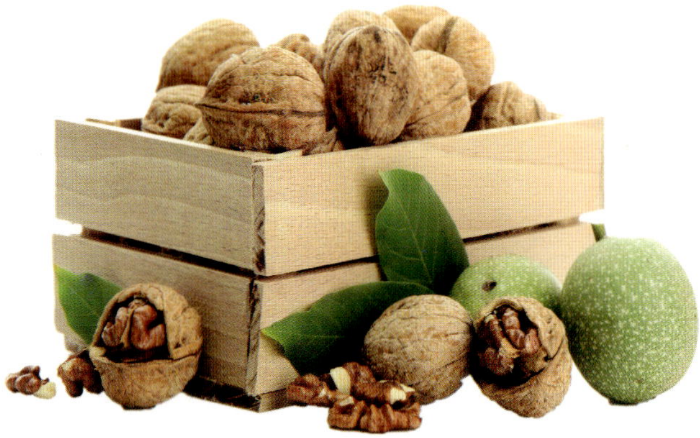

相宜搭配

核桃仁+五味子

五味子能益肾固精，与核桃仁炖食，具有补肾壮阳、固精止尿的作用，对男性阳痿、遗精、早泄有较好的调理作用。

核桃仁+韭菜

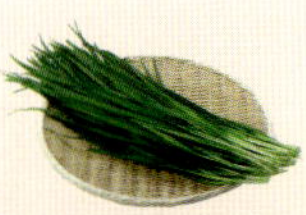

核桃仁、韭菜都有温肾助阳、润肠通便的功效，两者炒食，可改善阳痿早泄、大便干结等症。

★补肾说法

中医认为，核桃仁有温补肺肾、定喘润肠的功效，是“滋补肝肾、强健筋骨之要药”，可用于治疗由于肾阳不足，引起的腰腿酸软、筋骨疼痛、牙齿松动、须发早白等症状。

★食用建议

核桃加糖炒食，味道甜美、香脆可口；与面粉做成美味的点心也是不错的选择。此外，核桃仁外有一层薄薄的皮，有固摄肾气的作用，因此吃核桃的时候一定要带着皮一起吃。

★特别说明

核桃不宜与酒同食。据宋代马志《开宝本草》记载：“饮酒食核桃令人咯血”，核桃性热，多食生痰动火，而白酒也属甘辛大热，二者同食，易致血热。特别是有咯血宿疾的人更应注意，如支气管扩张、肺结核患者。

核桃仁这样吃

核桃仁枸杞肉丁

小贴士

瘦肉补虚养血，核桃仁温肾助阳，本品阴阳同补，善补虚强体、健脑防老。

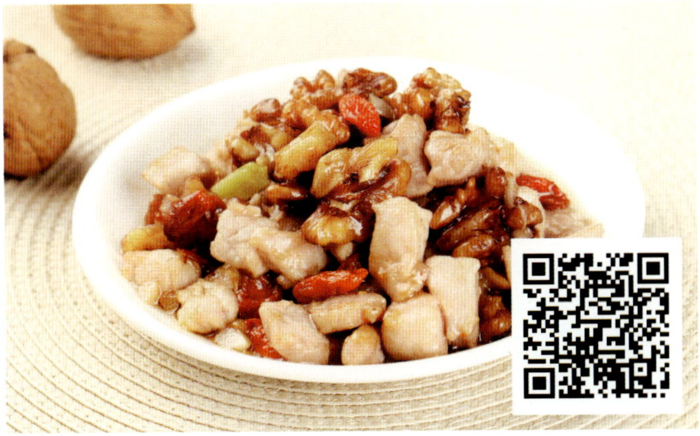

原料： 核桃仁40克，瘦肉120克，枸杞5克，姜片、蒜末、葱段各少许

调料： 盐、鸡粉、食粉、料酒、水淀粉、食用油各适量

制作：

1.将洗净的瘦肉切成丁，装入碗中，放少许盐、鸡粉、水淀粉、适量食用油，腌渍至入味。

2.锅中注入清水烧开，加入食粉、核桃仁，焯煮1分30秒，捞出，放入装有凉水的碗中，去除外衣。热锅注油，烧至三成热，倒入核桃仁，炸出香味，捞出，备用。

3.锅留底油，放入姜片、蒜末、葱段爆香，倒入瘦肉丁，炒松散，炒至转色，淋入料酒，炒香，倒入枸杞，加入适量盐、鸡粉，炒匀调味，放入核桃仁，拌炒匀即可。

核桃仁这样吃

山药木耳炒核桃仁

小贴士

本品补肾润肺，适用于肺肾虚弱之久咳、腰膝酸软、遗精等症。

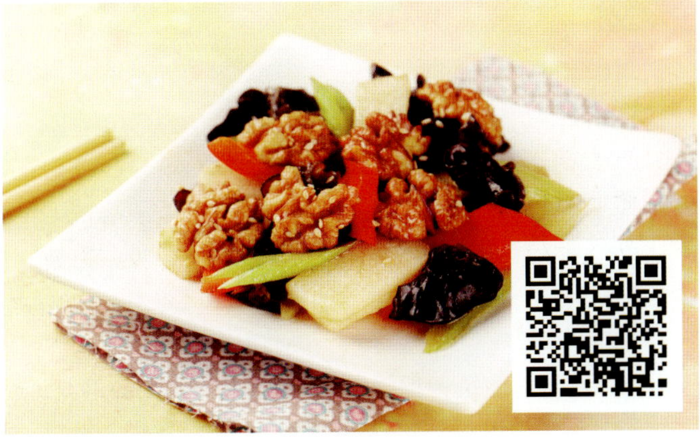

原料： 山药90克，水发木耳40克，西芹50克，彩椒60克，核桃仁30克，白芝麻少许

调料： 盐、白糖、生抽、水淀粉、食用油各适量

制作：

1.洗净去皮的山药切片；洗好的木耳、彩椒、西芹切块；锅中注水烧开，加入盐、食用油、山药煮半分钟，加入木耳、西芹、彩椒，再煮半分钟，捞出，沥干水分，备用。

2.用油起锅，核桃仁炸出香味，捞出；锅底留油，放入白糖、核桃仁炒匀，盛出，与白芝麻拌匀。热锅注油，倒入食材，加盐、生抽、白糖炒匀，淋入水淀粉，翻炒均匀；盛出，放上核桃仁即可。

樱桃

健脾和胃，滋补肝肾

性味归经

性温，味甘。
归脾、肝经。

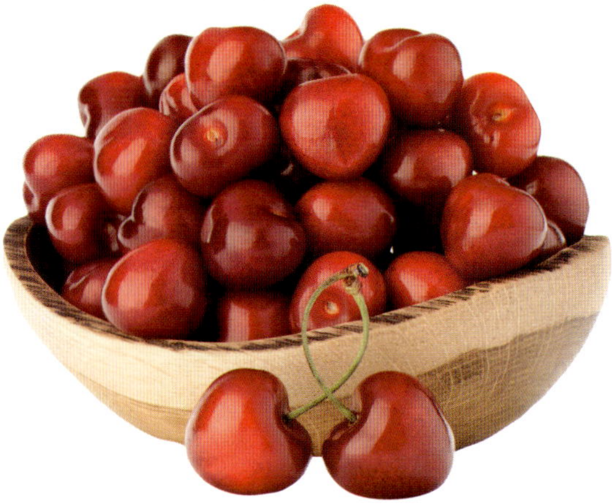

相宜搭配

✔ 樱桃+枸杞子

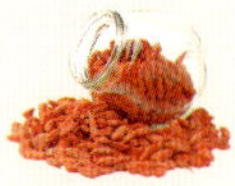

枸杞子具有滋补肝肾、益精明目的功效，与樱桃榨汁饮用，补肝肾的作用更加突出。

✔ 樱桃+龙眼

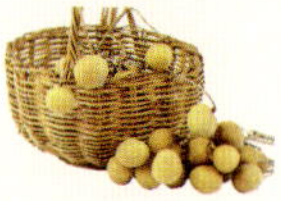

龙眼能益心脾、补气血，与樱桃搭配炖食，具有健脾补肾、养血安神的作用，可用于津液气血不足症，对体弱者和女性来说最为适用。

★补肾说法

中医认为，樱桃能健脾和胃、滋补肝肾、养血美肤、强健筋骨，凡脾胃虚弱、血虚、肝肾不足，以及皮肤病及烧烫伤等均宜食之，且以鲜食为佳。常食樱桃可补充体内对铁元素量的需求，促进血红蛋白再生，既可防治缺铁性贫血，又可增强体质、健脑益智。

★食用建议

挑选樱桃时，最好挑选新鲜的、表皮完好无小孔的果实，如果担心樱桃里有虫，可放到淡盐水中浸泡后再吃。

★特别说明

樱桃甘温，过多食用容易上火，有溃疡症者、上火者不宜食；糖尿病患者为控制血糖也要慎食。

樱桃这样吃

樱桃鲜奶

小贴士

脱脂牛奶含有人体生长发育所需的全部氨基酸，与樱桃搭配能健脾和胃、滋补肝肾。

原料： 樱桃90克，脱脂牛奶250毫升

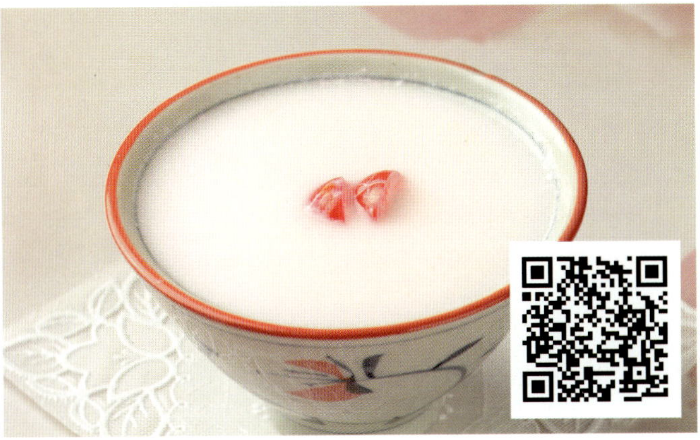

制作：

1.洗净的樱桃去蒂，切成粒。

2.砂锅中注入适量清水烧开，倒入备好的牛奶，用勺搅拌匀，煮至沸。

3.倒入切好的樱桃，拌匀，略煮片刻，把煮好的樱桃牛奶盛出，装入碗中即可。

樱桃这样吃

草莓樱桃苹果煎饼

小贴士

本品健胃、生津、止渴，用于脾胃虚弱、食欲不振、口干舌燥、贫血、乏力等症。

原料： 草莓80克，樱桃60克，苹果90克，鸡蛋1枚，玉米粉、面粉各60克

调料： 橄榄油5毫升

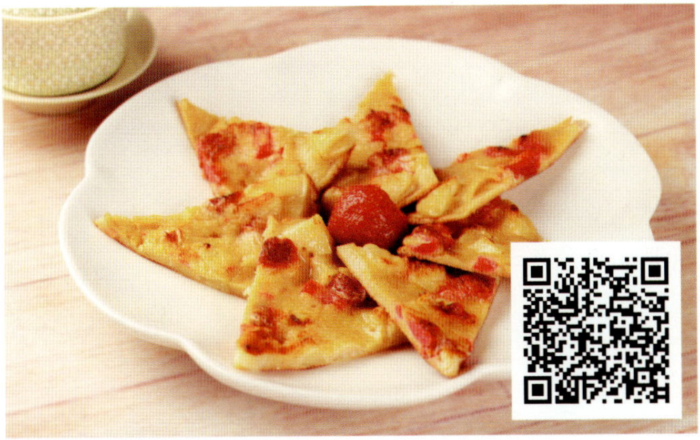

制作：

1.将洗净的草莓切成小块；樱桃切碎；洗净的苹果切成小块；鸡蛋打开，取蛋清装入碗中，备用。

2.将面粉倒入碗中，加入玉米粉，倒入蛋清、适量清水，搅拌，放入切好的水果，拌匀。

3.煎锅中注入橄榄油烧热，倒入拌好的水果面糊，摊成饼状，用小火煎至成形，散出焦香味，翻面，煎至焦黄色，取出，切成小块即可。

羊肉

补肾壮阳、暖中祛寒

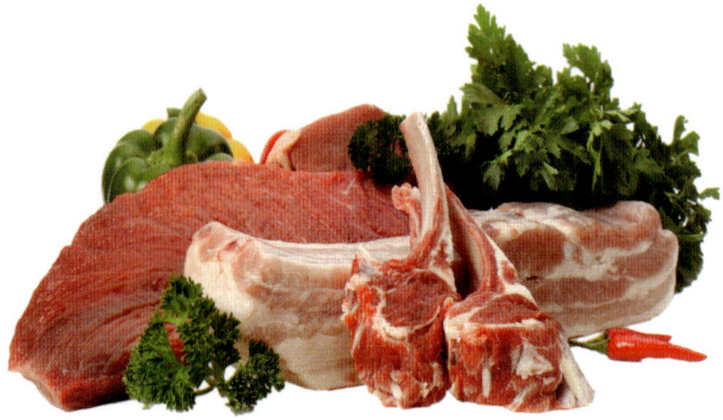

性味归经

性热，味甘。
归脾、胃、肾、心经。

相宜搭配

羊肉+山药

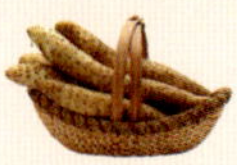

山药能滋阴补肾，与羊肉炖食，具有补气养血、暖肾补肝的作用，可预防贫血，提高细胞活性，改善脸部气色。

羊肉+当归

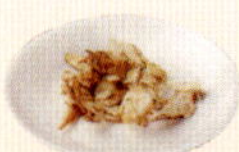

当归能养血调经，与羊肉炖食，可提高机体抗寒能力，恢复体力，改善女性宫寒所致痛经、月经不调。

★补肾说法

中医学认为，羊肉味甘而不腻，性温而不燥，具有补肾壮阳、暖中祛寒、温补气血、开胃健脾的功效。常吃羊肉可益气补虚，促进血液循环，使皮肤红润，增强御寒能力；羊肉还能促进消化酶分泌，帮助消化，保护胃壁。

★食用建议

炖羊肉时放一些山楂有助于肉质熟烂；炒羊肉时放少许葱、姜、孜然、蒜等佐料可有效去除膻味。羊肉中有很多膜，切丝之前应先将其剔除，否则炒熟后影响口感。

★特别说明

羊肉性热，感冒发热、高血压、肝病、急性肠炎和其他感染病者应忌食。此外，夏秋季节气候燥热，不宜过多食用羊肉。

羊肉这样吃

松仁炒羊肉

小贴士

本品能补肾壮阳、益气养血，用于气血不足、虚劳羸瘦、肾虚阳痿、腰膝酸软。

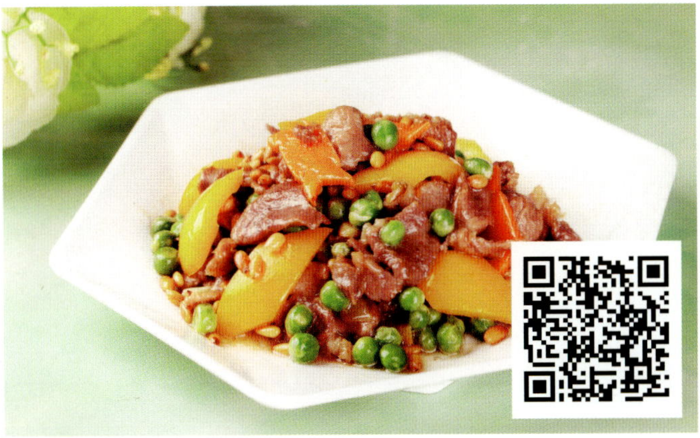

原料：羊肉400克，彩椒60克，豌豆80克，松仁50克，胡萝卜片、姜葱少许

调料：盐、鸡粉、食粉、生抽、料酒、水淀粉、食用油各适量

制作：

1.洗净的彩椒切块；洗好的羊肉切片，装碗，加入食粉、盐、鸡粉、生抽、水淀粉腌渍入味。

2.锅中注水烧热，加入食用油、盐、豌豆、彩椒、胡萝卜片，煮至断生，捞出，沥干；用油起锅，放入松仁，小火炸出香味，捞出，待用；把羊肉倒入油锅中，滑油至变色，捞出。

3.锅底留油，放入姜葱爆香，倒入食材炒匀，放入羊肉、调料翻炒片刻，至食材入味即可。

羊肉这样吃

当归生姜羊肉汤

小贴士

本品补气养血、温中暖肾，适用于妇女产后气血虚弱，阳虚失温所致的腹痛等。

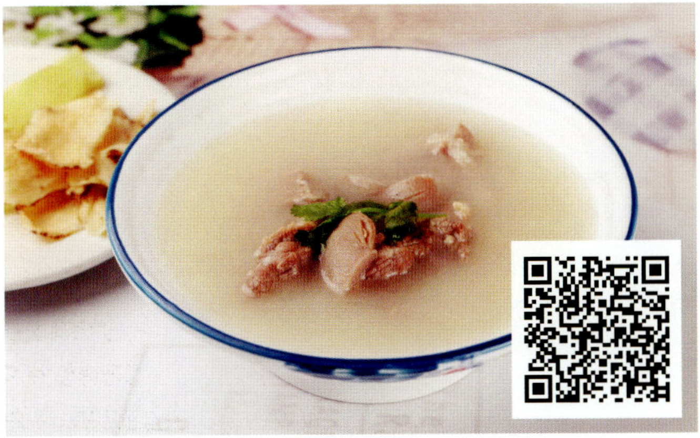

原料：羊肉400克，当归10克，姜片40克，香菜段少许

调料：料酒8毫升，盐2克，鸡粉2克

制作：

1.锅中注入适量清水烧开，倒入羊肉，搅拌匀，加入料酒，煮沸，汆去血水，把羊肉捞出，沥干水分，待用。

2.砂锅注入适量清水烧开，倒入当归和姜片，放入羊肉，淋入料酒，搅拌匀，小火炖2小时至羊肉软烂，放盐、鸡粉，拌匀调味。

3.去除当归和姜片，盛出撒上香菜段即可。

鸡肉

温补肾阳、补益养血

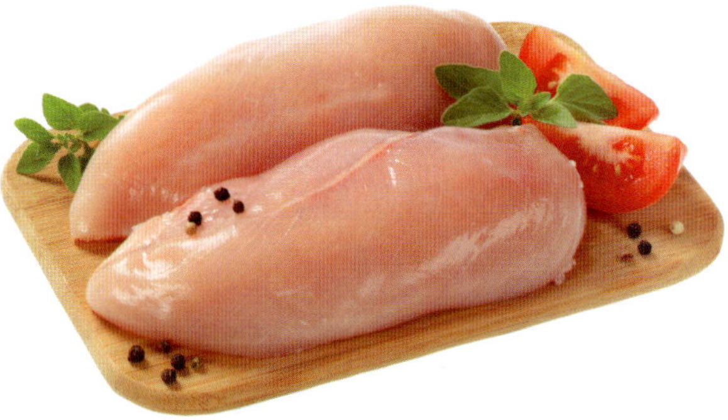

性味归经

性温，味甘。
归脾、胃经。

相宜搭配

鸡肉+人参

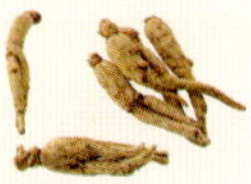

人参能补益元气，与温中益气、益精填髓的鸡肉炖食，尤其适合产后气血虚弱、乳汁不足者。

鸡肉+红豆

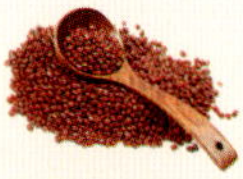

红豆含有丰富的铁质，可以使人气色红润，与鸡肉炖食，能补益气血、改善皮肤干枯暗沉、延缓衰老。

★补肾说法

中医认为，鸡为少阳之体，具有辛温补阳的作用，可补充人体能量的损耗，所以常常作为年老体弱、久病体虚、产后亏损的进补佳品，尤其是脾胃虚寒、虚不受补者，进补鸡肉，不但能补养气血，还可补虚祛寒。

★食用建议

鸡尖俗称鸡屁股，是指鸡屁股上端长尾羽的部位，这里是淋巴腺集中的地方，因淋巴腺中的巨噬细胞能够吞食病菌和病毒，甚至致癌物质，但又不能将其分解，大量毒素都会沉淀在臀尖内，因此不宜食用。

★特别说明

鸡肉肥甘油腻，性温助火，感冒发热、内火偏旺、肥胖症、高血压、高脂血症患者忌食；肝阳上亢及口腔糜烂、皮肤疖肿、大便秘结者也不宜多食。

鸡肉这样吃

五彩鸡肉粒

小贴士

本品健脾宽中、补肾助阳，适用于脾胃气虚引起的胃脘隐痛、浮肿、头晕等。

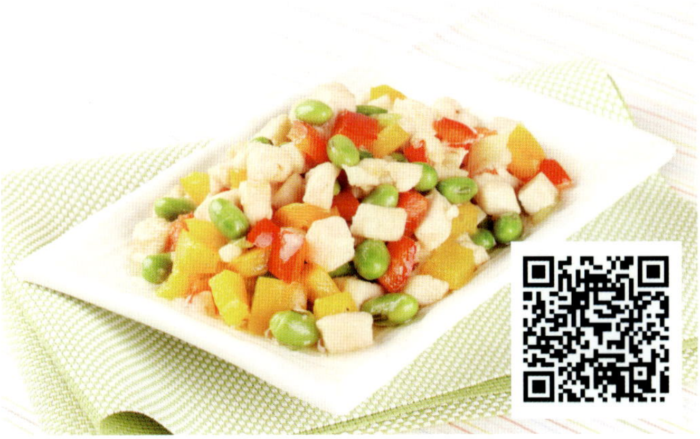

原料： 鸡胸肉150克，彩椒80克，青豆100克，姜片、蒜末、葱段各少许

调料： 盐、鸡粉、料酒、水淀粉、食用油各适量

制作：

1.彩椒洗净切丁；鸡胸肉洗净切丁，装碗，放入盐、鸡粉、水淀粉、适量食用油，腌渍入味。

2.锅中加入适量清水烧开，放入3克盐、少许食用油，倒入青豆，拌匀，煮至断生，加入彩椒，再煮半分钟至熟，捞出，备用。

3.用油起锅，放入姜片、蒜末、葱段爆香，倒入鸡肉丁、青豆、彩椒翻炒，加入适量盐、鸡粉、料酒，倒入适量水淀粉勾芡，盛出装盘即可。

鸡肉这样吃

茶树菇腐竹炖鸡肉

小贴士

茶树菇补肾滋阴、增强免疫力，搭配鸡肉，营养价值更高，改善气虚体质效果更佳。

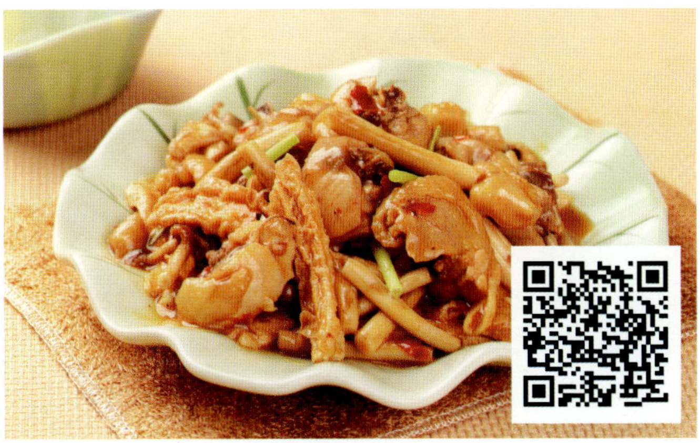

原料： 光鸡400克，茶树菇100克，腐竹60克，姜片、蒜末、葱段各少许

调料： 豆瓣酱、盐、鸡粉、料酒、生抽、水淀粉、食用油各适量

制作：

1.洗净的茶树菇切成段；光鸡斩成小块，放入热水中略煮，掠去浮沫，捞出，沥干。

2.热锅注油，倒入洗好的腐竹，炸至虎皮状，捞出沥油，再浸在清水中，泡软后待用。

3.用油起锅，入姜蒜葱爆香，倒入鸡块炒至断生，加料酒、生抽、豆瓣酱炒匀，加盐、鸡粉，注入清水，倒入腐竹，煮至食材熟透，加茶树菇，续煮至其熟软，倒入适量水淀粉勾芡即成。

虾仁

补肾壮阳、健胃通乳

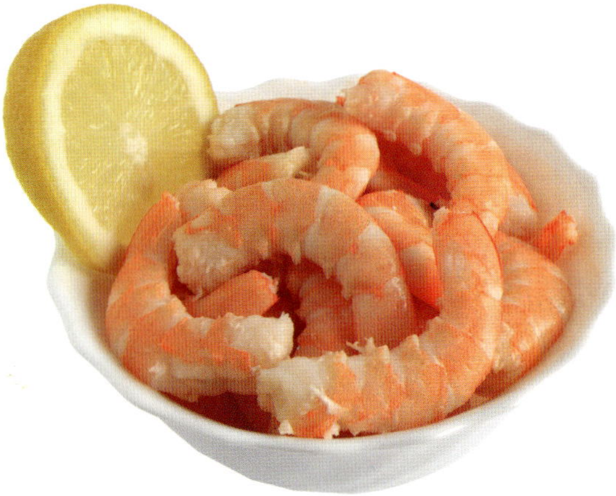

性味归经

性温，味甘、咸。
归脾、肾经。

相宜搭配

✔ 虾仁+紫甘蓝

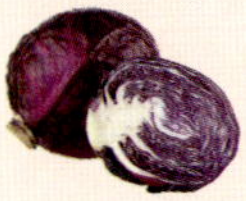

紫甘蓝营养丰富，和虾仁炒食，可强身健体、补益虚劳、防癌抗病。

✔ 虾仁+豆腐

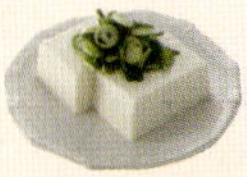

豆腐是植物食物中蛋白质含量最高的，与虾仁炒食，具有益气补虚、补肾通乳的功效。

★补肾说法

中医认为，虾仁具有补肾壮阳、健胃通乳的功效，属强壮益精之品，能治疗阳痿体倦、腰痛腿软、筋骨疼痛、失眠、产后乳少以及丹毒、痈疽等症，其肉质松软，易于消化，对身体虚弱以及病后需要调养者是极好的食物。此外，虾仁所含有的微量元素硒还能有效预防癌症。

★食用建议

虾仁腌制时不宜添加料酒，因为酒精能使蛋白质失水，从而使虾仁失去弹性，影响口感。正确的方法是在烹调的过程中加入料酒来提鲜调味。

★特别说明

虾仁不宜与含有鞣酸的水果如葡萄、石榴、山楂、柿子等同食，这是因为虾仁中所含的钙会和鞣酸结合形成不溶物，进而刺激肠胃，引起人体不适，出现呕吐、恶心、腹痛、腹泻等症状。

虾仁这样吃

海带虾仁炒鸡蛋

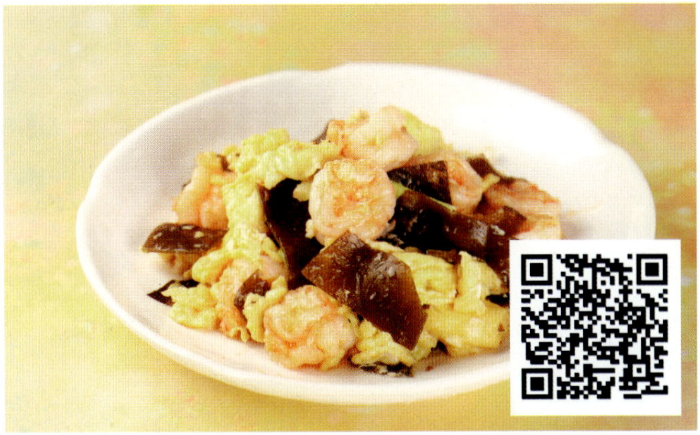

小贴士

本品具有补肾壮阳的作用，非常适合肾阳虚者进行膳食调理。

原料： 海带85克，虾仁75克，鸡蛋3个，葱段少许

调料： 盐、鸡粉、料酒、生抽、水淀粉、芝麻油、食用油各适量

制作：

1.洗好的海带切块；虾仁去虾线，装碗，放入少许料酒、盐、鸡粉、水淀粉、芝麻油腌渍。

2.鸡蛋打入碗中，放入少许盐、鸡粉，用筷子打散、搅匀，用油起锅，倒入蛋液，翻炒至蛋液凝固，盛出，备用；锅中注入适量清水烧开，倒入海带，煮半分钟，捞出，沥干水分，备用。

3.用油起锅，倒入虾仁，快速翻炒至变色，加入海带、料酒、生抽、鸡粉，炒匀调味，倒入炒好的鸡蛋，放入葱段，翻炒匀即可。

虾仁这样吃

白果桂圆炒虾仁

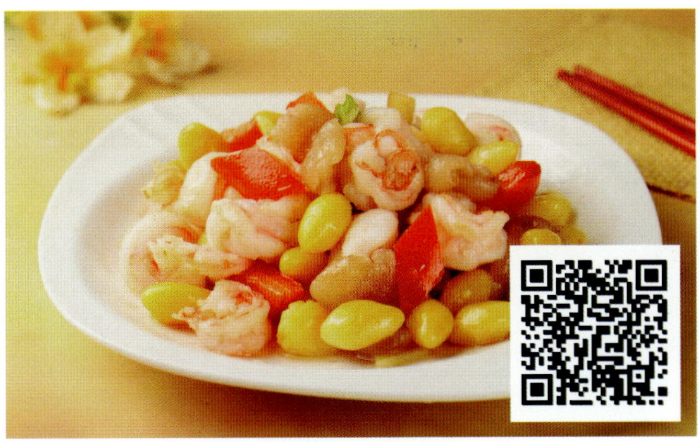

小贴士

白果敛肺定喘，桂圆肉补血安神，本品适用于痰多喘咳、带下白浊、心神不安等症。

原料： 白果150克，桂圆肉40克，彩椒60克，虾仁200克，姜、葱各少许

调料： 盐、鸡粉、胡椒粉、料酒、水淀粉、食用油各适量

制作：

1.彩椒洗净切丁；虾仁洗净去虾线，装碗，加入盐、鸡粉、胡椒粉、水淀粉、食用油腌渍。

2.锅中注水烧开，加盐、食用油、洗净的白果、桂圆肉煮1分钟，放入彩椒再煮至食材断生，捞出，沥干；虾仁倒入沸水锅中，煮至变色，捞出，热锅注油，放入虾仁，滑油片刻，捞出。

3.锅底留油，放入姜葱爆香，放入食材炒匀，倒入虾仁、调料翻炒至食材熟透即可。

海马

补肾壮阳、活血祛瘀

性味归经

性温，味甘。
归肝、肾经。

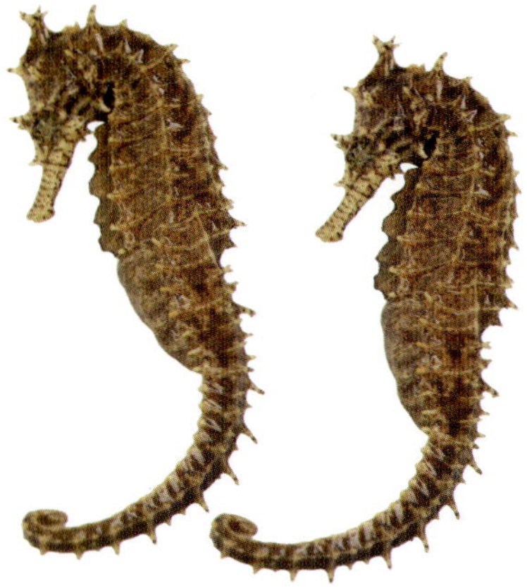

相宜搭配

✓ 海马+羊肉

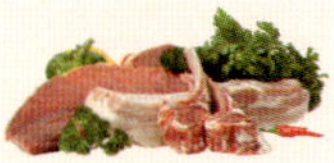

羊肉能补肾壮阳、暖中祛寒，与海马炖食，可改善男性阳痿精冷、腰酸尿频之肾阳不足证。

✓ 海马+白酒

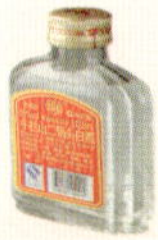

海马泡白酒，补肾助阳效果更佳，同时，白酒有活血祛瘀之功，能协同增强海马散结消肿的功效。

★补肾说法

中医认为海马具有补肾壮阳、温通血脉、镇静安神、散结消肿、舒筋活络、止咳平喘等功效，主治肾虚、阳痿、遗尿、跌打损伤、创伤出血等多种疾病。

★食用建议

海马营养价值高，宜与猪骨炖汤食用，每次用量以3～9克为宜。此外，与人参一起泡酒饮用也是不错的养生方法。

★特别说明

海马性温，能散结消肿，孕妇及阴虚火旺者忌服。另外，在购买海马时，我们要仔细辨别是否是已经泡过酒的海马重新销售，一般泡过酒的海马在气味上腥味很淡；在颜色上会变成红褐色，而正常海马为灰色，或者褐色。

海马这样吃

乌鸡海马虫草花汤

小贴士

本品温肾助阳、益气养血，适用于男性阳痿精冷、腰酸尿频等症。

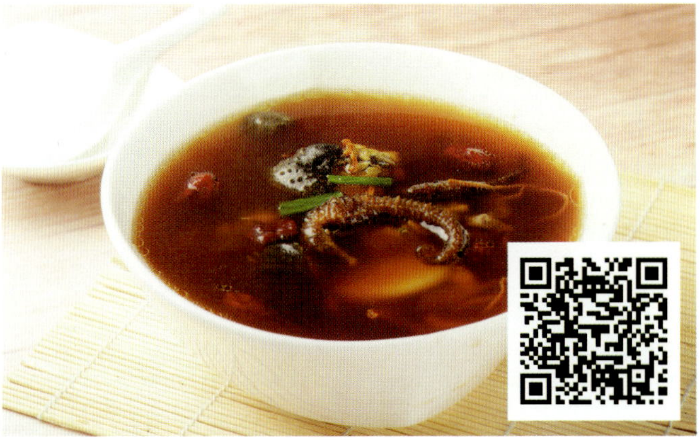

原料：乌鸡块400克，虫草花50克，红枣、姜片各20克，海马8克

调料：盐、鸡粉各2克，料酒4毫升

制作：

1.炒锅置火上烧热，倒入洗净的海马，快炒至其呈焦黄色，盛出，待用；锅中注入适量清水烧开，倒入洗净的乌鸡块，煮约半分钟，汆去血渍，捞出，沥干水分，待用。

2.砂锅中注入适量清水烧开，倒入乌鸡肉、虫草花、红枣、姜片、海马，淋入少许料酒煮至食材熟透。

3.加入少许鸡粉、盐，拌匀调味，用中火续煮片刻，至汤汁入味，盛出装碗即成。

海马这样吃

海马炖猪腰

小贴士

本品补肾壮阳、益气补虚，适用于肾虚腰痛、遗精盗汗、产后羸弱、身面浮肿等症。

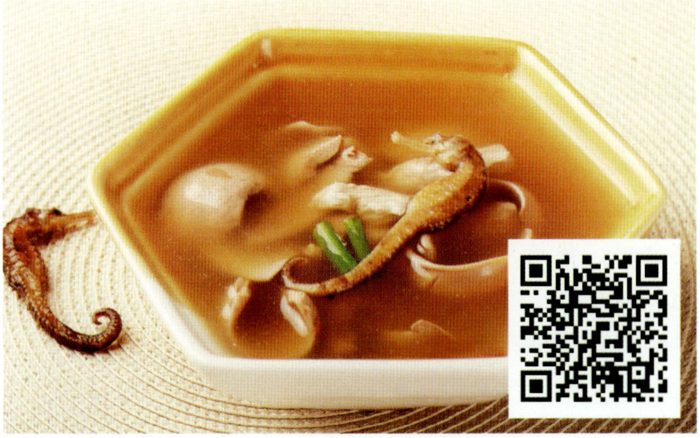

原料：猪腰300克，猪瘦肉200克，姜片25克，海马8克

调料：盐、鸡粉各2克，料酒8毫升

制作：

1.将洗净的瘦肉切丁；洗净的猪腰去除筋膜，再切片。

2.锅中注入适量清水烧热，倒入猪腰、瘦肉丁、料酒，汆去血水，待食材断生后捞出，沥干水分，待用；炒锅置火上烧热，倒入洗净的海马，快炒至其呈焦黄色，盛出，待用。

3.砂锅中注入适量清水烧开，倒入猪腰、瘦肉、海马、姜片、料酒煮至食材熟透，加入少许鸡粉、盐，拌匀调味，续煮至汤汁入味，盛出装碗即成。

锁阳

益精兴阳、养筋起痿

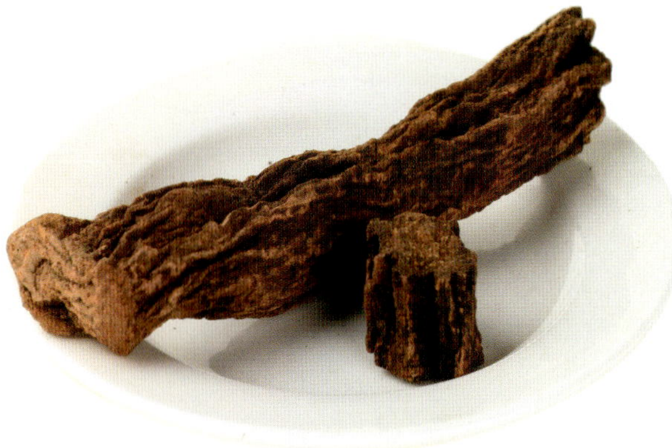

性味归经

性温，味甘。
归脾、肾、大肠经。

相宜搭配

✔ 锁阳+白酒

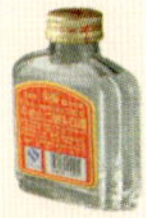

锁阳泡酒饮用，有温肾助阳、润肠通便的作用，适用于肾虚阳痿、腰膝无力、遗精滑泄、精血不足等症。

✔ 锁阳+大米

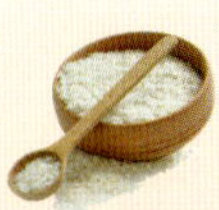

大米能健脾养胃，与锁阳煲粥食用，具有健脾补肾、强腰健膝的作用，适用于肾阳不足、精血亏虚所致的阳痿、遗精、腰膝酸软等症。

★补肾说法

中医认为，锁阳甘温体润，能益精兴阳、养筋起痿，常用于肾阳不足、精血亏虚、腰膝痿软等症。此外，锁阳补阴益精血，能润肠通便，尤其适用于体虚兼大便干结者。现代研究发现，锁阳含有黄酮类、三萜类、甾体类、糖和糖苷类、挥发性成分等，有增强人体性功能、抗衰老、抗疲劳等作用。

★食用建议

锁阳可趁鲜切片生吃，又可与猪骨、鸡肉、羊肉炖汤食用，还能与人参、巴戟天、肉苁蓉等泡酒服用。因锁阳药性温热较烈，用量不宜太大。

★特别说明

锁阳药性温热，阴虚火旺、阳强易举者禁服。另外，锁阳有润肠通便之功，经常腹泻者不宜食用。

锁阳这样吃

锁阳韭菜羊肉粥

小贴士

本品补肾壮阳、暖中祛寒，适用于阳痿早泄、腰膝冷痛、夜尿频数等症。

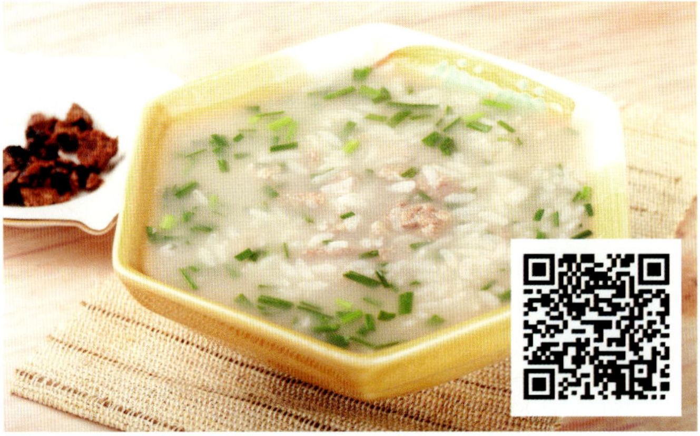

原料：锁阳10克，韭菜90克，羊肉100克

调料：盐、鸡粉、水淀粉、芝麻油、料酒、食用油各适量

制作：

1.洗好的韭菜切成段；洗净的羊肉切碎，装入碗中，放入少许盐、鸡粉、料酒、水淀粉、芝麻油、食用油腌渍至其入味。

2.锅中注入适量清水烧开，放入洗净的锁阳，小火煮至其析出有效成分，将药材捞出，倒入洗净的大米煮至其熟透，倒入腌好的羊肉，快速搅散，煮至沸，放入适量盐、鸡粉，搅匀调味，倒入切好的韭菜，略煮片刻，至韭菜熟软，盛出装盘即可。

锁阳这样吃

锁阳红枣鸡汤

小贴士

本品平肝补肾、益精养血、润肠通便，适宜腰膝酸软、神疲乏力、精力不济者。

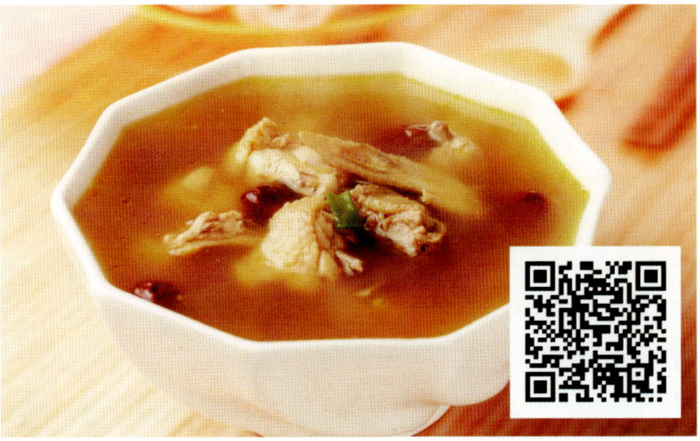

原料：鸡肉块400克，锁阳15克，红枣25克，姜片少许

调料：料酒20毫升，盐3克，鸡粉3克

制作：

1.锅中注入适量清水烧开，倒入洗净的鸡肉块，搅拌均匀，淋入适量料酒，拌匀，汆去血水，捞出，备用。

2.砂锅中注入适量清水烧开，放入备好的姜片、红枣、锁阳、鸡肉块，淋入少许料酒，用小火炖煮至鸡肉熟透。

3.放入少许盐、鸡粉，略煮至食材入味即可。

肉苁蓉

补肾壮阳、养血润燥

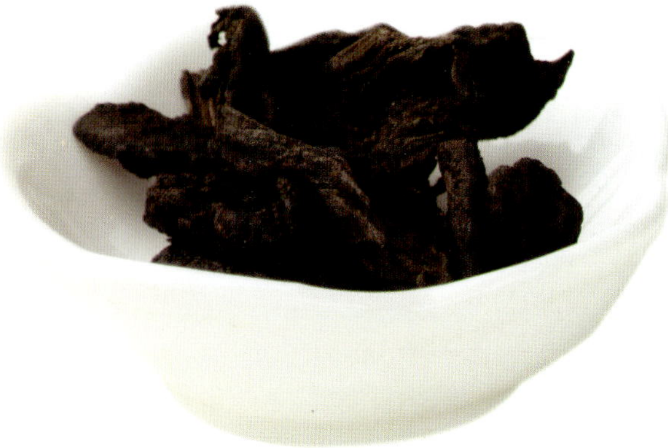

性味归经

性温，味甘、咸。
归肾、大肠经

相宜搭配

肉苁蓉+羊肉

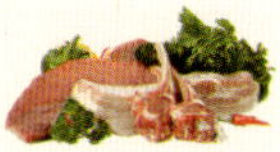

肉苁蓉与羊肉炖食，有温肾壮阳、益精养颜的作用，适用于肾阳不足之腰膝冷痛、四肢不温、阳痿早泄、面色无华等症。

肉苁蓉+猪腰

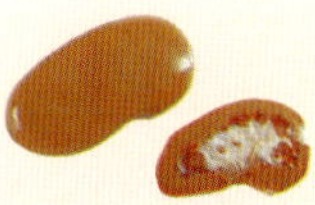

猪腰与肉苁蓉炖食，具有补肾益精的功效，适于老年体弱、精血亏虚所致的腰膝冷痛、阳痿耳鸣、视物昏花、大便燥结等症。

★补肾说法

中医认为，肉苁蓉具有补肾壮阳、填精补髓、养血润燥等功效，是药食两用佳品，长期食用可增强体力、耐力以及抗疲劳。肉苁蓉在历史上被西域各国作为上贡朝廷的珍品，是历代补肾壮阳类处方中使用频度最高的补益药物之一。

★食用建议

肉苁蓉既可以在煮锅上蒸软，切成薄片，泡水当茶饮，也可以煮水饮用。还可以做成药膳食用。对于能够适量饮酒的人群，也适合于泡酒，一般1斤白酒可泡100克肉苁蓉。肉苁蓉的服用剂量，根据不同的人群有一定的差别，中年男性每天服用不超过10～20克。

★特别说明

肉苁蓉具有润肠通便的功效，大便溏泻者不宜食用。

肉苁蓉这样吃

肉苁蓉黄精骨头汤

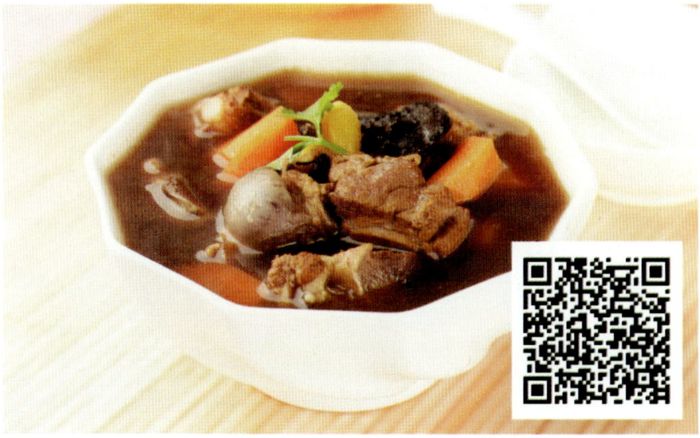

小贴士

本品滋阴养血、补肾壮阳，适用于气血不足、体虚乏力、肺肾虚弱之咳喘等症。

原料：猪骨500克，白果60克，肉苁蓉15克，黄精10克，胡萝卜90克，姜片25克

调料：料酒、盐、鸡粉各适量

制作：

1.洗净去皮的胡萝卜切块；锅中注水烧开，倒入洗净的猪骨，汆去血水，捞出，沥干。

2.砂锅中注入适量清水烧开，倒入猪骨、肉苁蓉、黄精、姜片、料酒，用小火炖至食材熟透，放入胡萝卜块、白果，用小火再炖至胡萝卜熟软。

3.放入少许盐、鸡粉，略煮片刻，至食材入味，盛出装盘即可。

肉苁蓉这样吃

肉苁蓉茶

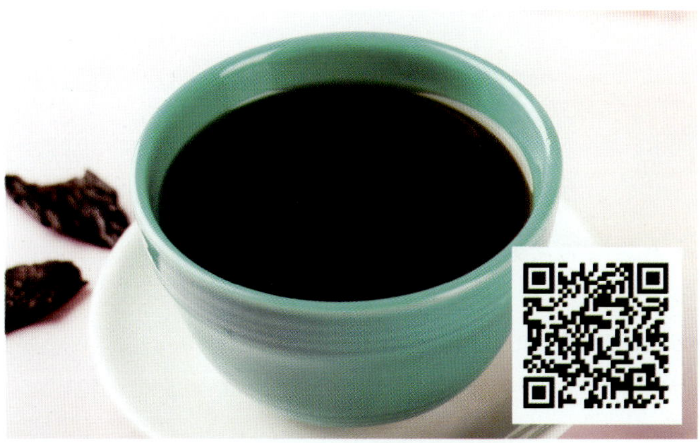

小贴士

本品药性温和，适合长期饮用，尤其适用于肾阳虚之阳痿、腰膝冷痛、耳鸣目花等症。

原料：肉苁蓉10克

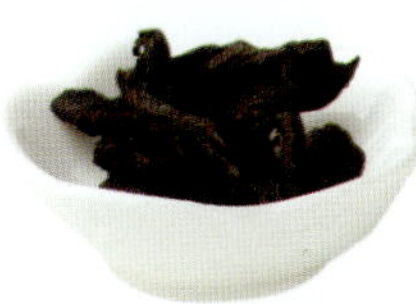

制作：

1.砂锅中注入适量清水烧开，放入洗净的肉苁蓉，盖上锅盖，用小火炖15分钟，至其析出有效成分，揭开盖子，把肉苁蓉药汁倒入碗中，待用。

2.将肉苁蓉留在砂锅内，再加入适量清水，盖上盖，用小火续炖10分钟，至其完全析出有效成分，揭开锅盖，把煮好的肉苁蓉药汁倒入杯中。

3.将第一次煮好的药汁倒入杯中混合匀即可。

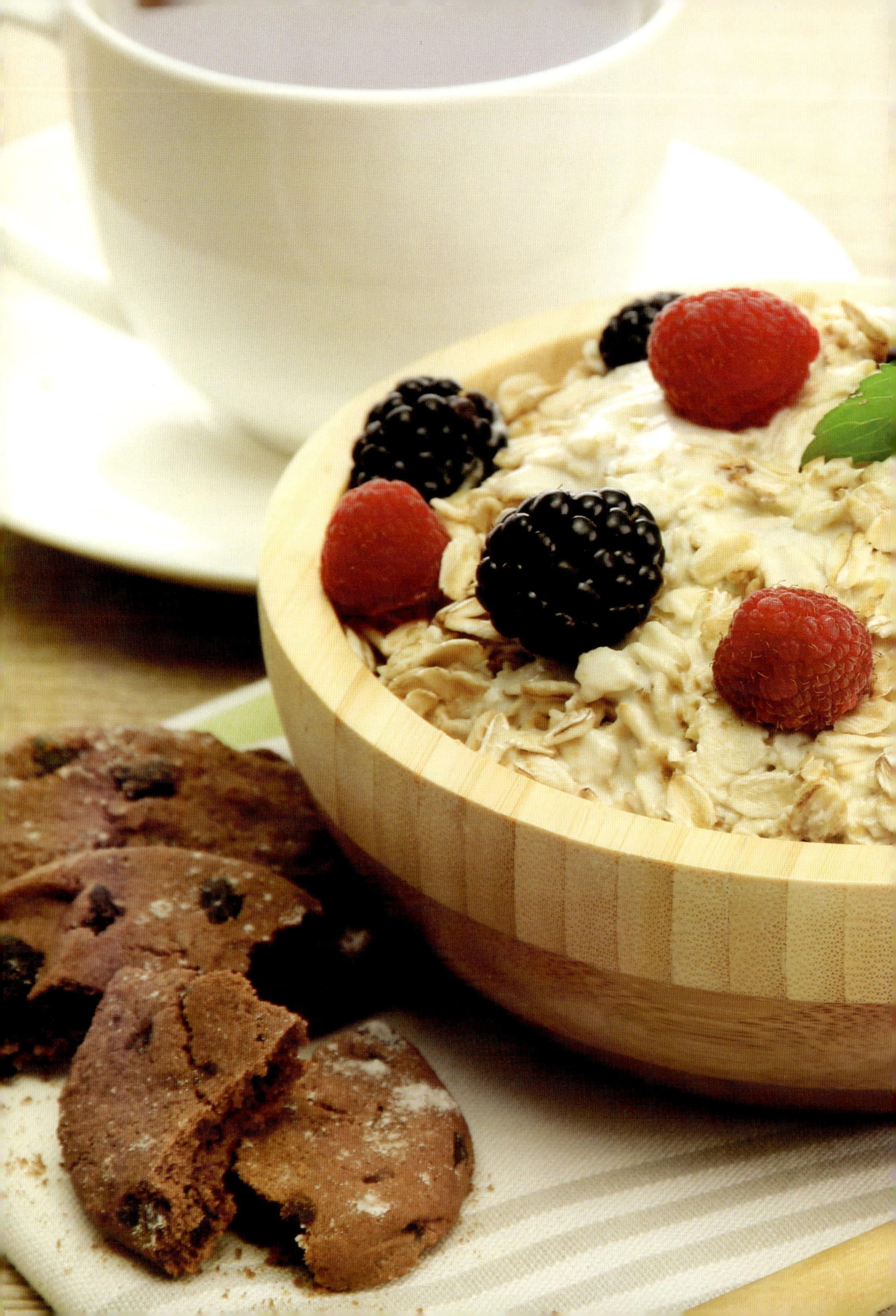

Part 3

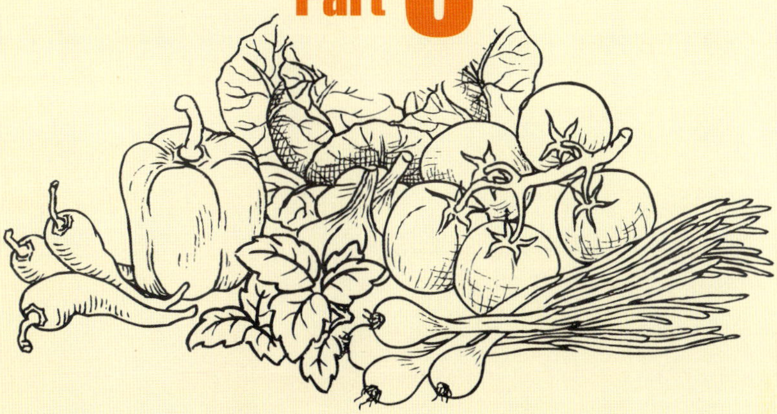

食养春夏秋冬——四时五脏互养

养生是人类在漫长的生命循环中不断探索和积累的自我保健、强身祛病、延年益寿的方法。所谓四时养生，即按照一年四季的变化规律和特点，调节人体各部分的机能，从而达到健康长寿的目的。随四时气候之变化而调节饮食是饮食养生的原则之一，对保证机体健康能起到很好的作用。

肾在五行中属水，水是生命之源，肾也是人的生命之根，一年四季都要注意养肾。人的机体是个小天地，和自然界一样有四季的变化，而且受自然界变化的影响。人们应该根据四季的变迁来调养身体，以适应自然界春生、夏长、秋收、冬藏的变化规律，唯有这样，我们才能成就最健康的自己。

春养肝——调畅肝经补好肾

春季以护肝为主

肝脏开窍于目，在体合筋，具有贮藏血液、调节血量和防止出血的功能。肝脏储藏充足的血液，可濡养形体官窍，使机体发挥正常的生理功能。如果肝脏储存血液减少，可出现肝血亏虚、濡养功能减退的症状。如果肝血不足，不能濡养双目，便会导致眼睛干涩、视力下降；不能濡养筋脉，则容易出现筋脉拘急、肢体麻木、屈伸不利等情况。

《黄帝内经》上说“春三月，此谓发陈，天地俱生，万物以荣”，意思就是说，春季的三个月，是推陈出新、生命萌发的时令。中医认为，肝主春，即是说肝与春气相通应。春季为一年之始，阳气始生，自然界生机勃发，一派欣欣向荣的景象，而肝主疏泄，恶抑郁而喜条达，因此，在万物复苏、生气渐长的春季，如果肝气得不到畅达，则很容易伤肝气，不利于肝脏气血的充盈和濡养形体官窍功能的发挥，严重时还可能诱发肝脏痼疾。因此，春季养生以养肝护肝为先，注意在精神调摄、饮食起居等诸方面，顺应春天阳气升发、万物始生的特点。

养好肝也能养好肾

肝藏血，肾藏精。中医认为，精血同源，换句话说，养好肝血也能够补充肾精，肝血充足则肾精自旺。中医的经典里有句话：“人卧则血归于肝。”因此，养肝血的最佳方式就是好好休息。古代的子午流注针法有这样一种理论，认为肝胆在晚上11点至凌晨3点最兴盛，各个脏腑的血液都经过肝，此刻肝脏的解毒作用也达到了最高峰。因此，人在此时也应顺应自然，保证充足的休息。此外，过度劳累有伤于肝，因此平时工作要避免过度劳累，并注意及时休息补充体能，让肝脏能发挥其调节气血的作用，以消除疲劳的感觉。

男子的排精以及女子的排卵与月经来潮等，都与肝气的疏泄有密切关系。古代著名医家朱丹溪在《格致余论·阳有余阴不足论》中谈道：“主闭藏者肾也，司疏泄者肝也。”指出男子精液的储存与施泻是肝肾闭藏与疏泄作用相互协调的结果。肝气的疏泄功能发挥正常，则精液排泄畅通有度；肝失疏泄，则排精不畅。女子的排卵与月经来潮也是这个道理。肝血充足，疏泄功能正常，则月经周期正常，经行通畅；肝血不足时，可见月经量少，甚则闭经。

春季如何养肝

春季养肝首先要调畅情志。中医讲“肝主情志”，肝异常会影响人的情绪；反之，心情的好坏也会影响到肝。所以，保持一个良好的心情是养肝血最好的方法，其中最重要的就是忌郁怒，因为暴怒和郁怒最伤肝气。其次，起居有常，避免熬夜。中医的子午流注理论认为，子时（23点至1点）和丑时（1点到3点）是胆经和肝经最旺的时间段，“人卧则血归于肝”，当人躺下时，肝脏就能得到气血的充养，有利于人体一天精力的恢复，所以晚上23点之前最好处于安卧状态，如果长期熬夜，则肝血必然大亏。

春季养肝还要注重饮食调养，以下3点尤须注意。

①初春时还较为寒冷干燥，应适当多喝水以补充体液，增强血液循环，促进肝脏新陈代谢，多喝水还有利于消化吸收和排出废物，减少代谢产物和毒素对机体的损害。

②传统养生学认为在春季肝气旺盛的时节，多食酸味食品会使肝气过旺而损害脾胃，因此提出了春季“宜少酸增甘”的食味理论。其实，这一理论需要辩证对待。酸味具有收敛作用，食用过多会抑制生气，但是对于肝阳上亢者，则可以适当食用一些酸味之品以收敛过亢的肝气。

③元代忽思慧在《饮膳正要》中提出：“春气温，宜食麦以凉之，不可一于温也。禁温饮食及热衣服。”春季天气较为温暖，加之经过一个冬天的进补，体内已经积攒了不少内热，因此春季不宜多食温热性质的食物，如羊肉、狗肉、咖喱、辣椒、桂圆等，以防上火。小麦有“除热……养肝气”（《饮膳正要》）的作用，春季煎汤饮用极佳。

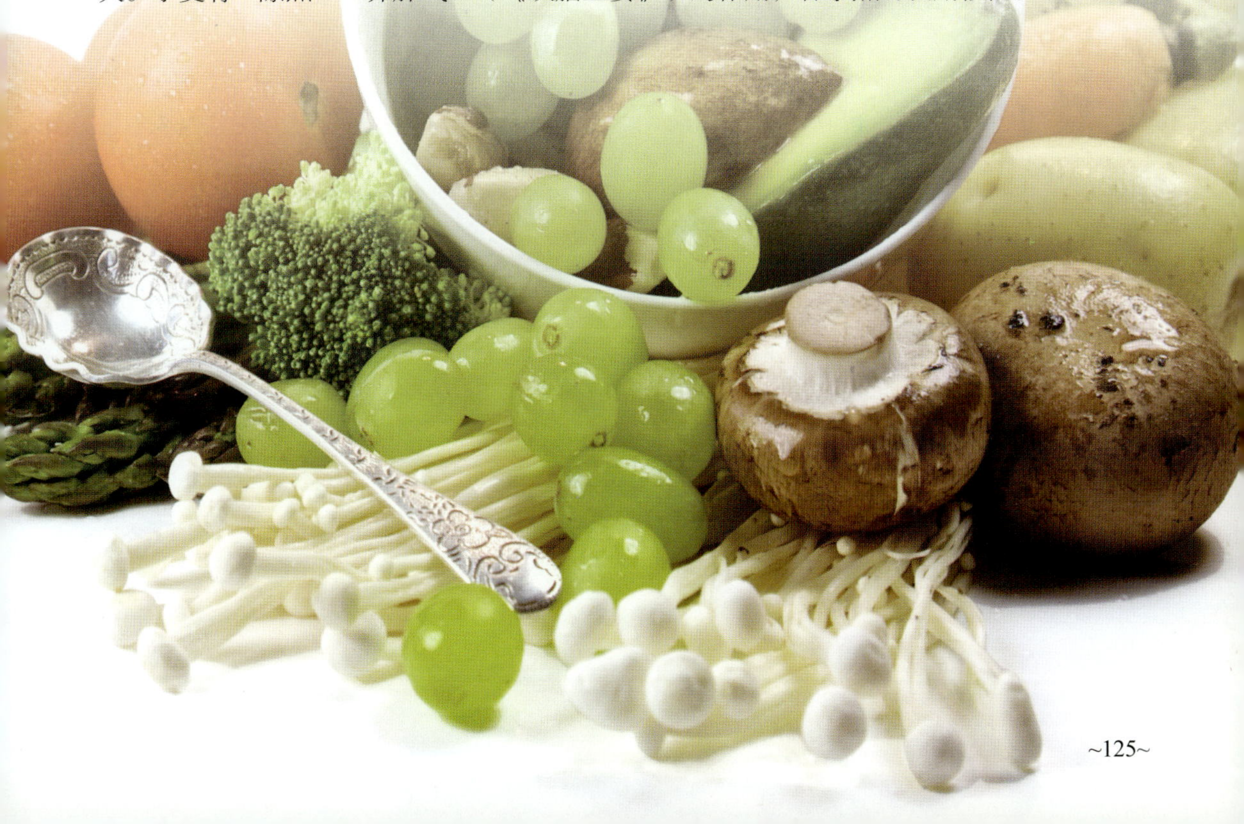

猪血

补血养肝、熄风镇惊

性味归经

性平，味咸。
归心、肝经。

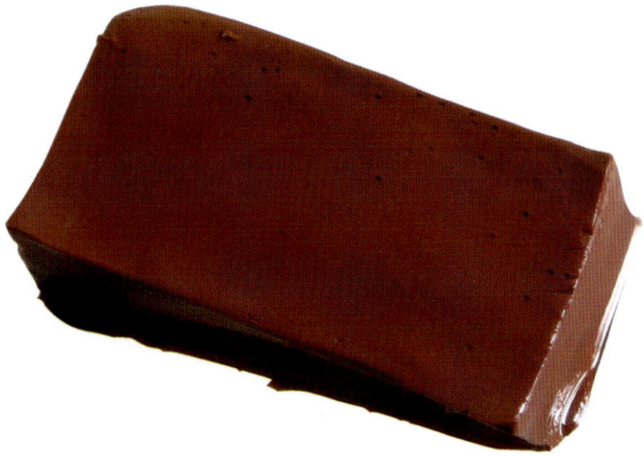

相宜搭配

✅ 猪血+豆腐

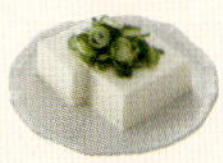

猪血含有丰富的蛋白质、钙、铁等营养物质，具有补血、生血的功效，豆腐有滋润补益的作用，二者搭配炒食能补中益气，同时可以提高机体免疫力。

✅ 猪血+菠菜

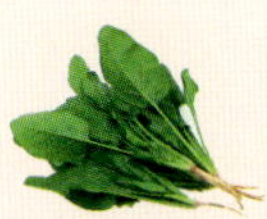

猪血可通利大肠，菠菜性滑，同样具有此功效，二者搭配共奏润肠通便、补血止血之功效。

★补肝说法

猪血具有补血养心、熄风镇惊的功效，堪称“养血之玉”。猪血含铁量较高，而且以血红素铁的形式存在，容易被人体吸收利用。经常食用猪血，可有效地补充体内消耗的铁质，防止缺铁性贫血的发生。

★食用建议

烹调猪血时最好要用辣椒、葱、姜等佐料，用以压味，炒的时候一定用猛火，加以少许料酒去腥。

★特别说明

①猪血特别适宜从事粉尘、采掘等工作的人食用。现代医学研究发现，猪血中的血浆蛋白经胃酸和消化酶分解后，可产生解毒、滑肠的物质，并与入侵人体的粉尘、有害金属微粒发生反应，变成不易被人体吸收的物质，经消化道排出体外。

②猪血中还含有一定量的卵磷脂，能抑制低密度脂蛋白的有害作用，有助于防治动脉粥样硬化，是冠心病、高脂血症及脑血管病患者的理想食品。

猪血这样吃

猪血参芪附枣粥

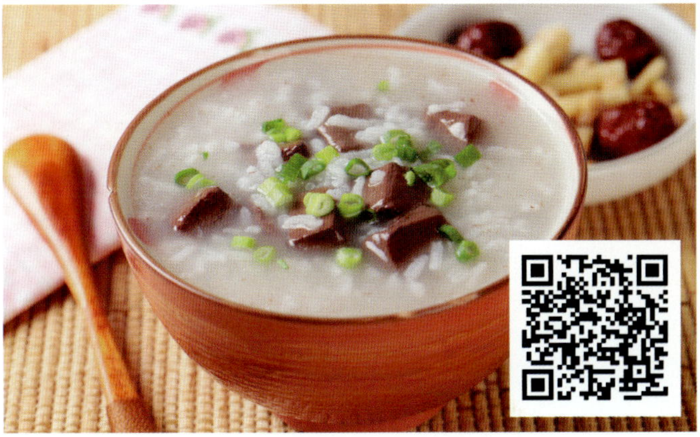

小贴士

本品健脾温肾，适用于头目眩晕、面色萎黄、心悸气短等症。

原料： 猪血400克，水发大米180克，红枣20克，党参、黄芪、附子适量

调料： 盐、鸡粉、胡椒粉各少许

制作：

1.洗净的猪血切小块，备用；砂锅中注入清水烧开，放入党参、黄芪、附子、红枣，煮沸后用小火煮约15分钟，至药材析出有效成分。

2.捞出党参、黄芪、附子，倒入大米，烧开后用小火煲煮约30分钟，至米粒熟软。

3.放入猪血块，用小火续煮约15分钟，至食材熟透；加入盐、鸡粉、胡椒粉，续煮片刻，至米粥入味；关火后盛出煮好的粥，装入汤碗中即成。

猪血这样吃

豆腐猪血炖白菜

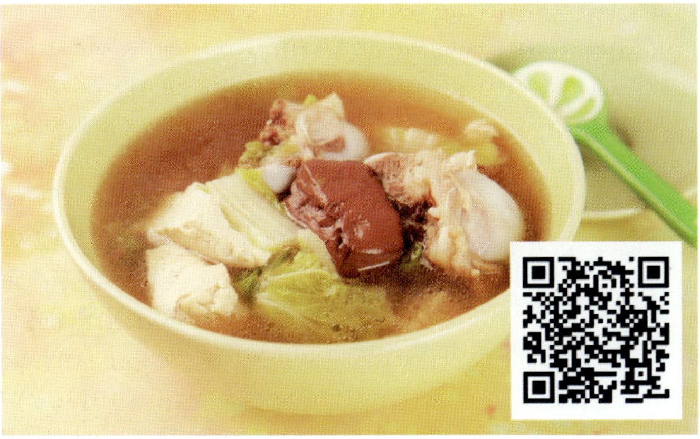

小贴士

本品含有较多铁元素，在补血的同时，还有助于消化、润肠通便。

原料： 猪大骨400克，白菜120克，豆腐150克，猪血120克，姜片少许

调料： 盐、鸡粉、生抽、八角、胡椒粉各少许

制作：

1.洗净的白菜、豆腐、猪血切块。

2.锅中注水烧开，倒入猪骨，汆去血水，捞出待用。

3.砂锅中注水烧开，倒入猪骨、八角、姜片、葱段，烧开后用小火煮约90分钟，倒入豆腐、猪血、白菜，小火煮约10分钟至食材熟透，加入盐、鸡粉，用大火煮沸，加入生抽、胡椒粉，拌匀调味，关火后盛出装盘即可。

番茄

生津止渴、补养肝血

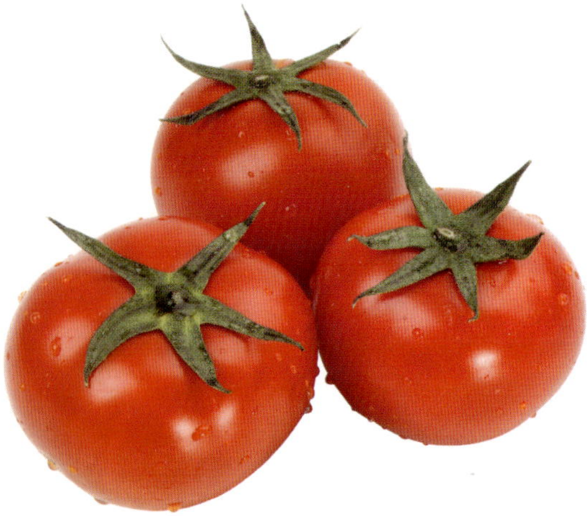

性味归经

性微寒，味甘酸。
归肝、脾、胃经。

相宜搭配

番茄+卷心菜

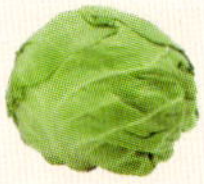

卷心菜散结止痛、益肾补虚，搭配番茄酸甜可口，在增强食欲的同时还可以促进血液循环、预防癌症。

番茄+土豆

番茄含有丰富的维生素，土豆含大量淀粉以及蛋白质、B族维生素、维生素C等，能促进脾胃的消化功能，二者炒食，可以防止肌肤衰老，同时增强细胞活性。

★补肝说法

番茄味甘酸，酸味入肝经，酸甘化阴，可以滋养肝血，生津补液，同时还具有健胃消食、清热解毒、凉血平肝的功效。另外，番茄中含有易被人体直接吸收的葡萄糖、果糖、有机酸，能降低血压和毛细血管通透性，有一定的抗炎、利尿作用。

★食用建议

未成熟的青色番茄中含有有毒的龙葵碱，食用后可能导致中毒，出现头晕、恶心、呕吐及全身疲乏等症状，严重者还会发生生命危险，因此最好不要食用。

★特别说明

①番茄不宜长时间高温加热，因番茄红素遇热和氧气容易分解，从而失去保健作用。

②不宜空腹吃，空腹时胃酸分泌量增多，因番茄所含的某种化学物质与胃酸结合易形成不溶于水的块状物，食之往往引起腹痛，造成肠胃不适。

番茄这样吃

番茄烧牛肉

小贴士

西红柿凉血平肝，搭配牛肉滋养脾胃，适用于筋骨酸软、贫血等症。

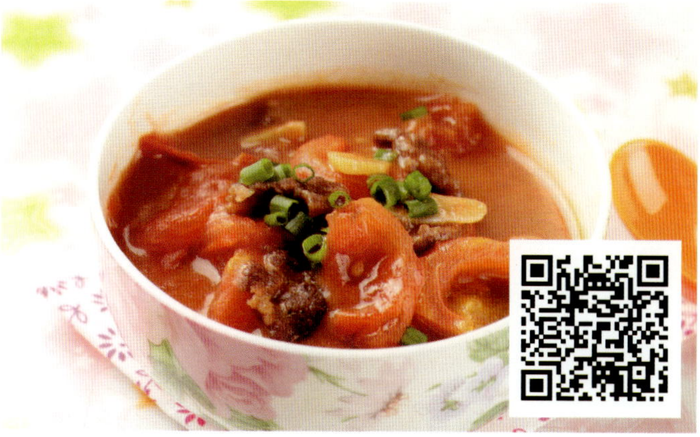

原料： 西红柿90克，牛肉100克，姜片、蒜片、葱花各少许

调料： 盐、鸡粉、食粉、白糖、番茄汁、料酒、水淀粉、食用油各适量

制作：

1.洗净的西红柿切成小块，洗好的牛肉切成片，装入碗中，加食粉、盐、鸡粉、水淀粉、食用油，拌匀，腌渍10分钟。

2.用油起锅，下入姜片、蒜片、牛肉片、料酒、西红柿，翻炒均匀，倒入清水，加入盐、白糖，拌匀，用中火焖3分钟至熟。

3.放入番茄汁，翻炒至食材入味；关火，将炒好的菜盛出，装入碗中，放入葱花即可。

番茄这样吃

番茄炒丝瓜

小贴士

丝瓜清热化痰，番茄中含有苹果酸能促进胃液分泌，适合春季疏肝理气食用。

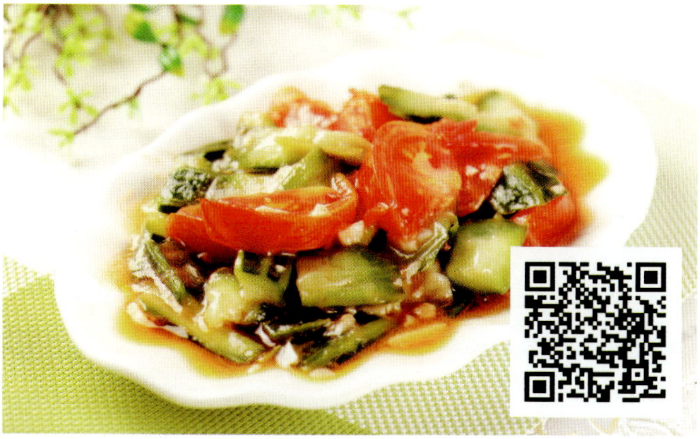

原料： 西红柿170克，丝瓜120克，姜片、蒜末、葱花各少许

调料： 盐2克，鸡粉2克，水淀粉、食用油适量

制作：

1.丝瓜洗净去皮切块，洗好的西红柿切块。

2.用油起锅，放入姜片、蒜末、葱花、丝瓜，翻炒均匀。

3.锅中倒入清水，放入西红柿、盐、鸡粉、水淀粉，快速翻炒匀，盛出炒好的食材，装入盘中即可。

芹菜

平肝凉血、清热利湿

性味归经

性凉，味甘、微苦。
归肝、胃二经。

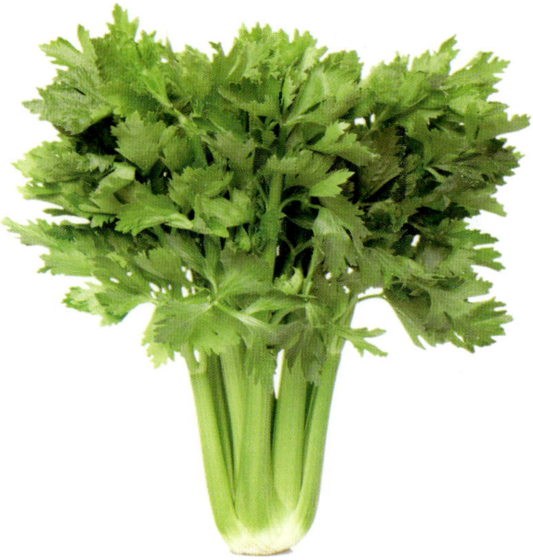

相宜搭配

芹菜+核桃

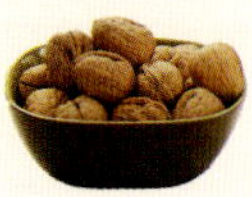

芹菜含有丰富的维生素C、植物纤维素，有润肤、明目、养血的作用，二者炒食可以作为高血压、便秘等患者的辅助食疗食物。

芹菜+牛肉

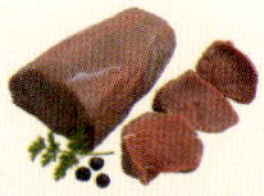

芹菜富含纤维，牛肉富含蛋白质，二者炒食可清除体内废物，润肠通便，同时能养血理血、滋阴润肤。

★补肝说法

中医认为，芹菜具有平肝凉血、清热利湿的功效。可用于治疗肝阳上亢所致的头痛、头晕等症。

★食用建议

芹菜叶中所含的胡萝卜素和维生素C 比茎多，因此吃时不要把能吃的嫩叶扔掉；芹菜食用前先放沸水中焯烫(焯水后要马上过凉)，除了可以使成菜颜色翠绿，还可以减少炒菜的时间，同时减少芹菜对油脂的吸收。

★特别说明

①脾胃虚弱、大便溏薄者不宜多食。

②芹菜能降血压、杀精，故血压偏低者、计划生育的男性应少食。

③芹菜属光敏性蔬菜，过量食用会使体内光敏性物质浓度增高，经过阳光照射，发生光敏性物质代谢障碍，易诱发皮炎，故一次不宜食用过多。

芹菜这样吃

凉拌嫩芹菜

小贴士

本品疏肝理气，同时具有润肠通便的功效，非常适合便秘人群食用。

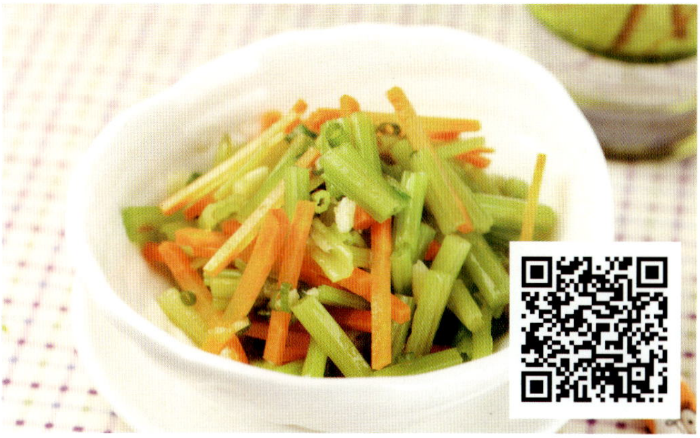

原料：芹菜80克，胡萝卜30克，蒜末、葱花各少许

调料：盐3克，鸡粉少许，芝麻油5毫升，食用油适量

制作：

1.芹菜洗好切段，胡萝卜洗净切细丝。

2.锅中注水适量，大火烧开，放入食用油、盐、胡萝卜丝、芹菜段，煮约1分钟至全部食材断生，捞出待用。

3.将沥干水的食材放入碗中，加入盐、鸡粉、蒜末、葱花，再淋入芝麻油，搅拌约1分钟至食材入味，装在碗中即可。

芹菜这样吃

素炒香菇芹菜

小贴士

香菇滋阴补肾、益气养血，与芹菜同食，共同达到补益肝肾的效果。

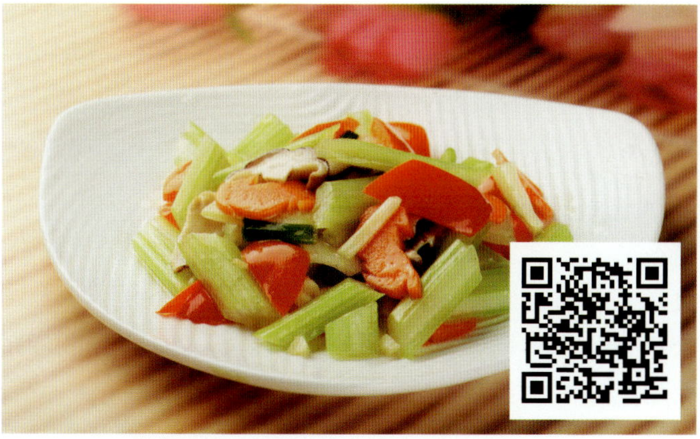

原料：西芹95克，彩椒45克，鲜香菇30克，胡萝卜片、蒜末、葱段各少许

调料：盐3克，鸡粉、水淀粉、食用油各适量

制作：

1.将洗净的彩椒切块，洗好的香菇切丝，洗净的西芹改切成段。

2.锅中注水烧开，加入盐、食用油、胡萝卜片、香菇丝、西芹段、彩椒块，煮约1分钟，至全部食材断生后捞出待用。

3.用油起锅，放入蒜末、葱段，倒入焯过水的食材、盐、鸡粉、水淀粉，翻炒至食材熟软、入味；关火后盛出，装入盘中即成。

黄花菜

养血平肝、利尿消肿

性味归经

性平，味甘。
归肝；膀胱经。

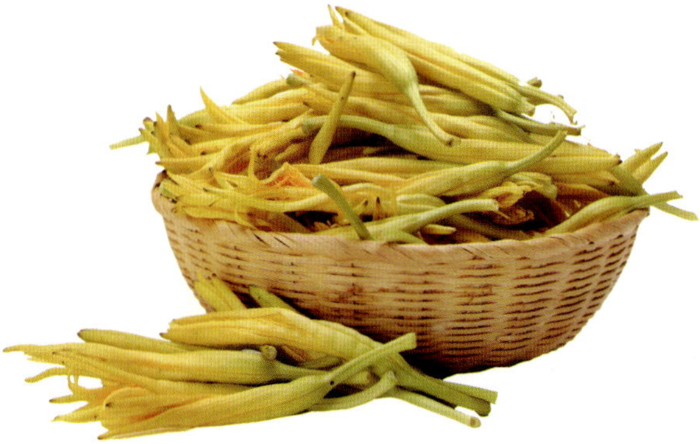

相宜搭配

✔ 黄花菜+猪肉

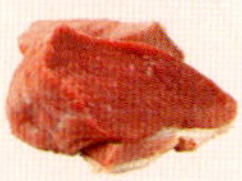

二者搭配炒食，具有滋补气血、填髓添精的作用，可辅助治疗食欲欠佳、体虚乏力等病症。

✔ 黄花菜+鸡蛋

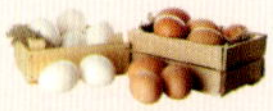

二者炒食具有滋阴润肺、止血消炎的功效，适合于咽痛、目赤、便血、小便赤涩、营养不良等病证。

★补肝说法

黄花菜具有养血平肝、利尿消肿的功效，治疗头晕、耳鸣、心悸、腰痛、大肠下血、水肿、乳痈等。黄花菜含有丰富的卵磷脂，这种物质是大脑细胞的组成成分，它对增强和改善大脑功能有重要作用，同时能清除动脉内的沉积物。

★食用建议

新鲜黄花菜中含有秋水仙碱,可造成胃肠道中毒症状，故不能生食，须加工晒干，吃之前先用开水焯一下，再用凉水浸泡2小时以上，食用时火力要大，彻底加热，每次食量不宜过多。

★特别说明

黄花菜丰富的粗纤维能促进大便的排泄，因此可作为防治肠道癌瘤的食品。

黄花菜这样吃

黄花菜猪肚汤

小贴士

黄花菜消炎清热，搭配猪肚煲汤对头晕、失眠等有疗效。

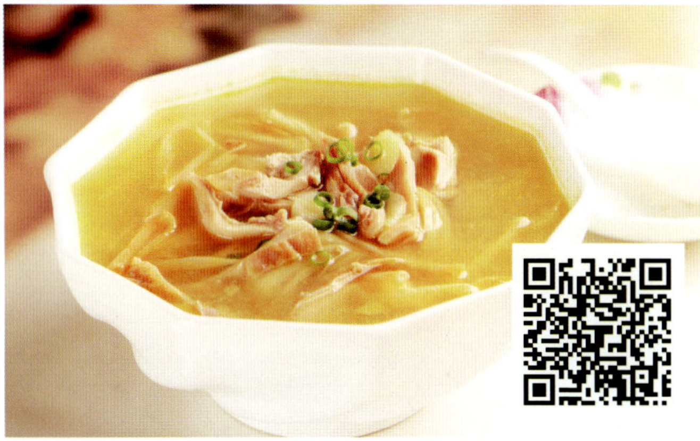

原料：熟猪肚140克，水发黄花菜200克，姜末、葱花各少许

调料：盐3克，鸡粉3克，料酒8毫升

制作：

1.熟猪肚切成条，泡发好的黄花菜去蒂，备用。

2.砂锅中注水，放入猪肚、姜末、料酒，用小火煮20分钟。

3.倒入黄花菜，续煮15分钟，至全部食材熟透，加入盐、鸡粉，搅匀调味，关火后盛出，装入碗中，撒上葱花即可。

黄花菜这样吃

西芹黄花菜炒肉丝

小贴士

芹菜平肝清热、祛风利湿，搭配黄花菜能增强养血平肝的功效。

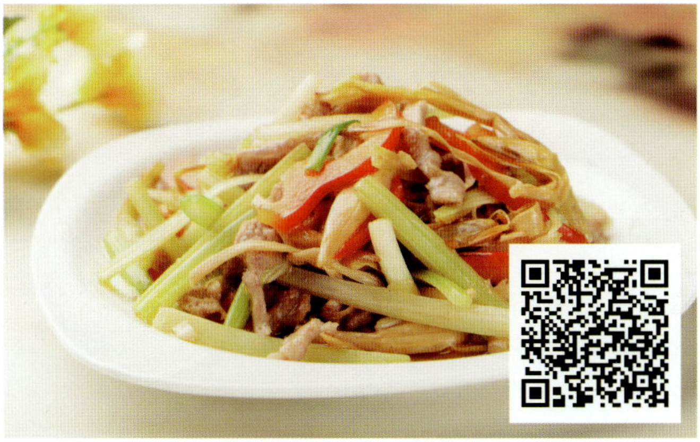

原料：西芹、水发黄花菜各80克，彩椒60克，瘦肉200克，蒜末、葱段少许

调料：盐、鸡粉、生抽、水淀粉、食用油各适量

制作：

1.泡好的黄花菜切去花蒂，洗净的彩椒去籽切丝，西芹切成丝，瘦肉切成丝，装入碗中，加入盐、鸡粉、水淀粉、食用油，腌渍10分钟，至其入味。

2.锅中倒入水烧开，放入黄花菜，煮半分钟，捞出待用。

3.锅中注入食用油烧热，放入蒜末、肉丝，翻炒至肉丝变色，放入西芹、黄花菜、彩椒、盐、鸡粉、生抽、葱段，炒至断生，关火后盛出炒好的菜肴，装盘即可。

柚子

宽中理气、抗菌抗炎

性味归经

性寒，味甘、酸。
归肝、脾、胃经。

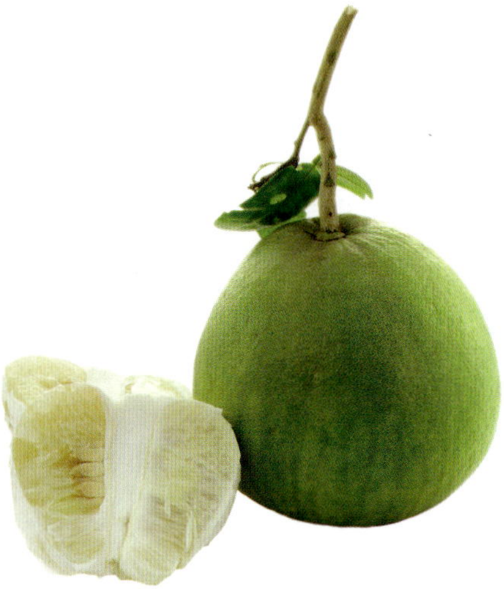

相宜搭配

✔ 柚子+蜂蜜

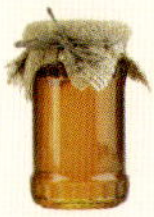

柚子具有促进消化、消除疲劳的功效，加蜂蜜泡茶饮用可润肺去燥、清热降火、嫩白皮肤。

✔ 柚子+鸡肉

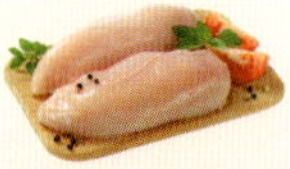

两者煲汤同食具有温中益气、消痰止咳的功效，适用于慢性支气管炎、支气管哮喘、慢性咳嗽、痰多气喘等患者食用。

★补肝说法

柚子味甘酸，性寒，具有理气化痰、润肺清肠、补血健脾等功效，可用于治疗食少、口淡、消化不良等症，能帮助消化、除痰止渴、理气散结。柚子还可促进伤口愈合，对败血病等有良好的辅助疗效。

★食用建议

如果一次食柚量过多，不仅会影响肝脏解毒，使肝脏受到损伤，而且会引起其他不良反应，甚至发生中毒，出现包括头昏、恶心、心悸、心动过速、倦怠乏力、血压降低等症状。

★特别说明

①新鲜柚子果汁中尚含有胰岛素样成分，可降低体内的血糖，对糖尿病的防治有一定的作用。

②柚子中含有天然叶酸，可以预防贫血症的发生，并促进胎儿发育，适合孕妇食用。

③柚子性寒，脾虚泄泻者多食可能导致腹泻，故身体虚寒的人不宜多吃。

柚子这样吃

橘柚汁

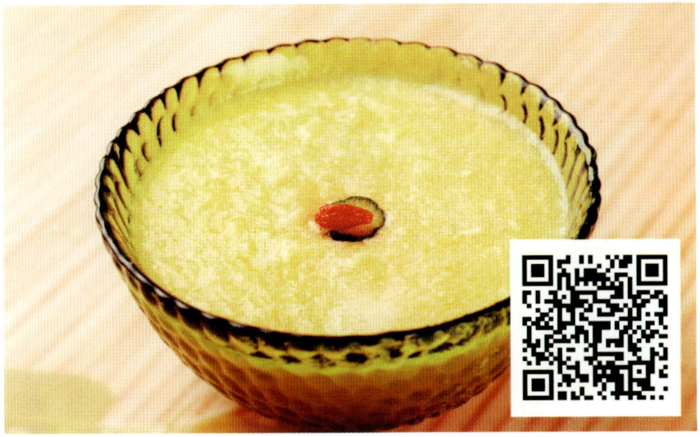

小贴士

本品理气化痰，同时可以增进食欲，适合肝气郁滞、食欲不振的人群饮用。

原料： 柚子100克，橘子90克

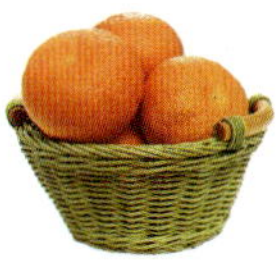

制作：

1.将洗净的橘子、柚子切开后，剥取果肉，去除果肉上的白络，放入干净的盘子中待用。

2.取来备好的榨汁机，选择搅拌刀座组合，倒入果肉，注入适量矿泉水，通电后，选择“榨汁”功能，搅拌片刻。

3.榨取果汁，断电后倒出榨好的汁水，装入碗中即成。

柚子这样吃

蜜柚苹果猕猴桃沙拉

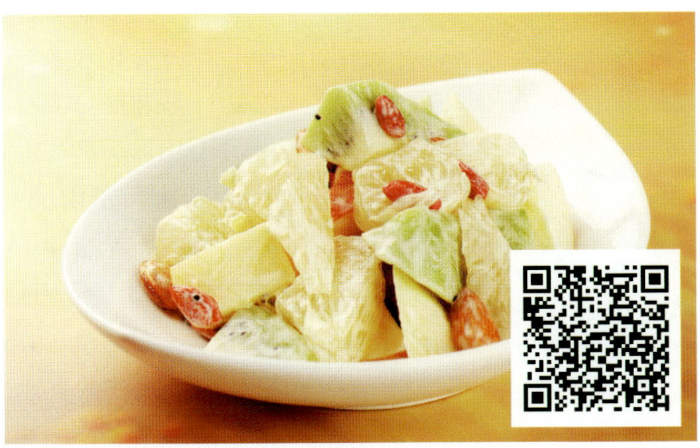

小贴士

本品能消除疲劳、补肾养气，同时具有美容的功效。

原料： 柚子肉120克，猕猴桃100克，苹果100克，巴旦木仁35克，枸杞15克

调料： 沙拉酱10克

制作：

1.洗净的猕猴桃去皮，切块；洗好的苹果去核，切块；柚子肉分成小块。

2.把处理好的果肉装入碗中，放入沙拉酱，搅拌均匀。

3.加入巴旦木仁、枸杞，搅拌使食材入味，盛出，装入盘中即可。

猪肝

补肝养血、补气健脾

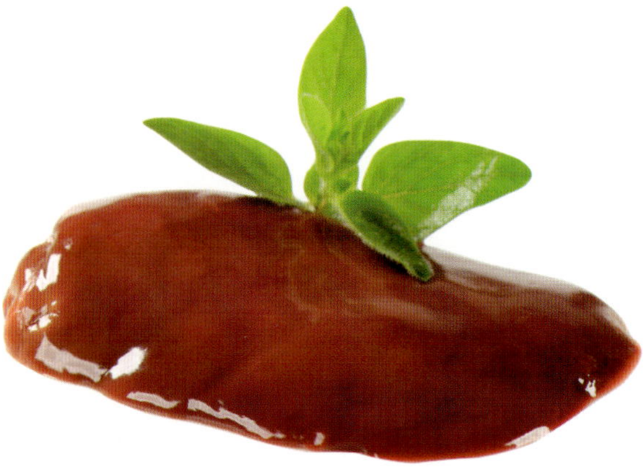

性味归经

性温，味甘、苦。
归肝经。

相宜搭配

✔ 猪肝+菠菜

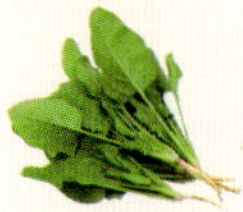

二者都具有补血的作用，对补血、明目、润燥都有好处，经常食用可以补充体内铁质含量。

✔ 猪肝+芥菜

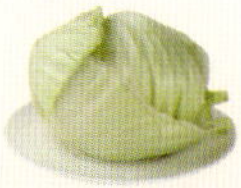

芥菜富含维生素，具有提神醒脑的功效，与芥菜搭配煲汤有健脾补肾的作用，同时可以明目利膈、宽肠通便。

★补肝说法

中医认为，猪肝具有养肝明目、补气健脾的功效。常用来治疗血虚所致的面色萎黄、夜盲、目赤、浮肿等症。猪肝中含有丰富的铁、磷，是造血不可缺少的原料，食用猪肝可调节和改善贫血患者造血系统的功能。

★食用建议

买回猪肝后要先用自来水冲洗一下，然后置于盆内浸泡1～2小时消除残血。注意水要完全浸没猪肝。

★特别说明

①猪肝中胆固醇含量较高，故高血压、冠心病、肥胖症及高血脂症患者忌食。

②猪肝中富含铁、铜，能促使维生素C氧化分解，从而破坏维生素C的功效，故猪肝不易与富含维生素C的食物同食。

猪肝这样吃

菠菜炒猪肝

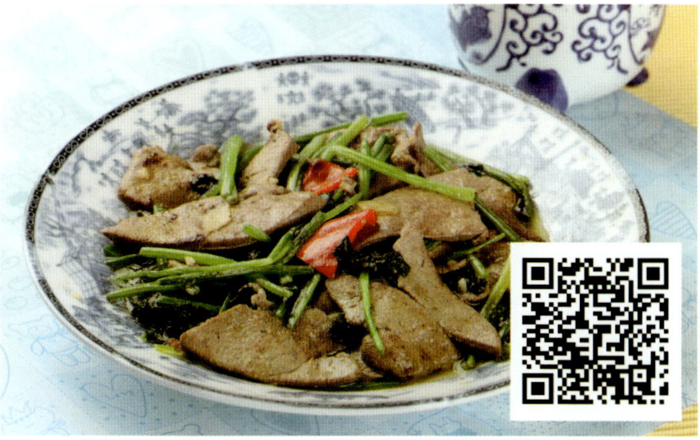

小贴士

本品含有丰富的铁元素，补血补铁，适合贫血患者食用，并能促进人体新陈代谢。

原料：菠菜200克，猪肝180克，红椒10克，姜片、蒜末、葱段各少许

调料：盐、鸡粉、料酒、水淀粉、食用油各适量

制作：

1.菠菜切段，红椒切块，猪肝切片，装入碗中，放入盐、鸡粉、料酒、水淀粉、食用油，腌渍10分钟至入味。

2.用油起锅，放入姜片、蒜末、葱段爆香，放入红椒、猪肝、料酒、菠菜，炒至熟软。

3.加入盐、鸡粉、水淀粉，快速拌炒均匀，盛出装盘即可。

猪肝这样吃

猪肝熘丝瓜

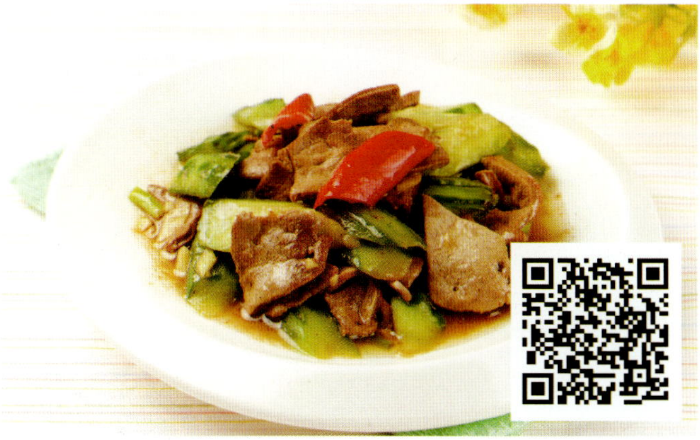

小贴士

丝瓜生津止渴、清热解毒，与猪肝同食可以清肝明目。

原料：丝瓜100克，猪肝150克，红椒25克，姜片、蒜末、葱段各少许

调料：盐、鸡粉、生抽、料酒、水淀粉、食用油各适量

制作：

1.丝瓜去皮切块，红椒去籽再切成片，猪肝切成薄片，放在碗中，加入盐、鸡粉、料酒、水淀粉，腌渍约10分钟，至食材入味。

2.锅中注水烧开，倒入猪肝片，煮约1分钟，捞出待用。

3.用油起锅，放入姜片、蒜末爆香，倒入猪肝片、丝瓜、红椒、料酒、生抽、盐、鸡粉，炒匀，注入清水，略煮片刻，倒入水淀粉，炒匀，撒上葱段，炒匀，关火后盛出即成。

夏养心——涵养心气交心肾

夏季以养心为上

中医认为，心为君主之官，也就是说心相当于一国之君，是人体五脏六腑的主宰，《黄帝内经》还说，心者“生之本，神之变也”。就是说心是生命的根本，还主管人的精神思维活动。另外，心“主血脉”，可推动血液运行，营养全身。可以说，心的功能关系全身的生命活动。

心与夏气相通应。自然界在夏季以炎热为主，对人体而言，则心为火脏而阳气最盛，同气相求，故夏季与心相应。人体的阳气随着自然界阴阳之升降而发生周期性变化，夏季主长，是人体阳气最旺盛的时节，也是心气最旺的时候，夏季养生就要顺应这一特点，注意保持心阳的充盛。

养心也能养肾

心与肾在生理上的联系主要表现为“心肾相交”。心火在上，能够下行至肾，资助肾阳以温肾水，使肾水不寒；肾水在下，能够上行至心，资助心阴以涵养心阳，使心火不亢，从而维持心肾乃至全身水火阴阳之间的协调平衡，中医将这种完美的状态称为“心肾相交”或“水火既济”。由此可见，养心也能养肾，关键就是要保证心火顺利下行，这就需要养心的学问。

孟子曾经说过：“养心莫善于寡欲。”古代的养生家也都认为，保持一份宁静的心态和恬淡虚无的心境是养心的秘诀。心为君主之官，内藏心神，如果一个人不能保持一种淡泊的心态，总是处在亢奋、紧张、焦虑等状态中，心神就容易涣散而得不到涵养。夏季天气炎热，本来就容易耗气伤神，所以更要注意修心养性。

夏季养心的饮食攻略

夏时心火当令，心旺肾衰，虽大热不宜多吃冰冷食物，如冰激凌、凉粉、冷粥等。心旺肾衰，即外热内寒之意，因其外热内寒，故冷食不宜多吃，少则犹可，贪多定会伤及脾胃，令人吐泻。西瓜、绿豆汤、乌梅汤，虽为解渴消暑之佳品，但不宜冰镇食之。

按照中医五行学说，红色食物属火，进入人体后入心、入血，具有益气补血和促进血液生成的作用，因此可常食番茄、山楂、红枣、草莓、樱桃等。

夏季火热当令，应忌温热燥烈的食品，如“五月不吃羊，六月不食狗”，以防火热攻心。夏季还应注意补足水分，以清淡饮食为主，要多吃水果、蔬菜，以补充体内流失的钾。中医认为苦能清心安神，如苦瓜、苦菜、苦菊等，是夏季养心安神必不可少的食品。

夏季是一年中阳气最旺盛的季节，人体的新陈代谢也相对旺盛，天气炎热，人体很容易出现咽喉干燥、眼睛红赤疼痛、鼻腔燥热、嘴唇干裂、大便干燥、小便黄赤、食欲不振、失眠乏力、心悸心烦等不适症状，老年人也易出现气血瘀滞的情况。因此夏季可以多喝些粥以生津止渴、清热解暑。例如荷叶粥具有清热开胃、消暑生津、润肠排毒的功效；桂圆粥有补心气、养心阴的功效；绿豆粥有清热解毒、消暑止渴、利尿化湿的功效；百合粥有清肺热、顺血脉、润肺安神的功效；冬瓜粥有利水消肿、清热生津的功效，都比较适合夏季食用。

夏季宜多饮水，但不宜用大量饮料代替。因为饮料大多含有一定的糖分，饮料中的糖分越高，渗透压也越高，越不易为细胞所吸收，反而会带走细胞内水分，容易引起体内失水。另外，喝冷饮常难以达到解渴的目的，而且对消化道是一个很强的冷刺激，会引起消化道异常蠕动和功能紊乱，导致腹痛、腹泻等。

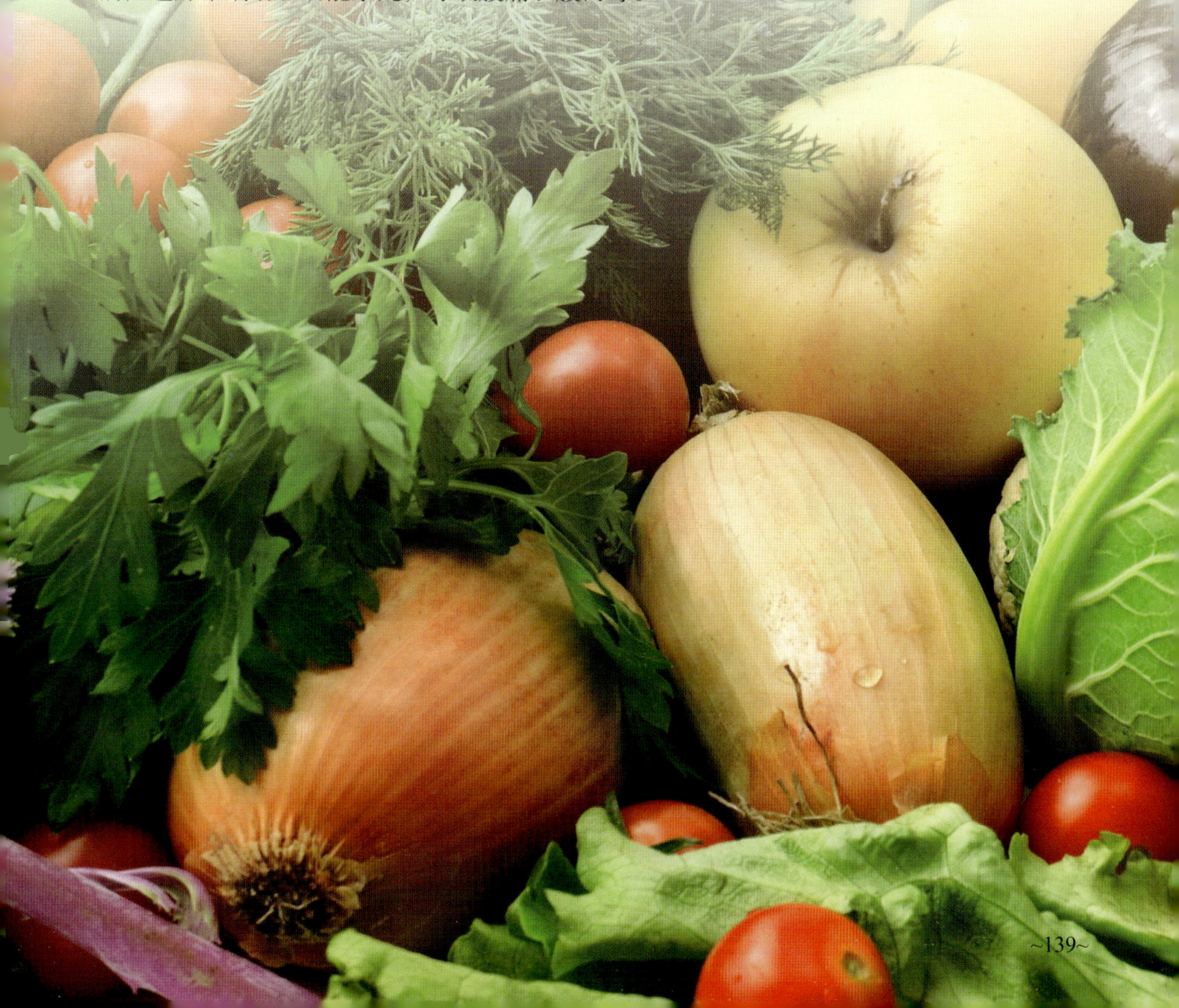

小麦

和血健脾、补养心气

性味归经

性凉，味甘。
归心、脾、肾经。

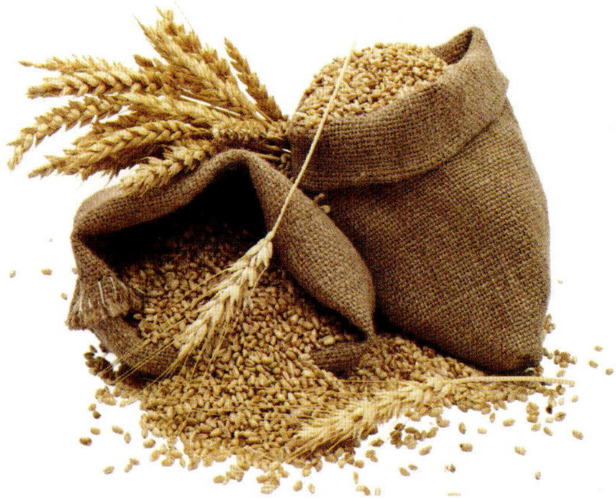

相宜搭配

✔ 小麦+红豆

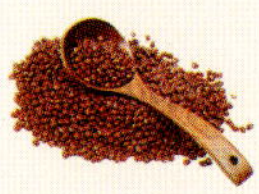

小麦除烦止渴，红豆生津养胃、去水肿，两者搭配可以利小便，补养心气。

✔ 小麦+红枣

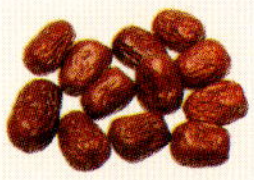

小麦养心神，红枣益气健脾，二者搭配做成面食食用有养心健脾的功效。

★补心说法

小麦具有养心益肾、除热止渴、安神定志的功效，特别适合体虚者食用。对于心血不足产生的失眠、心悸不安、情绪起伏大等有良好的效果，被称为“五谷之贵”。

★食用建议

存放时间较长的面粉比新磨的面粉品质好，民间素有“麦吃陈，米吃新”的说法。面粉中的赖氨酸含量较低，以小麦为主食的地区，在饮食搭配上要注意搭配动物性食品或豆制品。

★特别说明

小麦尤其适合心血不足、失眠多梦、喜悲伤欲哭、体虚、自汗、盗汗等症患者食用。此外，妇人回乳也适宜食用。

小麦这样吃

小麦红豆玉米粥

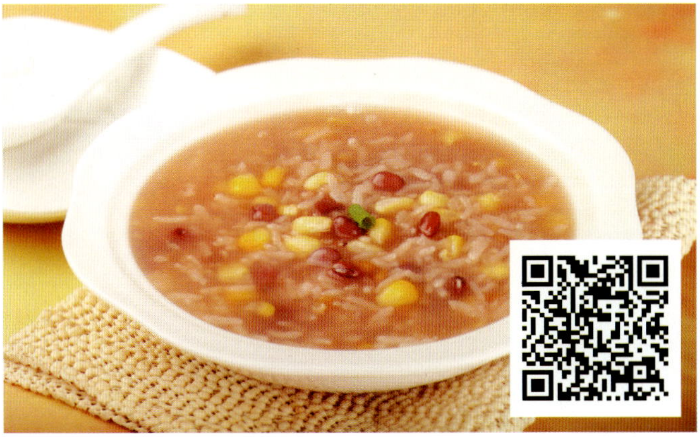

小贴士

本品富含植物蛋白，具有益肾养心的功效，适宜心烦失眠、多梦者食用。

原料： 水发小麦80克，水发红豆90克，水发大米130克，鲜玉米粒90克

调料： 盐2克

制作：

1.砂锅中注水适量，大火烧开，倒入洗净的大米。

2.放入玉米、小麦、红豆，搅拌均匀。

3.大火烧开后用小火煮40分钟，至食材熟透，放入盐，拌匀调味；关火后将煮好的粥盛出，装入碗中即可。

小麦这样吃

小麦红枣猪脑汤

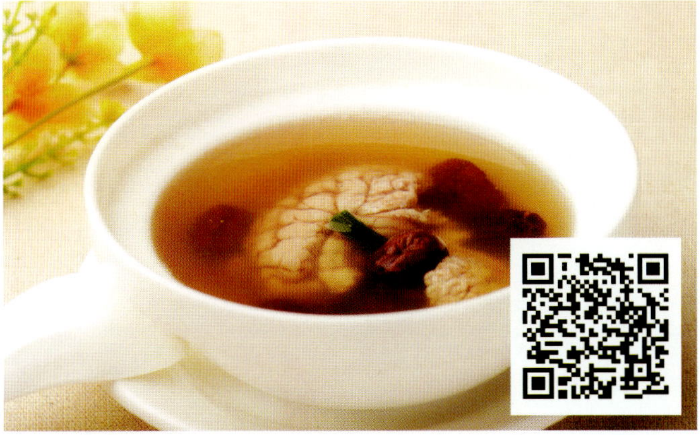

小贴士

本品能补脑除烦、养心和血，适用于烦躁、头晕目眩、失眠、多汗者。

原料： 红枣20克，浮小麦10克，猪脑1具

调料： 盐2克，鸡粉2克，料酒8毫升

制作：

1.砂锅中注水烧开，倒入红枣、浮小麦，搅匀。

2.小火煮20分钟，至其析出有效成分，倒入猪脑，淋入料酒。

3.用小火再炖1小时，至食材熟透，放入盐、鸡粉，使食材入味；关火后盛出煮好的汤料，装入碗中即可。

苦瓜

解暑益气、清热解毒

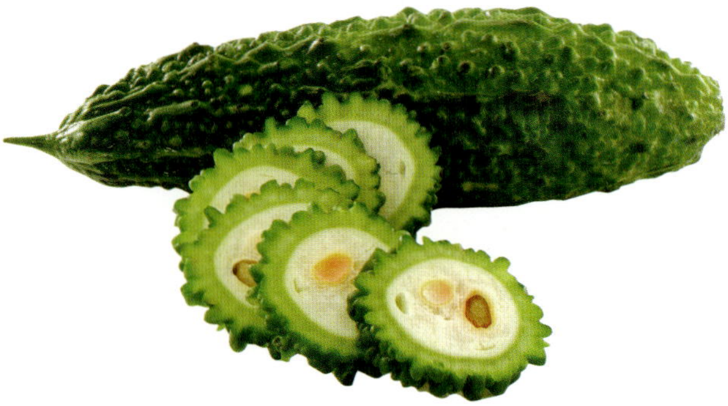

性味归经

性寒，味苦。
归心、肝、肺。

相宜搭配

✔ 苦瓜+鸡蛋

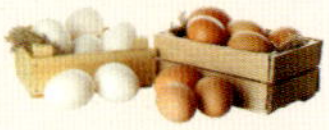

苦瓜中的维生素C含量很高，具有保护细胞膜、防止动脉粥样硬化、提高机体应激能力、保护心脏等作用，鸡蛋富含钙和卵磷脂，二者炒食能够保护血管。

✔ 苦瓜+洋葱

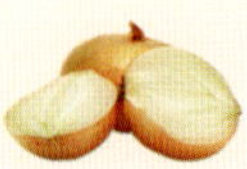

苦瓜中大量的维生素C能加强免疫细胞杀灭癌细胞的作用，与洋葱搭配炒食或者凉拌，可以促进食欲，同时提高机体免疫力。

★补心说法

苦瓜苦寒，有除邪热、解劳乏、清心明目的作用，可用于暑热烦渴、消渴、赤眼疼痛、痢疾、疮痈肿毒等症。《随息居饮食谱》还指出，苦瓜青则涤热，明目清心。熟则养血滋肝，润脾补肾。

★食用建议

苦瓜味苦，烹调时人们往往会用开水煮，使其苦味散失。但要注意，虽然长时间煮能去苦味，但维生素C的损失也会很严重。因此，用水焯苦瓜的时间要短，或者采用浸泡法，即将苦瓜切片，放入冷水中浸10分钟左右，既减少苦味，又不失营养。

★特别说明

①苦瓜性寒，凡脾胃虚寒者不宜食用。

②苦瓜内含有少量奎宁，容易刺激子宫收缩，引起流产，孕妇应少吃苦瓜。

③苦瓜中含有类胰岛素的物质，具有良好的降糖作用，适用于糖尿病患者食用。

苦瓜这样吃

苦瓜黑椒炒虾球

小贴士

苦瓜清热益气，虾仁补肾壮阳，二者同食可以保护骨骼、牙齿及血管。

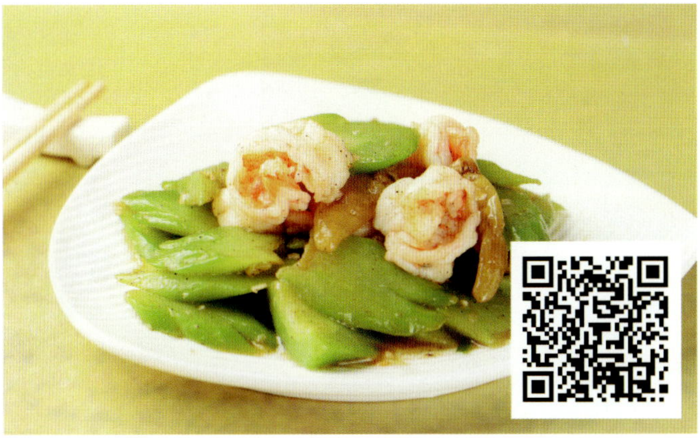

原料：苦瓜200克，虾仁100克，泡小米椒30克，黑胡椒粉、姜、蒜、葱各少许

调料：盐、鸡粉、食粉、料酒、生抽、水淀粉、食用油各适量

制作：

1.将洗净的苦瓜去籽切片，虾仁去除虾线，装入碗中，加入盐、鸡粉、水淀粉、食用油，腌渍10分钟至其入味。

2.锅中注水烧开，放入食粉、苦瓜片，汆煮捞出；再倒入虾仁，汆煮至虾身弯曲，捞出待用。

3.用油起锅，倒入黑胡椒粉、姜片、蒜末、葱段爆香，倒入泡小米椒、虾仁，炒干水汽，加入料酒、苦瓜片、鸡粉、盐、生抽，倒入水淀粉，翻炒至食材熟软；关火后盛出，装入盘中即成。

苦瓜这样吃

苦瓜胡萝卜粥

小贴士

胡萝卜可提高人体免疫力，与苦瓜同煮粥，能够降压降脂、补肾养心、清热解毒。

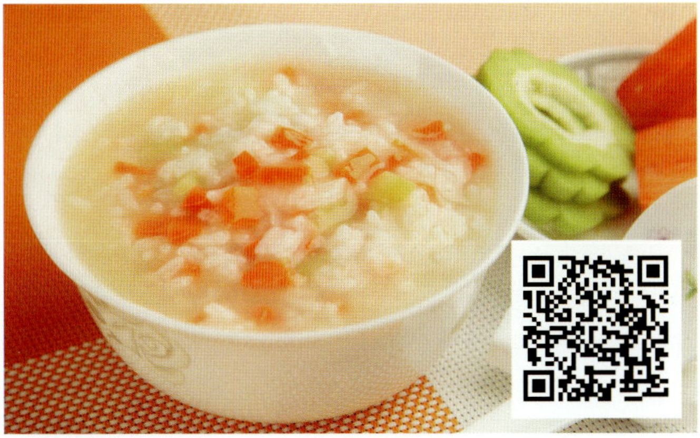

原料：水发大米140克，苦瓜45克，胡萝卜60克

制作：

1.洗净去皮的胡萝卜切片，再切条，改切成粒；洗好的苦瓜切开，去瓜瓤，再切条形，改切成丁，备用。

2.砂锅中注入适量清水烧开，倒入大米、苦瓜、胡萝卜，搅拌均匀，烧开后用小火煮约40分钟至食材熟软。

3.关火后盛出煮好的粥即可。

苹果

补益心气、滋阴润肺

性味归经

性平，味甘
归脾、肺经。

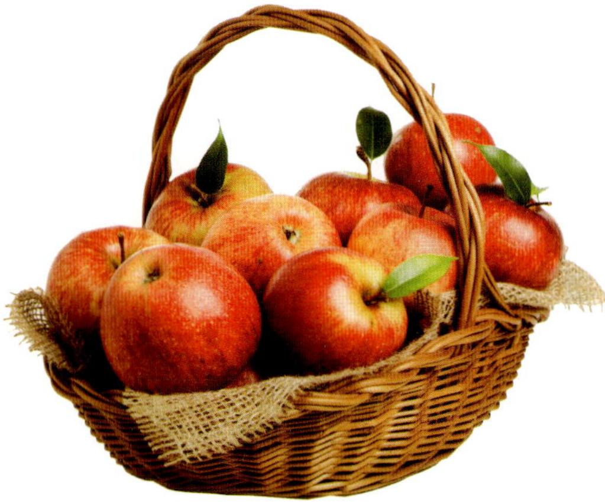

相宜搭配

✔ 苹果+葡萄

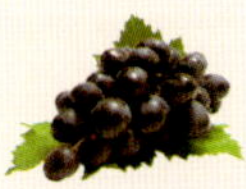

苹果除烦解暑，葡萄补气血、强筋骨，二者榨汁饮用，补气养血的作用更加突出。

✔ 苹果+银耳

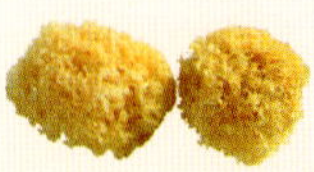

苹果健胃、生津、止渴，银耳润肺止咳，二者煲汤食用，可达到止咳平喘的功效。

★补心说法

苹果具有生津润肺、除烦解暑、开胃醒酒的功效。《千金•食治》明确指出，苹果“益心气”。《随息居饮食谱》也指出，苹果能“润肺悦心，生津开胃，醒酒”。常吃苹果可以促进新陈代谢，促进血液流动，保护心脑血管。

★食用建议

苹果去皮后，果肉中的酚类物质会被空气氧化变成褐色，虽然并非变质，但是消耗了果肉表面部分的营养成分，因此苹果切开后最好尽快食用。

★特别说明

①苹果中含有丰富的水溶性纤维果胶原，有助于肠胃蠕动。

②急慢性消化道炎症，尤其是急性发作期间，不可多吃生苹果。

③苹果中的果酸、纤维素和半纤维素，有吸附胆固醇，并促进胆固醇排出体外的功能，从而降低血液中胆固醇的含量。

苹果这样吃

雪梨苹果山楂汤

小贴士

本品活血养心，促进肠胃消化，同时还能有效抗氧化、美白肌肤。

原料： 苹果100克，雪梨90克，山楂80克，冰糖40克

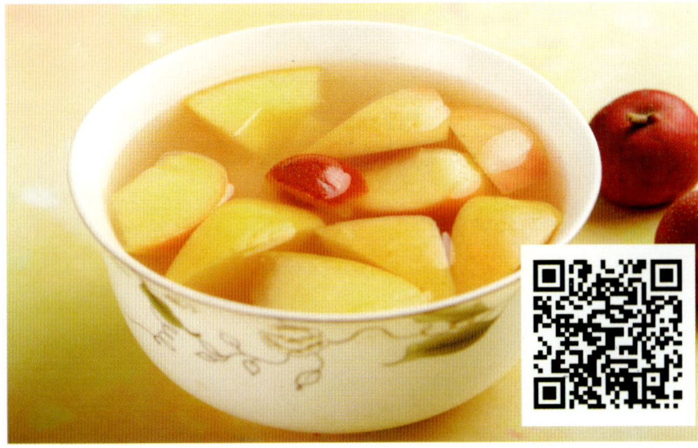

制作：

1.雪梨、苹果去核切块，山楂对半切开，去核切块。

2.砂锅中注水烧开，倒入切好的食材，大火煮沸，转小火煮约3分钟，至食材熟软。

3.倒入冰糖，中火续煮至糖分溶化；关火后盛出煮好的山楂汤，装入汤碗中即成。

苹果这样吃

苹果汁

小贴士

本品单用苹果，生津止渴、养心润肺，适合夏日补养心气食用。

原料： 苹果90克

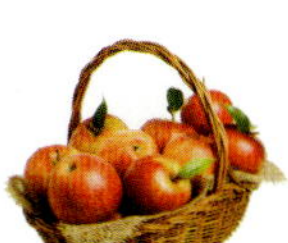

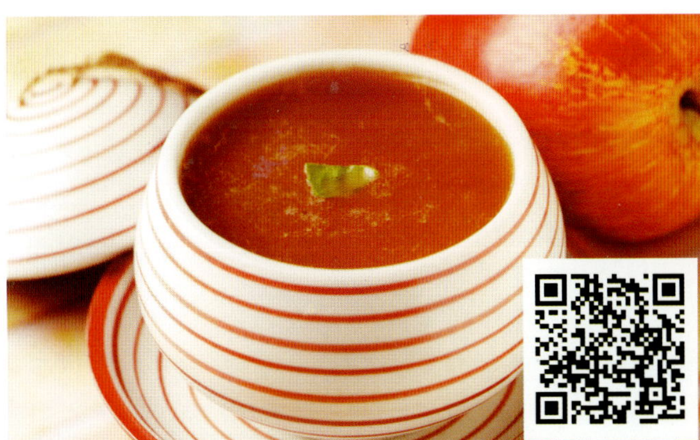

制作：

1.将洗净的苹果削去果皮，切开去除果核，将果肉切瓣，再切成丁，备用。

2.取榨汁机，选择搅拌刀座组合，倒入苹果丁，注入少许温开水，盖上盖。

3.选择“榨汁”功能，榨取苹果汁，断电后倒出苹果汁，装入碗中即可。

猪心

养心补血、安神定惊

性味归经

性平，味甘、咸。
归心经。

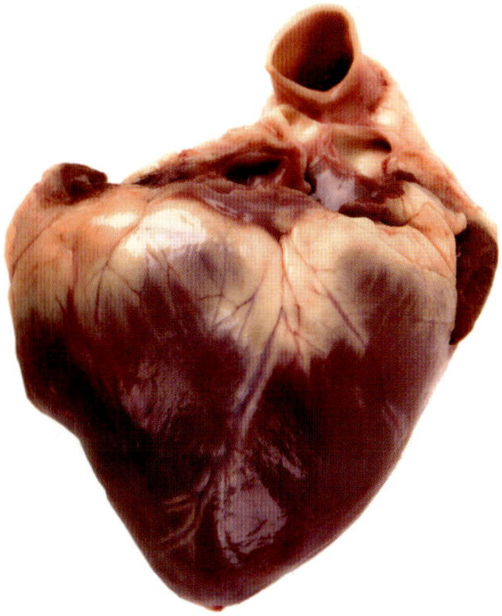

★补心说法

猪心具有安神定惊、养心补血的功效，主治心虚失眠、神志恍惚等症。《本草图经》中记载，猪心“主血不足，补虚劣”。猪心中含有蛋白质、脂肪、钙、磷、铁、维生素B_1、维生素B_2、维生素C以及维生素B_3等，对营养心肌、增强心肌收缩力有很大的作用。

★食用建议

买回猪心后，最好在少量面粉中“滚”一下，放置1小时左右，然后再用清水洗净，这样烹炒出来的猪心味美纯正。

★特别说明

①猪心特别适宜心虚多汗、自汗、惊悸恍惚、怔忡、失眠多梦者食用。

②猪心中蛋白质、脂肪含量较高，故高脂血症者忌食。

相宜搭配

✔ 猪心+党参

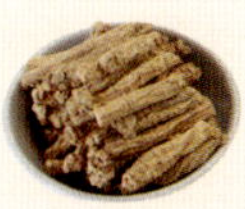

党参补中益气、健脾益胃，二者搭配煲汤，补脾益气、养胃安神，对于食欲不振、心悸失眠、怠倦乏力等症有食疗作用。

✔ 猪心+玉竹

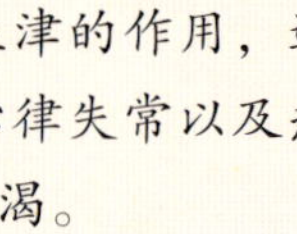

玉竹养阴润燥、生津止渴，搭配猪心煲汤食用，有安神宁心、养阴生津的作用，适用于冠心病、心律失常以及热病伤阴的干咳烦渴。

猪心这样吃

百合猪心粥

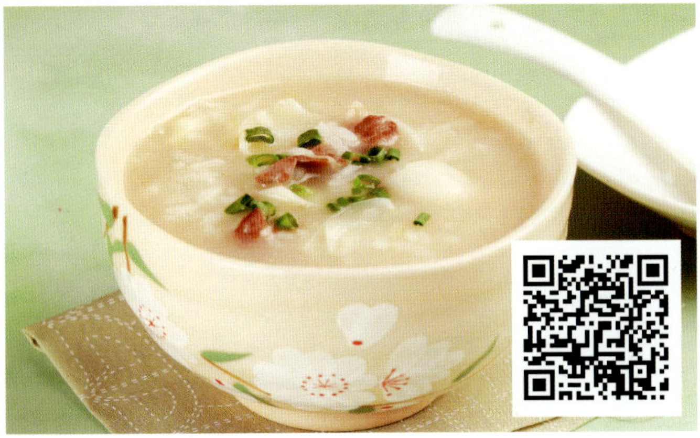

小贴士

本品安神定惊、补肾健脾、养心补血，适合心虚多汗、惊悸者食用。

原料： 水发大米170克，猪心160克，鲜百合50克，姜丝、葱花各少许

调料： 盐、鸡粉、胡椒粉各、料酒、生粉、芝麻油、食用油各适量

制作：

1.洗净的猪心切片，装入碗中，撒上调料、生粉，注入食用油，腌渍约10分钟，至其入味。

2.砂锅中注水烧开，倒入大米，煮沸后用小火煲煮约30分钟，至米粒变软。

3.倒入百合，放入腌渍好的材料，拌煮至食材熟透，加入盐、鸡粉、芝麻油，拌匀调味，再转中火续煮片刻，至粥入味；关火后盛出猪心粥，装入碗中，撒上葱花即成。

猪心这样吃

猪心炒包菜

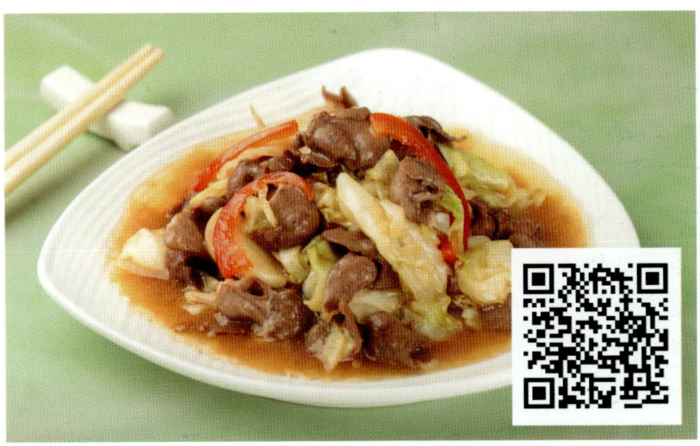

小贴士

本品补血益气、安神定志，对气短心悸、失眠等症有一定的食疗作用。

原料： 猪心200克，包菜200克，彩椒50克，蒜片、姜片各少许

调料： 盐、鸡粉、蚝油、料酒、生抽、生粉、食用油各适量

制作：

1.洗净的彩椒切丝，包菜撕块，猪心切片，装入碗中，加盐、鸡粉、料酒、生粉，腌渍10分钟。

2.锅中注水烧开，加入盐、食用油、包菜，煮至七八成熟捞出，再把猪心倒入沸水锅中，汆至变色，捞出待用。

3.用油起锅，放入姜片、蒜片爆香，倒入包菜、猪心、彩椒、耗油、生抽、盐、鸡粉，炒匀调味，倒入水淀粉勾芡，翻炒均匀，盛出即可。

莲子心

清心泻热、除烦止渴

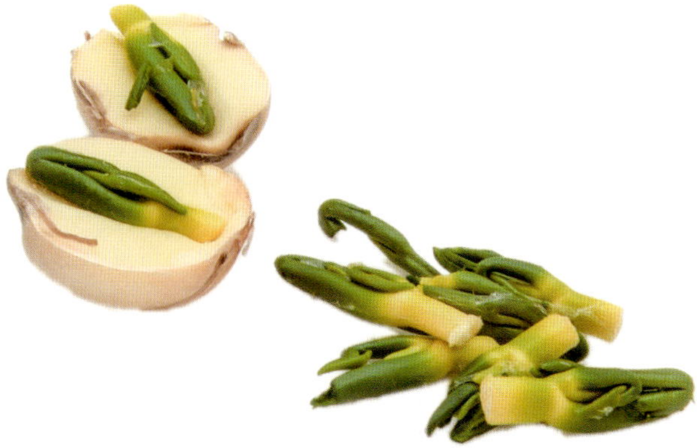

性味归经

性寒，味苦。
归心、肾经。

相宜搭配

✔ 莲子心+麦冬

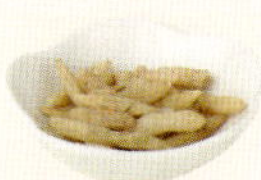

麦冬归心经，具有润肺清心的作用，与莲子心搭配泡茶饮，具有养心安神、滋阴润燥的作用。

✔ 莲子心+红枣

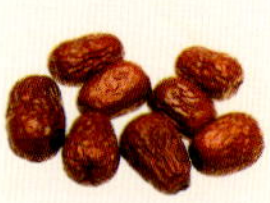

红枣补脾和胃、益气生津，与莲子心搭配可清热降火、固精止带、补脾止泻、养心安神。

★补心说法

莲子心清心安神、益肾固精、涩精止血，用于热入心包、神昏谵语、心肾不交、失眠遗精、血热吐血等症。《医林纂要》中记载，莲子心“泻心，坚肾”。《本革再新》指出，莲子心“清心火，平肝火，泻脾火，降肺火。消暑除烦，生津止渴，治目红肿”。另外，莲子心具有强心作用，能扩张外周血管，降低血压。

★食用建议

莲子心苦寒，有清心泻火之功，可用于温热病的高热、神昏谵语及心火亢盛、烦躁不安等症，常与元参、麦冬等配合应用。由于莲子心味苦，不易直接食用，如果用开水冲泡着吃，苦味稍有缓解。

★特别说明

莲子心性寒，不适合长期服用，尤其对于偏寒性体质的人，不利于健康。

莲子心这样吃

生地莲子心饮

小贴士

本茶滋阴润燥、清心泻火，适合口舌生疮、心火过旺者饮用。

原料： 生地5克，莲子心3克

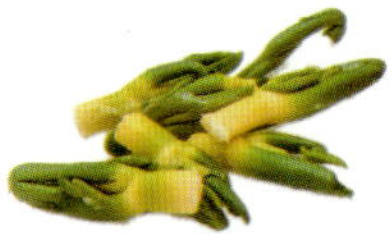

制作：

1.砂锅中注水烧开，倒入洗净的生地、莲子心。

2.盖上盖，煮沸后用小火煮约10分钟，至其析出有效成分，搅拌片刻。

3.用大火续煮片刻，盛出煮好的汤料，装入汤碗中，稍微冷却后饮用即可。

莲子心这样吃

莲子心冬瓜汤

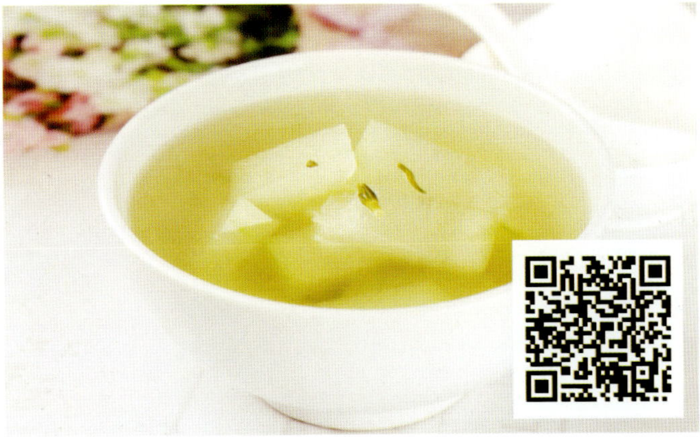

小贴士

此汤养血安神、通利小便，对于心虚失眠、健忘、心烦气躁等症有一定的食疗作用。

原料： 冬瓜300克，莲子心6克

调料： 盐2克，食用油少许

制作：

1.洗净的冬瓜去皮，切块，备用。

2.砂锅中注水烧开，倒入冬瓜、莲子心，烧开后用小火煮20分钟，至食材熟透。

3.放入盐，拌匀调味，加入食用油，拌匀，将煮好的汤料盛出，装入碗中即可。

秋养肺—滋肺金来生肾水

秋季养生重在养肺

从“夏长”到“秋收”是农作物的生长过程，也是自然界阴阳变化过程，人体阴阳也随之由“长”到“收”。中医四季养生也从“夏养心”转变为“秋养肺”。秋收时节，天气转凉，多风少雨、气候干燥，宜“早卧早起，与鸡俱兴”，早睡以避晚凉，早起以从清爽，吸纳新鲜空气。要敞门开窗，使室内空气流通；还应适度“秋冻”，不要急于多添衣服，注重耐寒锻炼，以增强机体对天气变化的适应能力。

中医认为秋季是由热转寒，阳气渐收、阴气渐长，由阳盛逐渐转变为阴盛的过渡时期。肺为娇脏，秋季天气转寒，而且又较为干燥，寒邪与燥邪非常容易伤肺，所以秋天如果不注意肺的养护，就会出现口燥咽干、咳嗽、皮肤干燥、大便秘结等肺寒肺燥的症状。因此，秋季养肺的重点就在于避免寒邪和养阴润燥。

养肺有利于养肾

中医认为，肺属金，肾属水，肺金与肾水为母子关系，肺金能够生肾水，在生理病理上会相互影响。肾主水，能升清降浊，负责水液的蒸腾气化；肺为水之上源，可宣发速降，通调水道。肺肾两脏相互配合，共同维持体内水液代谢的平衡。肺失宣降，或肾的气化失调，均影响水液的代谢，出现尿少、水肿等症。肺主呼吸，肾主纳气，人体的呼吸运动由肺肾二脏相互配合，共同完成。如果肾气虚损、不能摄纳肺吸入之清气，气浮于上，则会出现呼多吸少、动则喘促的情况。母强则子壮，母病则累及子，秋季为肺金当令的时节，应当好好利用这个时机，养护好肺脏，为冬季肾水的充盈打下基础。

秋季养肺饮食攻略

立秋后，阳气转衰，阴气日上，自然界由生长开始向收藏转变，根据顺应四时的养生原则，秋冬养阴。中医认为，肺与秋季相应，而秋季干燥，气燥伤肺，肺气虚则机体对不良刺激的耐受性下降，易产生疾病，因此需要养阴润肺。那么秋季养肺饮食上需要怎样调理呢？

①以“滋阴润肺”和“少辛增酸”为原则。秋气应肺，而秋季干燥的气候极易伤损肺阴，产生口干咽燥、皮肤干燥、便秘等症状。因此，可适当多吃一些银耳、百合、莲子、梨、藕、荸荠、山药、豆浆、蜂蜜等具有滋阴润肺作用的食物。

辛味入肺经，适量的辛味可助肺气，所以在秋天，我们可以少量吃些辛味食品以通利肺气。但是对于已经出现口鼻干燥、咽喉干痒，甚至干咳少痰者，就不宜再吃辛辣食物，故在秋天要“少辛”。另外，酸味食品能增强肝脏的功能，可以制约肺的燥气，所以还要适当“增酸”，可适当多吃一些酸味的水果，如山楂、柚子、葡萄等。

②中医认为，白色入肺，偏重于益气行气，具有养肺的功效，因此可以适当食用白萝卜、银耳、杏仁、山药、百合、牛奶等。

③为防寒邪从口而入，秋天要尽量少吃生冷寒凉的食物，如冰啤酒、冰激凌、西瓜等。梨也属于寒凉之品，但其有较好的润肺作用，对于想吃梨但又担心受寒的人，可以考虑将梨煮熟或蒸熟了再食用，既减少了寒性又不影响功效。

④注意积极补充水分。秋季气候干燥，容易使人体丢失水分。据测算，人体皮肤每天蒸发的水分约在600毫升以上，从鼻腔呼出的水分也不下300毫升。要及时补足这些损失，秋天每日至少要比其他季节多喝水500毫升以上，以保持肺脏与呼吸道的正常湿润度。

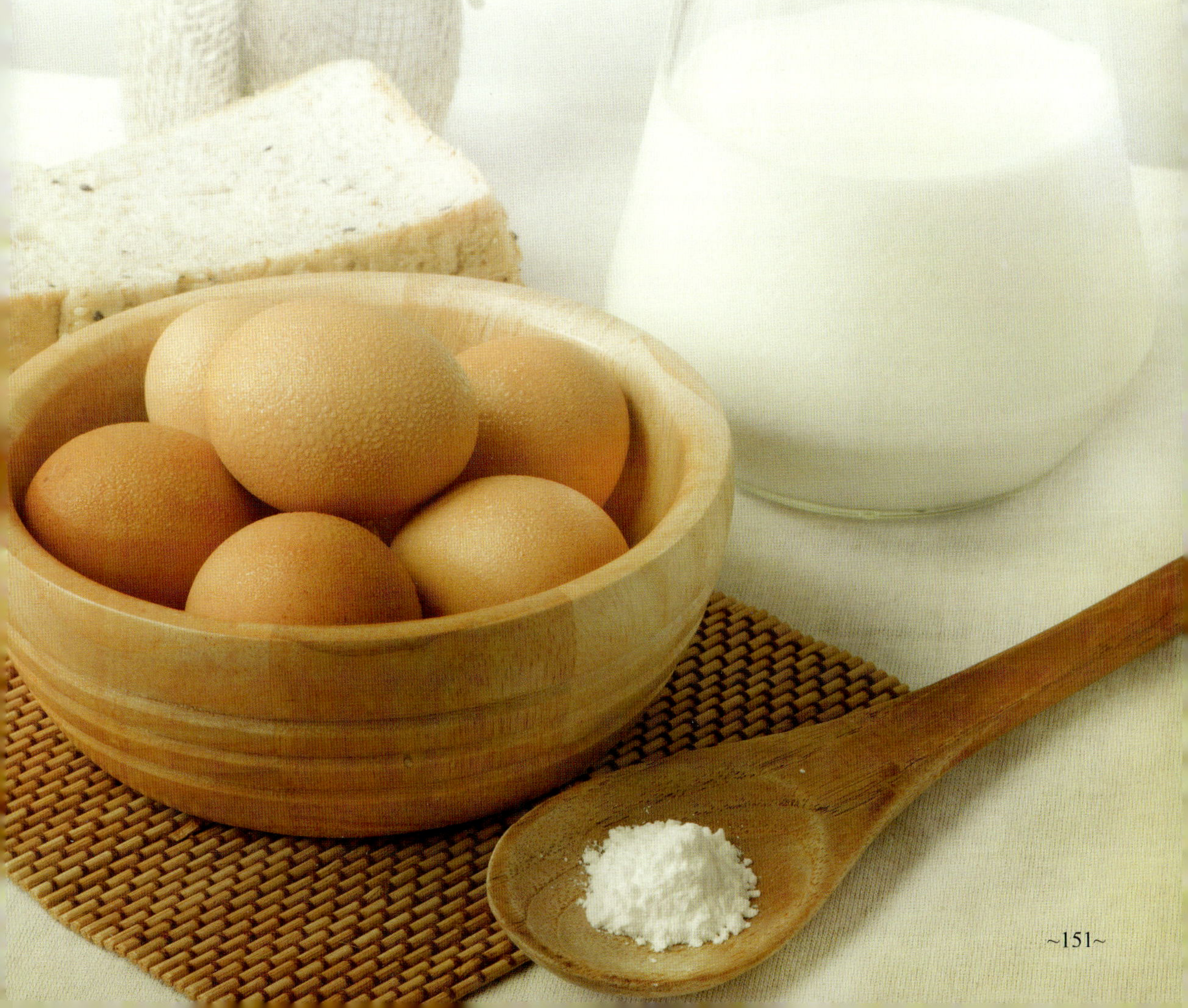

梨

润肺清心、消痰降火

性味归经

性凉，味甘、微酸。
归肺、胃经。

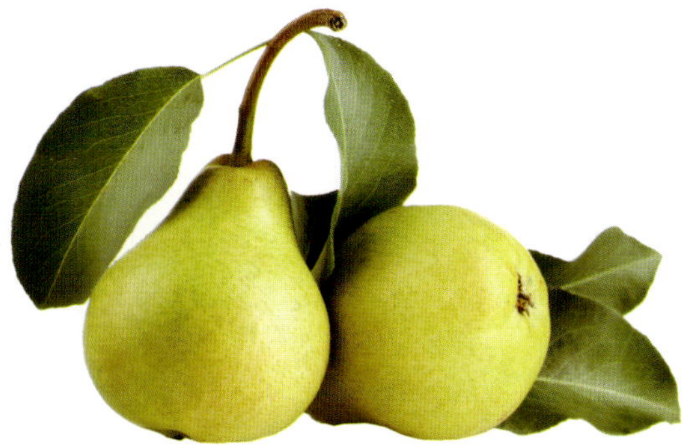

相宜搭配

梨+银耳

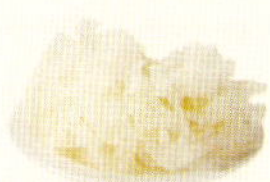

梨有清热生津之功，银耳有补肺益气、养阴润燥之效，二者煲汤食用，可以润肺去火、美容养颜。

梨+蜂蜜

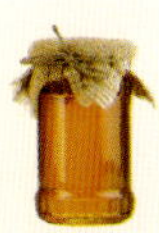

蜂蜜补中润燥，促进肠胃蠕动，与梨搭配蒸煮，具有清热化痰、润肺止咳的功效。

★补肺说法

《本草纲目》中指出，梨“润肺凉心，消痰降火，解疮毒、酒毒”。具有生津润燥、清热化痰的功效，主治热病津伤烦渴、消渴、热咳、痰热惊狂、噎膈、便秘等症。梨的滋阴润肺功效颇佳，尤其适合秋季食用。

★食用建议

选购梨以果粒完整、无虫害、压伤、坚实为佳。如果梨皮看起来较厚，最好不要买，那样的果肉粗糙并且水分不足。应该挑选看起来梨皮细薄、没有疤痕的梨子，这样的梨子质量较好。

★特别说明

①尤其适合咳嗽痰稠或无痰、咽喉发痒干疼等患者食用。

②梨性偏寒，多吃会伤脾胃，故脾胃虚寒者应少吃。

梨这样吃

雪梨拌莲藕

小贴士

莲藕生津止渴，与雪梨搭配能止咳化痰、清热降火，适合咽喉干燥疼痛者食用。

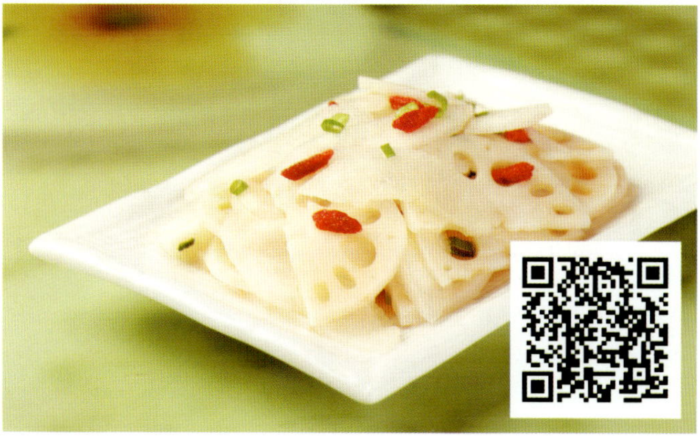

原料： 莲藕200克，雪梨180克，枸杞、葱花各少许

调料： 白糖7克，白醋11毫升，盐3克

制作：

1.莲藕去皮切片，雪梨去皮去核切片，备用。

2.锅中注水烧开，加入白醋、盐，倒入藕片，煮1分钟，放入雪梨，焯煮片刻，捞出备用。

3.将焯过水的藕片和雪梨片倒入碗中，放入葱花、枸杞、白糖、盐、白醋，搅拌至食材入味，盛出装入盘中即可。

梨这样吃

紫甘蓝雪梨玉米沙拉

小贴士

本品清热降火、养血生津、润肺去燥，对于阴虚肺燥、喑哑等大有益处。

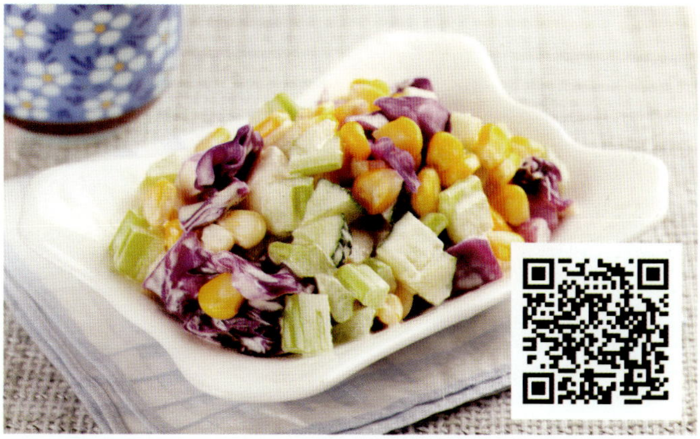

原料： 紫甘蓝90克，雪梨120克，黄瓜100克，西芹70克，鲜玉米粒85克

调料： 盐2克，沙拉酱15克

制作：

1.洗净的西芹、黄瓜切丁，雪梨洗净去皮去核，切成小块，紫甘蓝切成小块。

2.锅中注水烧开，放入盐、玉米粒，煮至其断生，加入紫甘蓝，再煮半分钟，捞出备用。

3.将切好的西芹、雪梨、黄瓜倒入碗中，加入紫甘蓝、玉米粒，倒入沙拉酱，用勺子搅拌匀，盛出装入碗中即可。

百合

润肺止咳、安心益智

性味归经

性寒，味甘。
归心、肺经。

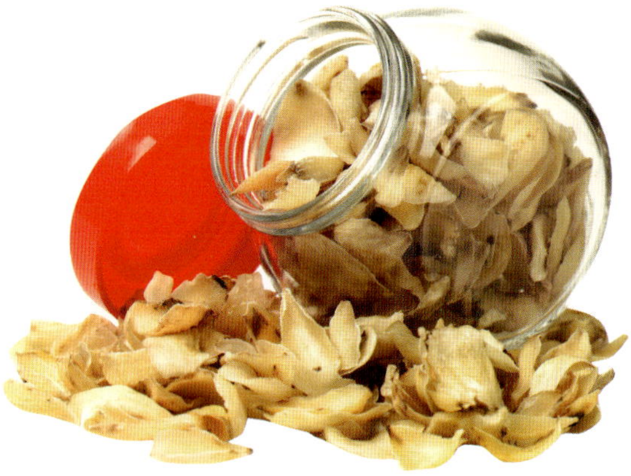

相宜搭配

百合+银耳

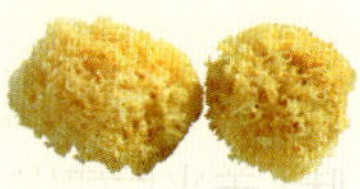

银耳滋补生津、润肺养胃，与百合共同煲汤，具有养心安神、润肺止咳的功效。

百合+莲子

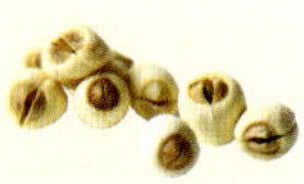

莲子益肾涩精、养心安神，百合美容养颜、清热凉血。二者煲汤对于肺燥、肺热或肺热咳嗽、热病后余热未清、心烦口渴等病症有一定的食疗作用。

★补肺说法

百合具有养阴润肺、清心安神的功效，常用于阴虚久咳、痰中带血、虚烦惊悸、失眠多梦、精神恍惚等症。《本草纲目拾遗》还指出，百合能清痰火，补虚损。现代研究也表明，百合同时可以提高人体免疫力、增强机体活力。

★食用建议

百合以鳞片均匀、肉厚、色黄白、质硬、筋少，无黑片为佳。鲜百合的贮存要掌握“干燥、通气、阴凉、遮光”的原则。

★特别说明

百合性寒凉，脾胃虚寒者忌服。

百合这样吃

木耳炒百合

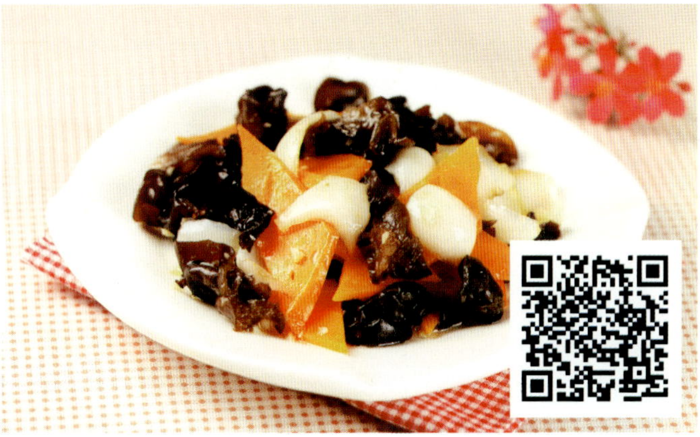

小贴士

本品滋阴润肺、补气养血，对于肺热咳嗽、肺燥干咳等有食疗作用。

原料：水发木耳50克，鲜百合40克，胡萝卜70克，姜片、蒜末、葱段各少许

调料：盐、鸡粉、料酒、生抽、水淀粉、食用油各适量

制作：

1.胡萝卜洗净切片，洗好的木耳切小块，锅中注水烧开，加入盐、胡萝卜片、木耳、食用油，煮至食材断生，捞出待用。

2.用油起锅，放入姜片、蒜末、葱段爆香，倒入百合、料酒，倒入焯煮好的食材，翻炒至食材熟透。

3.转小火，加入盐、鸡粉，淋入生抽，倒入水淀粉，翻炒至食材入味，关火后盛出，装在盘中即成。

百合这样吃

莴笋炒百合

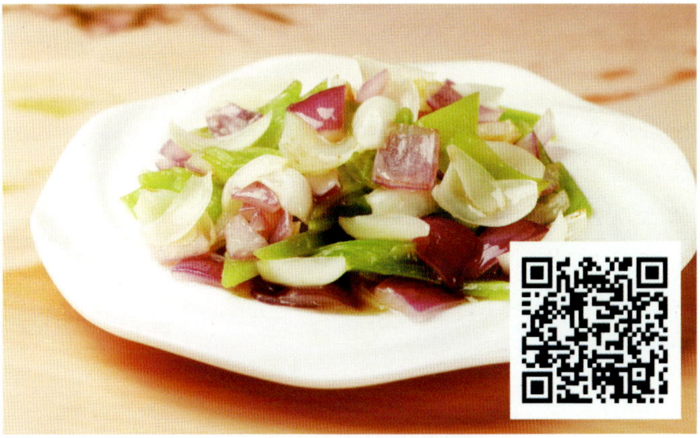

小贴士

百合清火润肺，莴笋清热解毒，两者搭配能滋阴补血，适合秋天食用。

原料：莴笋150克，洋葱80克，百合60克

调料：盐3克，鸡粉、水淀粉、芝麻油、食用油各适量

制作：

1.洋葱去皮、洗净切块，莴笋去皮切成片。

2.锅中注水烧开，加入盐、食用油、莴笋片，略煮片刻，放入百合，再煮约半分钟，至食材断生后捞出，待用。

3.用油起锅，放入洋葱块、莴笋片、百合、盐、鸡粉，倒入水淀粉勾芡，淋入芝麻油，快速翻炒至食材熟软、入味；关火后将炒好的食材盛入盘中，摆好即成。

杏仁

止咳平喘、润肠通便

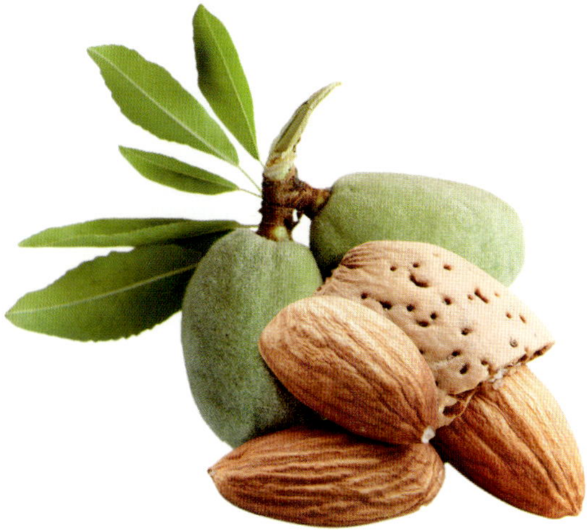

性味归经

性温，味苦。
归肺、大肠经。

相宜搭配

✅ 杏仁+牛奶

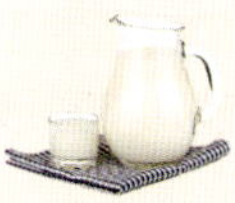

二者磨浆饮用，有滋润皮肤的功效，可以使肌肤光滑细致、白嫩有弹性。

✅ 杏仁+菊花

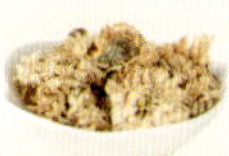

菊花散风清热、平肝明目，二者搭配泡茶饮，具有疏风散热、宣肺止咳的功效。

★补肺说法

杏仁具有止咳平喘、润肠通便的功效，对于外感咳嗽、痰喘、喉痹、肠燥便秘有较好的疗效。《医学启源》记载，杏仁能“除肺中燥，治风燥在于胸膈”。杏仁可以与麻黄、桑叶、菊花、甘草等配伍使用，共同达到止咳平喘的作用。

★食用建议

生活中人们经常将杏仁与巴旦木相混淆。杏仁的核面光滑，边缘有沟纹，外壳是坚硬的木质，而巴旦木的外壳有明显的蜂巢状孔纹，呈长圆锥形，粒形较大。杏仁可入药，而巴旦木仅为零食。杏仁味苦，属性微温，有润肺润肠的功效；巴旦木中含有维生素E和抗氧化物质，有美容养颜的作用。

★特别说明

①本品有小毒，用量不宜过大，孕妇及婴儿慎用。

② 杏仁性温，且有润肠之效，故阴虚咳嗽及大便溏泄者忌服。

杏仁这样吃

杏仁苦瓜

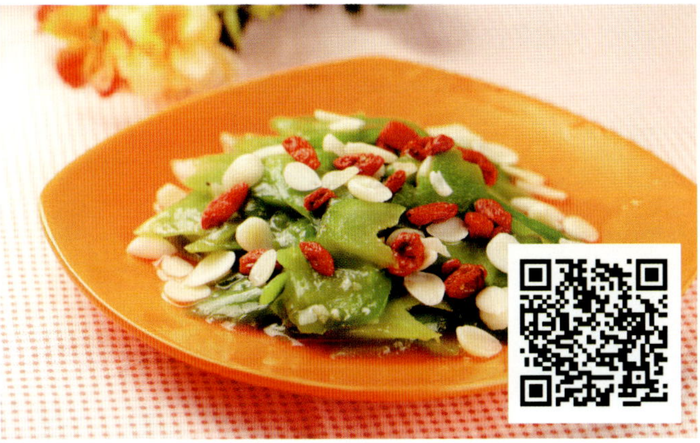

小贴士

本品明目解毒、利尿凉血、止咳平喘、润肠通便，对于秋季燥咳有一定的食疗作用。

原料： 苦瓜180克，杏仁20克，枸杞10克，蒜末少许

调料： 盐2克，鸡粉、食粉、水淀粉、食用油各适量

制作：

1.将洗净的苦瓜切开去籽，改切成片；锅中注水烧开，放入杏仁，略煮片刻捞出，将枸杞放入沸水锅中，焯煮片刻，捞出待用。

2.锅中加入食粉、苦瓜，煮至八成熟，关火，捞出待用。

3.另起锅，注油烧热，倒入蒜末、苦瓜、鸡粉、盐、水淀粉，快速翻炒匀，关火，盛出炒好的苦瓜，装入盘中，再放上杏仁、枸杞即成。

杏仁这样吃

杏仁拌茼蒿

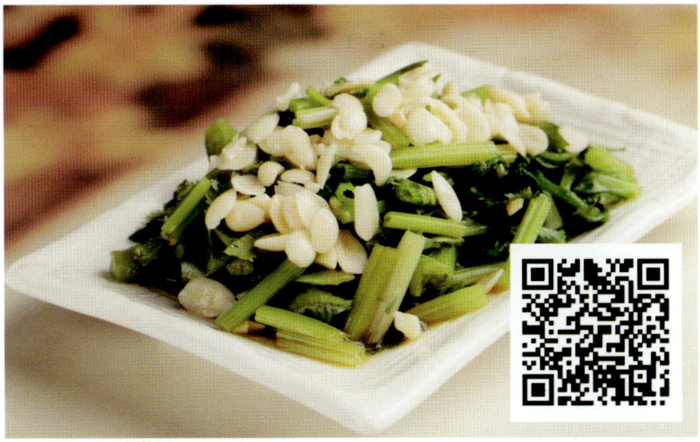

小贴士

本品润肠通便、通利小便，同时可以治疗咳嗽痰多、烦热不安等症。

原料： 茼蒿200克，芹菜70克，香菜20克，杏仁30克，蒜末少许

调料： 盐、陈醋、白糖、芝麻油、食用油各适量

制作：

1.洗净的茼蒿、芹菜切段，香菜切去根部，切段。

2.锅中注水烧开，加入盐、食用油、杏仁，煮半分钟至其断生，捞出待用；将芹菜倒入沸水锅中，加入茼蒿，煮半分钟，捞出备用。

3.把芹菜和茼蒿装入碗中，加入香菜、蒜末、盐、陈醋、白糖、芝麻油，拌匀调味，盛出装入盘中，放上备好的杏仁即可。

枇杷

生津止渴、润肺止咳

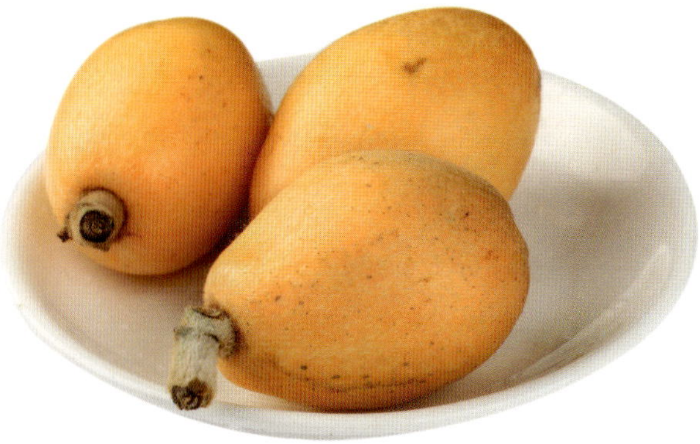

性味归经

性凉，味甘酸。
归脾、肺、肝经。

相宜搭配

✔ 枇杷+蜂蜜

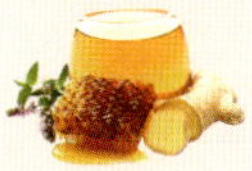

二者搭配具有化痰和胃、利尿清热等功效，可用于治疗顽固性咳嗽。

✔ 枇杷+秋梨

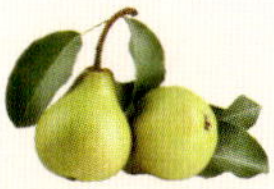

二者搭配具有润肺清燥、止咳化痰、养血生肌的功效，尤其适合秋燥所致的干咳少痰、口燥咽干等症。

★补肺说法

枇杷具有润肺、止渴、下气的作用，对于肺痿咳嗽、衄血、燥渴、呕逆等症有一定的疗效。《滇南本草》明确记载，枇杷可以“治肺痿痨伤吐血，咳嗽吐痰，哮吼。现代医学研究表明，枇杷中含有苦杏仁苷，能够润肺止咳、祛痰，可用于治疗各种咳嗽。

★食用建议

枇杷核中含有氰苷类物质，在食用时一定要去核。误食枇杷核后，其可能在酶的作用下分解释放出氢氰酸而导致中毒。氢氰酸被吸收后与组织细胞中的含铁呼吸酶结合，导致缺氧，进而使呼吸及血管运动中枢功能受损。

★特别说明

①《随息居饮食谱》指出：“多食助湿生痰，脾虚滑泄者忌之。”

②枇杷偏凉，脾胃虚寒者不宜多食。

枇杷这样吃

枇杷虫草花老鸭汤

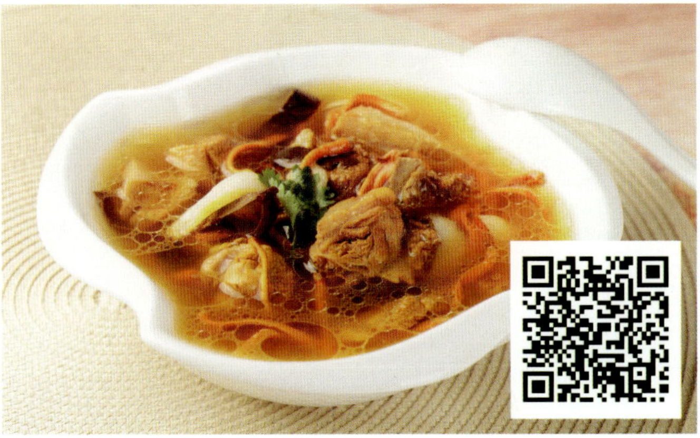

小贴士

本品对于肺肾两虚所致的喘咳短气、免疫力低下等有食疗作用。

原料： 鸭肉500克，虫草花30克，百合40克，枇杷叶7克，南杏仁25克，姜片25克

调料： 盐、鸡粉、料酒各适量

制作：

1.洗净的鸭肉斩成小块，备用，锅中注入适量清水，大火烧热，放入鸭块、料酒，煮至沸，汆去血水，捞出待用。

2.砂锅中注水烧开，倒入鸭块、枇杷叶、百合、南杏仁、姜片、虫草花、料酒，烧开后用小火炖1小时，至食材熟透。

3.放入盐、鸡粉，撇去汤中浮沫，煮至入味，将炖好的汤料盛出，装入碗中即可。

枇杷这样吃

红枣酿枇杷

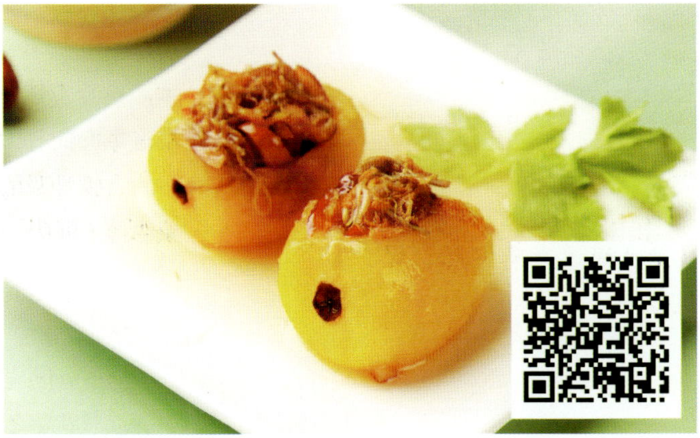

小贴士

本品润肺止咳、利尿清热，同时能调理脾胃。

原料： 枇杷120克，红枣25克，蜜枣30克，糖桂花15克

调料： 白糖、水淀粉各适量

制作：

1.洗净的枇杷去除头尾，对半切开，去除果皮、果核，制成枇杷盏；洗好的红枣切开去核，将果肉切碎，蜜枣切取果肉，切碎待用。

2.取一个小碗，倒入红枣、蜜枣、白糖，制成馅，取蒸盘，放入枇杷盏，填入馅料；蒸锅上火烧开，放入蒸盘，中火蒸约15分钟至熟，取出蒸盘待用。

3.锅中注水烧开，倒入糖桂花、白糖、水淀粉搅匀；关火后盛出味汁，浇在枇杷盏上即可。

白果

敛肺定喘、止带缩尿

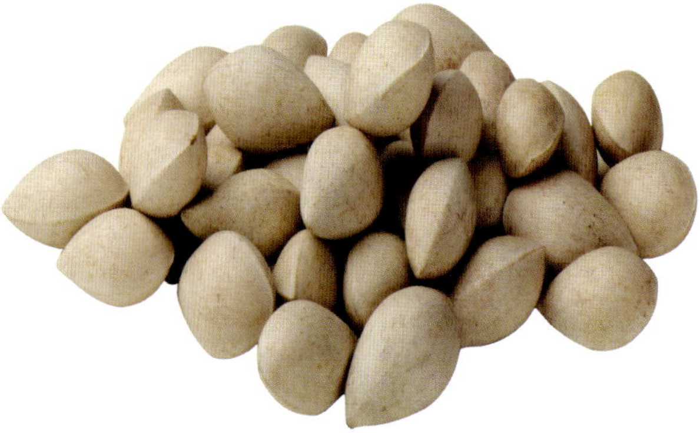

性味归经

性平，味甘、苦、涩。
归肺、肾经。

相宜搭配

✔ 白果+芹菜

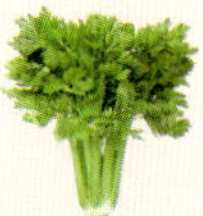

白果敛肺定喘、止带浊、缩小便，与芹菜搭配能滋阴润肺，同时可以促进肠胃蠕动，加速新陈代谢。

✔ 白果+鸡肉

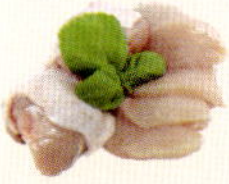

白果有润肺定喘、涩精止带的作用，与鸡肉搭配食用，化痰止咳、补虚损的功效更为显著。

★补肺说法

白果具有敛肺气、定喘嗽、止带浊、缩小便的功效，对于哮喘、痰嗽、白带、白浊、遗精、淋病、小便频数等症有一定的疗效。《本草再新》还认为白果可以“补气养心，益肾滋阴，止咳除烦，生肌长肉”。白果中含有的白果酸等有抑菌和杀菌作用，可用于治疗呼吸道感染性疾病。

★食用建议

白果的毒性成分能溶于水，加热可被破坏，故本品熟用毒性小，若作为食品，应去种皮、胚芽，浸泡半天以上，煮熟后才可食用，但也不能过量。

★特别说明

白果有一定的收敛作用，故有实邪者忌服。

白果这样吃

白果鸡丁

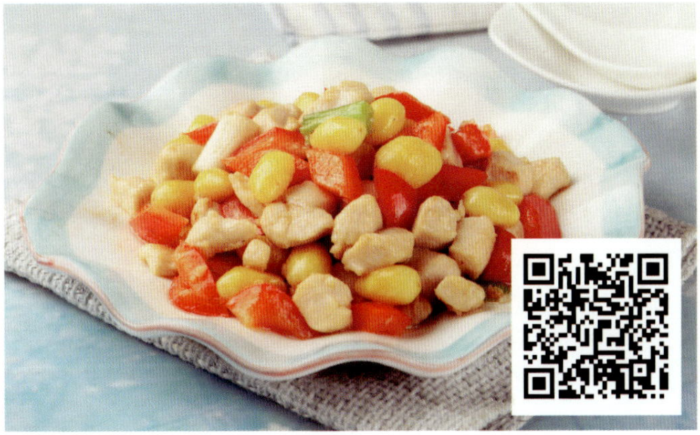

小贴士

本品补中益气、化痰止咳，对于慢性气管炎、肺心病等有保健作用。

原料：鸡胸肉300克，彩椒60克，白果120克，姜片、蒜末、葱段各少许

调料：盐、鸡粉、水淀粉、生抽、料酒、食用油各适量

制作：

1.洗净的彩椒切块，鸡胸肉切丁，装入碗中，放入盐、鸡粉、水淀粉、食用油，腌渍10分钟。

2.锅中注水烧开，加入盐、食用油、白果，煮半分钟，加入彩椒块，煮半分钟，捞出备用。

3.热锅注油，烧至四成热，倒入鸡肉丁，炸至变色，捞出，锅底留油，放入姜片、蒜末、葱段、白果、彩椒、鸡肉丁，淋入料酒，大火翻炒匀，加入盐、鸡粉、生抽、水淀粉，快速翻炒均匀，关火后盛出炒好的菜肴，装入盘中即可。

白果这样吃

白果桂圆炒虾仁

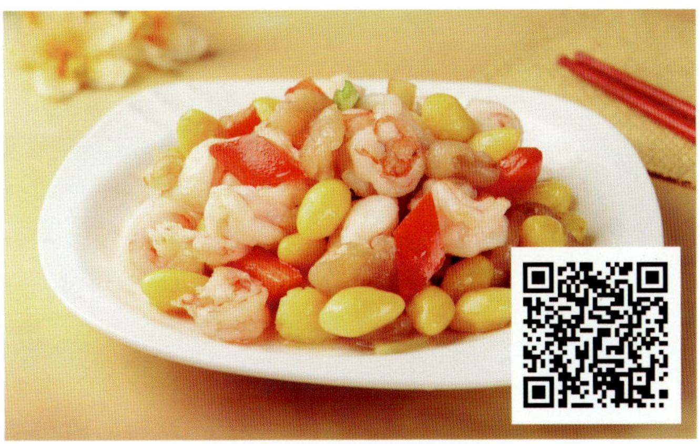

小贴士

本品补益气血、止咳平喘，对失眠、心悸、神经衰弱、贫血有较好的疗效。

原料：白果150克，桂圆肉40克，彩椒60克，虾仁200克，姜片、葱段各少许

调料：盐、鸡粉、胡椒粉、料酒、水淀粉、食用油各适量

制作：

1.洗净的彩椒切丁，虾仁去虾线装入碗中，加入盐、鸡粉、胡椒粉、水淀粉、食用油，腌渍至入味。

2.锅中注水烧开，加盐、食用油、白果、桂圆肉，煮1分钟，放入彩椒，煮至食材断生，捞出待用；把虾仁倒入沸水锅中，煮至变色，捞出备用。

3.热锅注油，放入虾仁，滑油片刻捞出，锅底留油，放入姜片、葱段、白果、桂圆、彩椒、虾仁、料酒，加入鸡粉、盐、水淀粉，翻炒至食材熟透；关火后盛出菜肴，装入盘中即可。

猪肺

补肺虚、止咳嗽

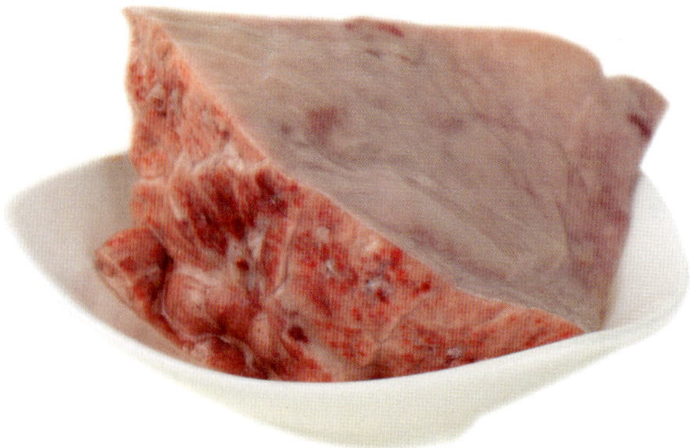

性味归经

性平，味甘。
归肺经。

相宜搭配

猪肺+雪梨

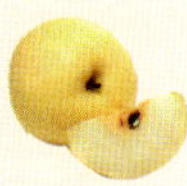

雪梨润肺生津、清热化痰，猪肺治肺虚咳嗽，合而为汤，既可清肺之燥热，又可补肺之不足，既可镇咳，又可祛痰，共奏清燥润肺、化痰止咳之功。

猪肺+杏仁

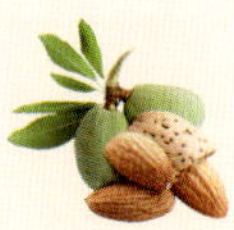

杏仁止咳平喘，与猪肺一起煲汤饮用，可用于肺虚咳嗽、咯血等病症。

★补肺说法

猪肺具有补肺止咳的功效，对于肺虚咳嗽、咯血有一定的食疗作用，《本草纲目》认为猪肺可“疗肺虚咳嗽、嗽血”。现代研究表明，猪肺中含有大量人体所必需的营养成分，包括蛋白质、脂肪、钙、磷、铁、烟酸以及维生素B_1、维生素B_2等，适量食用对肺部保健有一定的作用。

★食用建议

猪肺食用前要先将猪肺气管对着水龙头灌水，待肺膨胀后用手使劲挤，将灌进去的水通过小气管挤出来，重复几次；再将猪肺切片，放少许面粉和水，用手反复揉搓，将猪肺的附着物搓掉，然后用清水冲洗；倒清水淹过猪肺片，再加适量白醋浸泡15分钟；烧开水，放入猪肺片煮5分钟，将肺内脏物逼出。

★特别说明

适宜一般人群，尤适宜肺虚久咳、肺结核、肺痿咯血者食用。

猪肺这样吃

猪肺冬瓜汤

小贴士

本品具有补肺止咳之功效，对于虚证引起的咳嗽有一定的食疗效果。

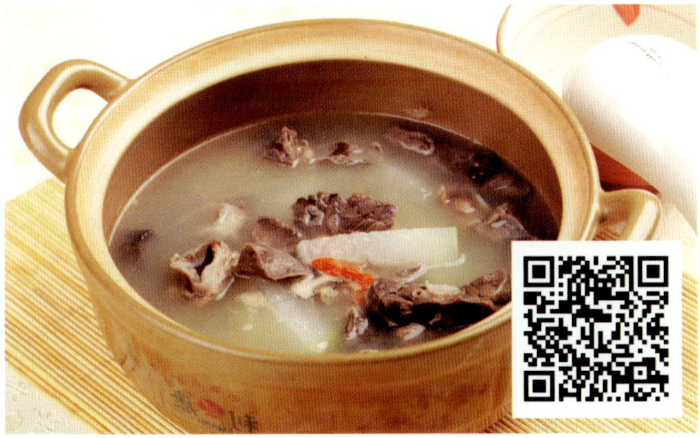

原料： 猪肺200克，冬瓜200克，姜片少许

调料： 盐2克，胡椒粉、鸡粉各少许，料酒3毫升

制作：

1.冬瓜洗净去皮切块，猪肺洗净切块。

2.锅中注水烧开，倒入猪肺，搅拌匀，煮约1分钟，捞出待用。

3.砂锅中注水烧开，撒上姜片，倒入猪肺、冬瓜块、料酒，用大火烧开，转小火续煮约30分钟，至全部食材熟透，加入盐、鸡粉、胡椒粉，煮片刻至入味，关火后取下砂锅即成。

猪肺这样吃

杏仁猪肺粥

小贴士

本品能提高人体免疫力，补虚止咳，可用于治疗肺虚咳嗽、久咳咯血等症。

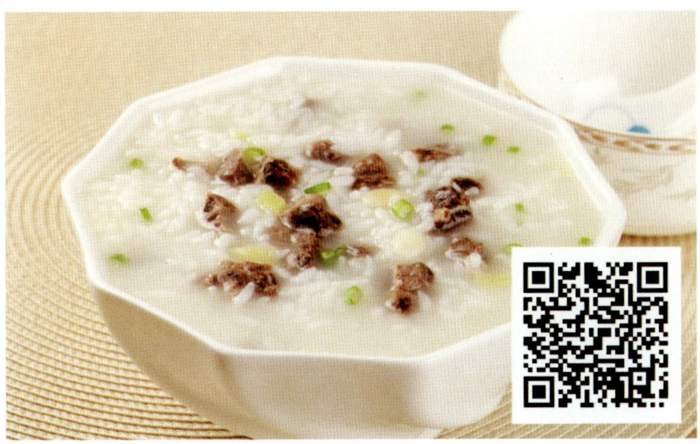

原料： 猪肺150克，北杏仁10克，水发大米100克，姜片、葱花各少许

调料： 盐、鸡粉、芝麻油、料酒、胡椒粉各适量

制作：

1.猪肺切块,放入清水中，加盐，抓洗干净；锅中注水烧开，加入料酒、猪肺，略煮片刻，捞出，装入碗中待用。

2.砂锅中注水烧开，放北杏仁、大米，烧开后用小火煮30分钟，至大米熟软。

3.倒入猪肺、姜片，用小火续煮20分钟，至食材熟透，放入鸡粉、盐、胡椒粉、芝麻油、葱花，搅拌匀；将煮好的粥盛出，装入碗中即可。

冬养肾一最好的时节养养肾

冬季最是养肾时

四季之中，肾对应的季节是冬天。冬天是讲究闭藏的季节，正如中医经典《黄帝内经•四气调神大论》所说：“冬三月，此谓闭藏，水冰地坼，无扰乎阳，早卧晚起，必待日光，使志若伏若匿，若有私意，若已有得，去寒就温，无泄皮肤，使气亟夺，此冬气之应，养藏之道也。逆之则伤肾，春为痿厥，奉生者少。”肾主藏，冬天养肾的关键就是养藏，如果违逆了这一规律，不注意潜藏肾气，则很容易伤肾。

冬三月草木凋零，兽藏虫伏，万物闭藏，五脏之中，肾作为主藏的脏腑，藏有充足的精气，来年的身体才能健康。若肾脏虚弱，则无法调节机体适应严冬的变化，更无法为第二年春季的到来提供物质基础。

冬季养肾要“无扰乎阳”，就是要保护阳气，使之不轻易耗散，如冬天就不宜做剧烈运动，否则汗出过多就会耗伤阳气；另外，还要主动“去寒就温”，寒与肾相应，最易耗伤肾的阳气，肾与膀胱互为表里，膀胱经脉行于背部，寒邪入侵，首当其冲，因此要特别注意背部保暖，可穿件棉背心或毛背心，以护肾阳。

进入冬季以后，“早卧晚起，以待日光”是养生的重要方面，其意义是说人们在寒冷的冬天，一定要早睡晚起。早睡以养人体阳气，保持温热的身体。起床时间最好在太阳出来以后，这时人体阳气迅速上升，此时起床，则头脑清醒、机智灵敏。

冬天养肾不仅能增强人体抵御寒冷的能力，还可提高人体免疫力和抗病力，延缓衰老。冬季肾脏机能正常，可调节机体适应严冬的变化，否则，会使新陈代谢失调而引发疾病。

冬季养肾饮食攻略

我国民间自古就有“三九补一冬，来年无病痛”的说法，现代医学也认为，冬季天气寒冷，机体的生理功能处于抑制、减低的状态，适当的进补，可以让人体吸收、存储必要的营养物质，从而更好地抵抗严寒并增强体质，特别对于中老年人十分重要。对于冬季的养肾饮食，需要注意以下4点。

①冬天可适当食用一些羊肉、狗肉等补肾壮阳之品，这对素体虚寒、阳气不振者尤其有益。明代著名医家张景岳有句名言：“善补阳者，必于阴中求阳；善补阴者，必于阳中求阴。”对于兼有肾精亏虚而阴阳并衰的中老年人，可配食甲鱼、熟地等养阴之品，以求阴阳平衡。

②黑色与肾相通应，冬天宜适当食“黑”，如黑米、黑豆、黑芝麻、黑木耳、黑枣、乌鸡等食物。另外，不少坚果也具有补肾的功效，如核桃、板栗、松子、榛子等，冬天食用正合时宜。

③咸味入肾，适当食咸有补肾的功效，但是不可过度，否者会适得其反，如《黄帝内经》所说：“多食咸，则脉凝泣而色变。”意思是说如果咸味吃多了，就会使脉络不通而导致脸色发黑。对于有肾病的患者，更应限制食盐量。

④避免黏硬、生冷的食物，冬季吃这类食物易损伤脾胃。食物过寒，容易刺激脾胃，影响肠胃的正常运化功能，有损人体健康，因此，冬季饮食宜温热松软。

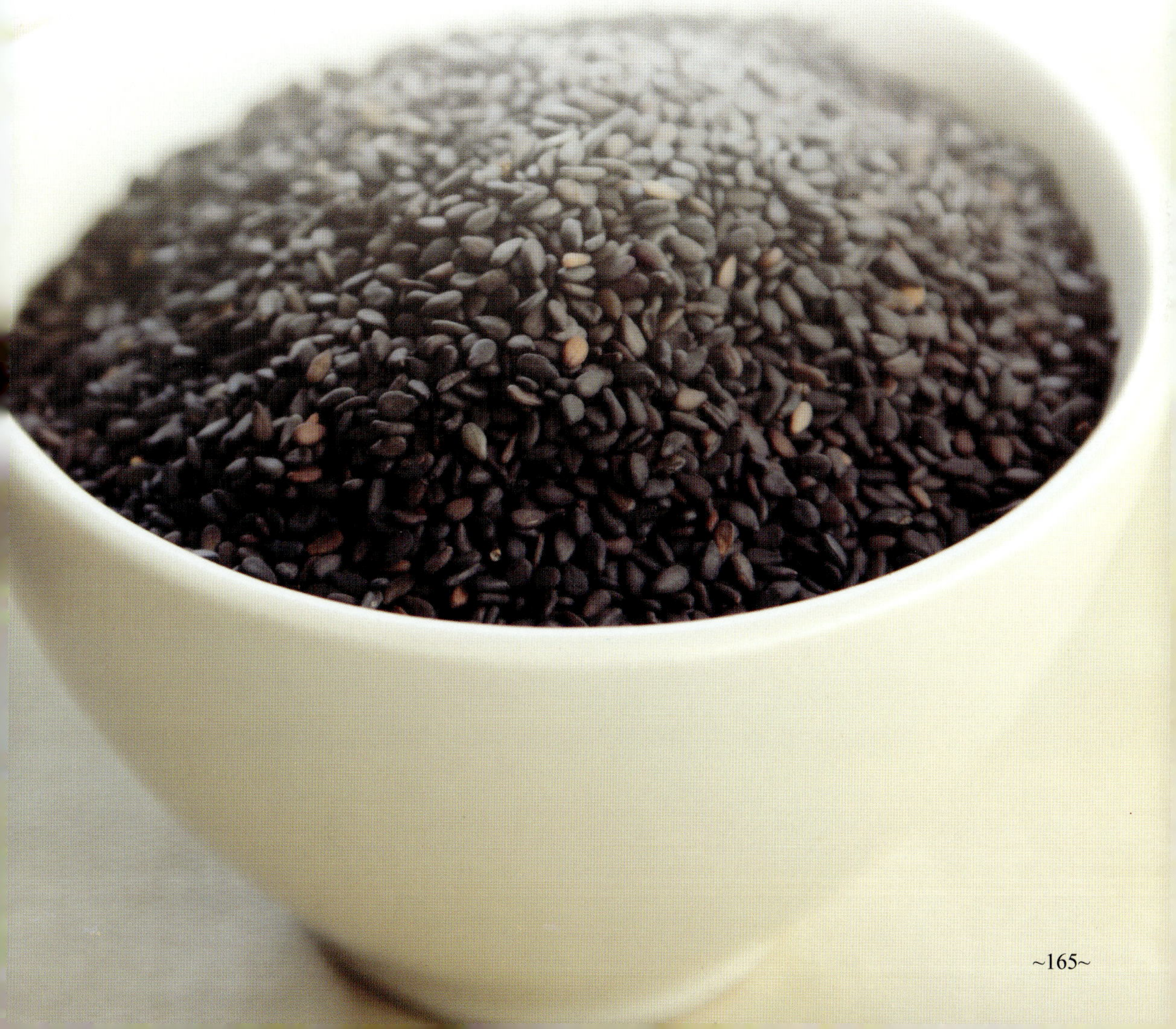

黑米

健脾益胃、滋阴补肾

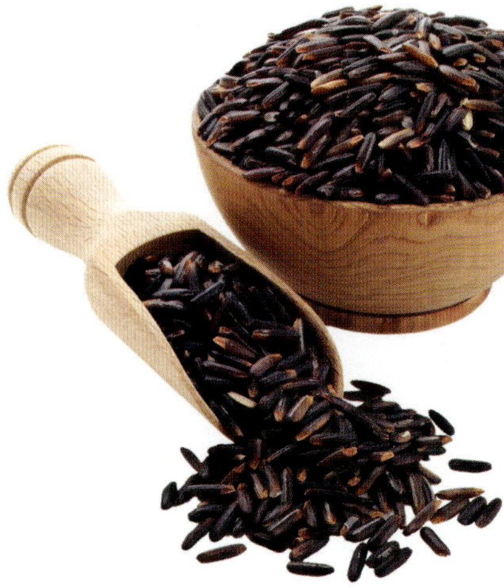

性味归经

性平，味甘。
归脾、胃、肾经。

相宜搭配

莲子+黑米

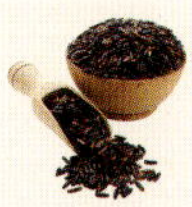

黑米滋阴补肾，莲子健脾止泻，二者同食，可达到补脾益肾、丰肌润发的功效。

黑米+栗子

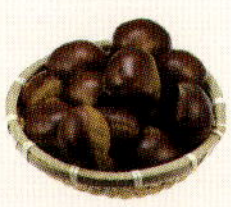

二者均有滋补肝肾、润发养颜的功效，搭配食用能乌发润肤、补脑益智。

★补肾说法

黑米有开胃益中、健脾益气、补精明目的功效，对于少年白发、妇女产后虚弱、病后体虚以及贫血、肾虚等均有很好的补养作用。

★食用建议

黑米不易煮烂，可以先浸泡一夜再煮。黑米粥若煮不烂，则大多数招牌营养素不能溶出，而且多食后易引起肠胃不适，对消化功能较弱的孩子和老弱病者更是如此。因此，消化不良的人不要吃未煮烂的黑米。

★特别说明

由于黑米的黑色集中在皮层，胚乳仍为白色，选购时要注意，可将米粒外面皮层全部刮掉，观察米粒是否呈白色，若不是呈白色，则极有可能是人为染色黑米。

黑米这样吃

无花果红薯黑米粥

小贴士

本品促进肠胃蠕动，健脾益气，适合脾虚便秘者食用。

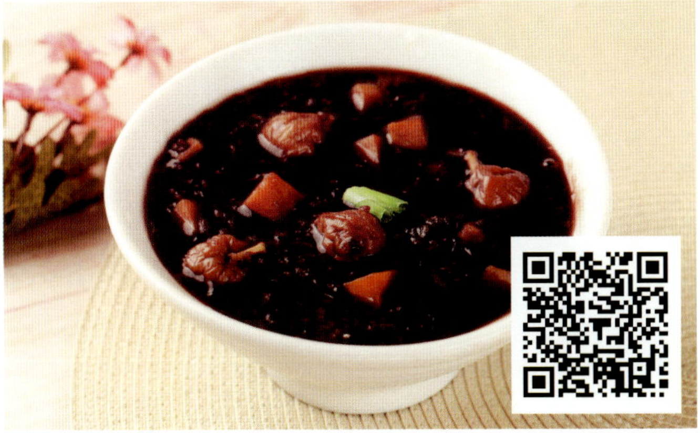

原料： 红薯300克，水发大米100克，水发黑米70克，无花果35克

制作：

1.红薯洗净去皮切小丁块，备用。

2.砂锅中注水烧热，放入无花果、大米、黑米，煮沸后用小火煮约30分钟，至米粒变软。

3.倒入红薯丁，用小火续煮约10分钟，至食材熟透，再煮片刻，关火后盛出，装入汤碗中，即可。

黑米这样吃

桂圆花生黑米糊

小贴士

此粥健脾补肾、养血益气，尤其适合女性朋友食用。

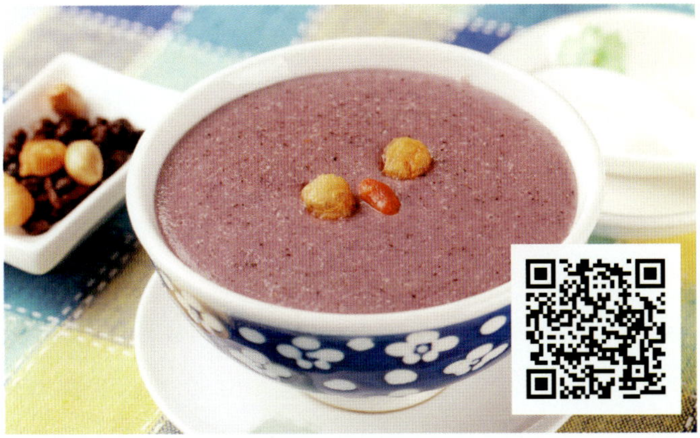

原料： 水发大米120克，水发花生米90克，水发黑米80克，桂圆肉25克

调料： 白糖20克

制作：

1.取榨汁机，把大米、花生、黑米倒入搅拌杯中，加入纯净水，搅成浆汁，倒入碗中，待用。

2.砂锅中注水，放入桂圆肉，烧开后用小火煮约10分钟，至桂圆熟软，加入白糖、米浆。

3.搅拌均匀，烧开后用小火煮约8分钟，至米糊黏稠，关火后盛出煮好的米糊，装入碗中即可。

黑豆

健脾益肾、利水下气

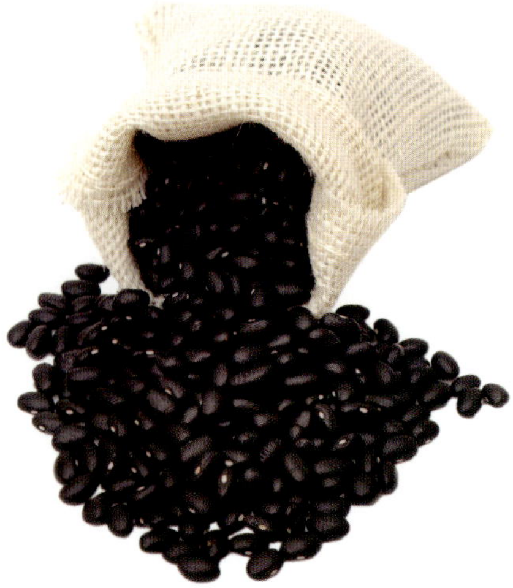

性味归经

性平，味甘。
归脾、肾经。

相宜搭配

✔ 黑豆+红枣

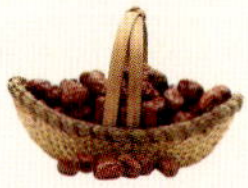

黑豆有补肾活血的功效，红枣有补中益气的功效，二者搭配食用补肾养血的功效更强。

✔ 黑豆+鲤鱼

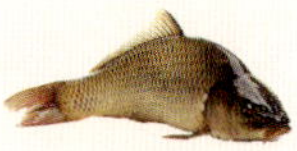

二者搭配煲汤食用，具有补肾健脾、补血催乳的功效，尤其适合产后乳少的妇女食用。

★补肾说法

黑米具有健脾益肾、活血利水、祛风解毒的功效。据《本草汇言》中记载，黑豆煮汁饮，能润肾燥，止盗汗。黑豆中还含有核黄素、黑色素，有防老抗衰、增强活力、美容驻颜的功效。

★食用建议

选购黑豆时应注意，以豆粒完整、大小均匀、颜色乌黑者为好，由于黑豆表面有天然的蜡质，会随存放时间的长短而逐渐脱落，所以表面有研磨般光泽的黑豆不要选购。食用时，不宜将皮去掉，其富含花青素，能够清除体内自由基。

★特别说明

①黑豆适合脾虚水肿、小儿夜间遗尿、老人肾虚耳聋、白带频多等患者食用。

②不宜过多食用炒熟的黑豆，主要由于其热性大，多食易上火，尤其是小儿不宜多食。

黑豆这样吃

黑豆乌鸡汤

小贴士

黑豆滋肝补肾、活血补血，搭配乌鸡，能起到补血益肾、养心安神的效果。

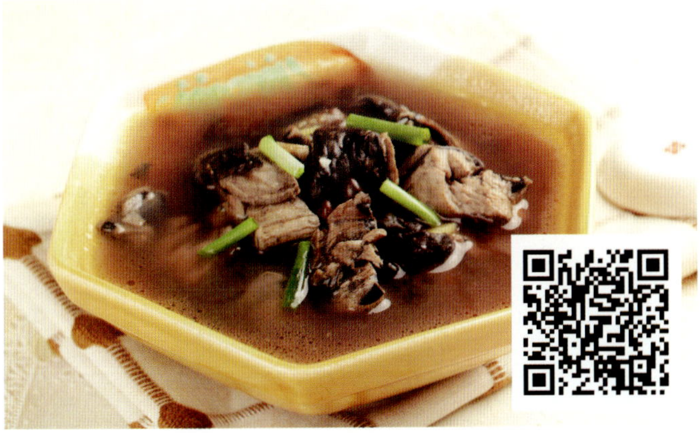

原料： 乌鸡肉250克，水发黑豆70克，姜片、葱段各少许

调料： 盐3克，鸡粉3克，料酒4毫升

制作：

1.将洗净的乌鸡肉切成小块，锅中注水烧开，倒入鸡块，煮1分钟，汆去血水，捞出待用。

2.砂锅中注水，倒入黑豆，用大火烧开，放入乌鸡肉、姜片，加料酒，烧开后用小火炖30分钟至鸡肉熟透。

3.放入盐、鸡粉，拌匀调味，将煮好的汤料盛出，装入碗中，放上葱段即可。

黑豆这样吃

黑豆花生牛奶

小贴士

本品经常食用可以补益肝肾，改善脱发、须发早白等症状。

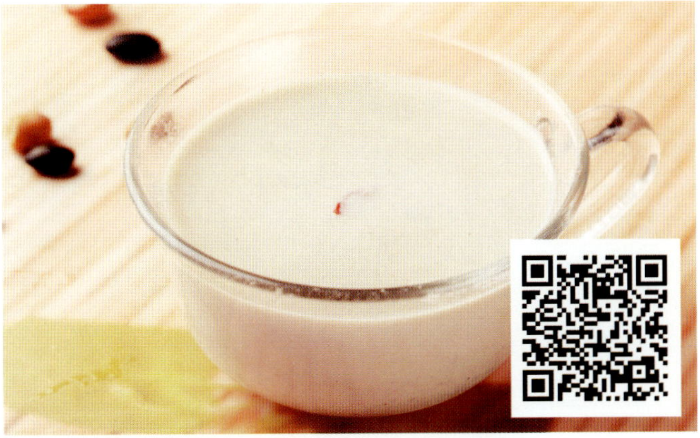

原料： 水发黑豆、水发花生米各100克，牛奶150毫升

调料： 白糖6克

制作：

1.取榨汁机，倒入黑豆、花生米，注入矿泉水，盖好盖子，通电后选择“榨汁”功能，搅拌至材料成细粉状，即成生豆浆。

2.砂锅上火烧热，倒入牛奶、生豆浆，大火煮约1分钟。

3.待汁水沸腾，加入白糖，续煮片刻，至糖分完全溶化，再掠去浮沫，关火后盛出煮好的黑豆花生牛奶，装入杯中即成。

黑芝麻

补益肝肾、润肠通便

性味归经

性平，味甘。
归肝、肾、大肠经。

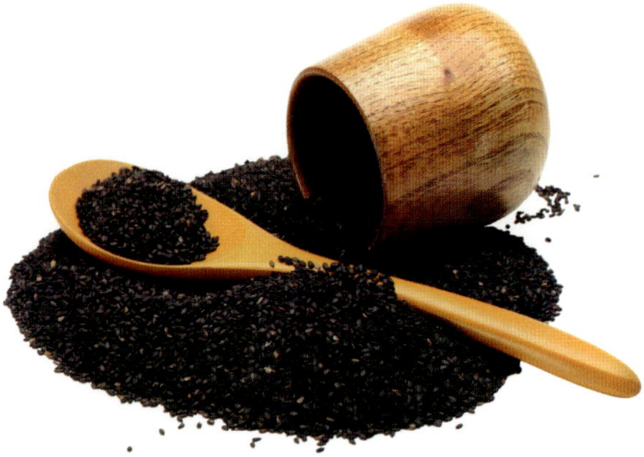

相宜搭配

黑芝麻+桑葚

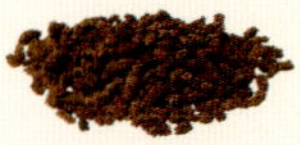

二者煮粥同食，可补肝肾、润五脏、清虚火，常服可治病后虚羸、须发早白、虚风眩晕等症。

黑芝麻+核桃

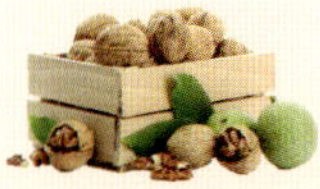

黑芝麻中的维生素E可延缓衰老，核桃有很好的补脑益智的作用，二者搭配，可增强智力，抗衰老。

★补肾说法

黑芝麻具有补肝肾、益精血、润肠燥的功效。《神农本草经》中记载，芝麻主治“伤中虚羸，补五内、益气力、长肌肉、填精益髓”，一直被认为是补肾益精的佳品。现代研究发现，黑芝麻含有丰富的维生素E，具有抗衰老作用。

★食用建议

品质好的芝麻色泽鲜亮、纯净；大而饱满，皮薄，嘴尖而小。其外皮营养丰富，食用时宜将其碾碎，更有助于营养的吸收。

★特别说明

患有慢性肠炎、便溏腹泻的患者忌食，可能加重病情，不利于身体的恢复。

黑芝麻这样吃

核桃黑芝麻酸奶

小贴士

核桃养血安神、补肾养阳，对于肾虚引起的腰膝冷痛、遗精滑精等有防治作用。

原料： 酸奶200克，核桃仁30克，草莓20克，黑芝麻10克

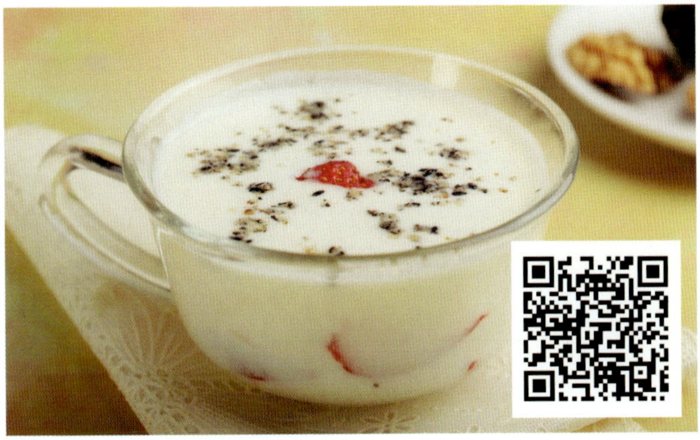

制作：

1.将洗净的草莓切小块，锅置火上烧热，放入黑芝麻，中小火翻炒匀，至其散出香味，关火后盛出待用。

2.取备好的杵臼，倒入核桃仁，用力压碎，放入黑芝麻，再碾压至食材呈粉末状。

3.将捣好的食材倒出，装入盘中，即成核桃粉，待用；另取玻璃杯，放入草莓，倒入酸奶，再均匀地撒上核桃粉即可。

黑芝麻这样吃

黑芝麻花生豆浆

小贴士

本品可以提高人体免疫力、润肠通便、促进排毒。

原料： 黄豆50克，花生米30克，黑芝麻30克

调料： 冰糖适量

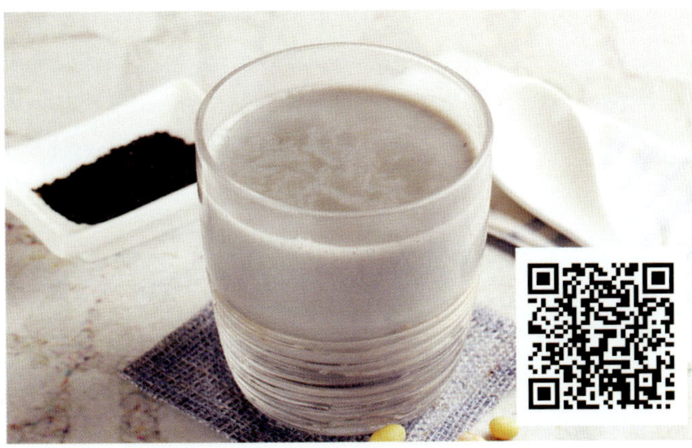

制作：

1.将已浸泡8小时的黄豆倒入碗中，放入花生米、清水，搓洗干净，倒入滤网，沥干水分。

2.把黄豆和花生倒入豆浆机中，放入黑芝麻、冰糖、清水，至水位线即可。

3.盖上豆浆机机头，开始打浆，约15分钟，即成豆浆，断电，取下机头。

4.把煮好的豆浆倒入滤网，滤取豆浆，倒入杯中，用汤匙捞去浮沫，即可饮用。

板栗

补肾气、强筋骨

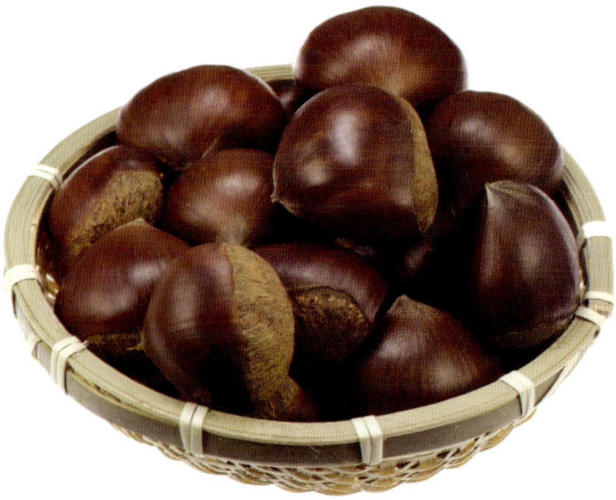

性味归经

性温，味甘。
归脾、胃、肾经。

相宜搭配

✔ 板栗+鸡肉

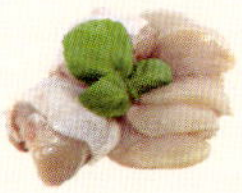

鸡肉温中益气、补精填髓，二者炒食，健脾益肾，适用于肾虚腰酸腿痛、小便频繁、脾肾虚寒、慢性腹泻等病症。

✔ 板栗+大米

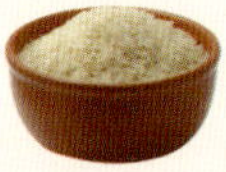

板栗与大米熬粥食用，能健运脾胃、补肾强筋骨，尤其适合老年人机能退化所致的胃纳不佳、腰膝酸软无力。

★补肾说法

板栗具有养胃健脾、补肾强筋、活血止血的功效。据《名医别录》中记载，板栗“主益气，厚肠胃，补肾气，令人忍饥”，对肾虚有良好疗效，故有“肾之果”之称。

★食用建议

食用板栗最好在两餐之间食用，或做在饭菜里吃，最好不要饭后大量吃。这是因为栗子含淀粉较多，饭后吃容易摄入过多的热量，不利于保持体重。另外，如果生栗子表面看起来颜色光亮，深如巧克力，则为陈年板栗，新鲜的板栗颜色稍浅，表面像覆了一层薄粉。

★特别说明

板栗生食难化，熟食易滞气，脾虚消化力弱者以及湿热者不宜多食。

板栗这样吃

莴笋烧板栗

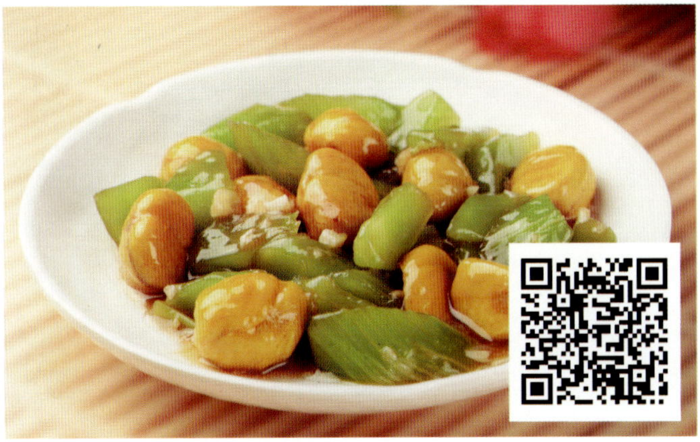

小贴士

莴笋利五脏，补筋骨，搭配板栗更能起到健脾益气、养血补肾的作用。

原料： 莴笋200克，板栗肉100克，蒜末、葱段各少许

调料： 盐、蚝油、水淀粉、芝麻油、食用油各适量

制作：

1.莴笋洗净去皮切块，锅中注水烧开，加入盐、食用油、板栗、莴笋块，煮至食材断生捞出。

2.用油起锅，放入蒜末、葱段、板栗、莴笋、蚝油、清水、盐，小火焖煮至食材熟透。

3.用大火收汁，倒入水淀粉，翻炒均匀，再淋入芝麻油，翻炒至食材入味，关火后盛出煮好的食材，装入盘中即成。

板栗这样吃

板栗燕麦豆浆

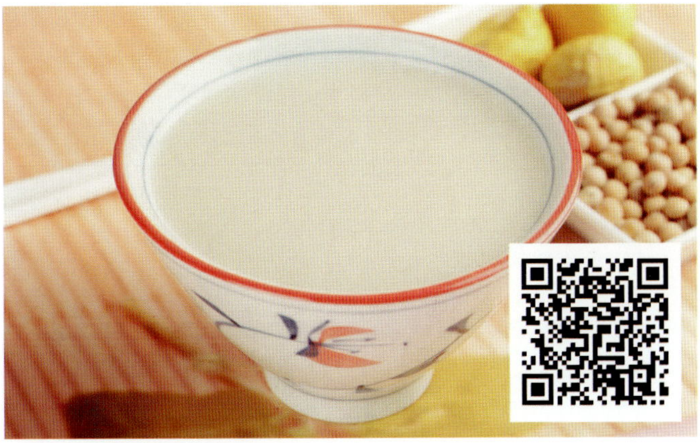

小贴士

本品补肾强筋，促进肠胃蠕动，常食可增强免疫力、抗衰老。

原料： 水发黄豆50克，板栗肉20克，水发燕麦30克

调料： 白糖适量

制作：

1.板栗肉切块，备用；把已浸泡8小时的黄豆倒入碗中，再放入清水，搓洗干净，放入滤网，沥干水分。

2.再倒入豆浆机中，加入板栗块、燕麦、清水，至水位线即可。

3.盖上豆浆机机头，启动豆浆机，约15分钟，即成豆浆，把榨好的豆浆倒入滤网，滤去豆渣，倒入碗中，加入白糖，搅拌均匀至其溶化即可。

乌鸡

平肝祛风、益肾养阴

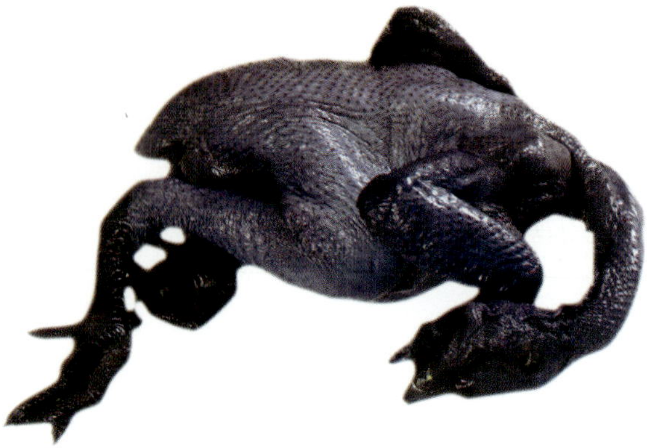

性味归经

性平，味甘。
归肝、肾经。

相宜搭配

乌鸡+黄芪

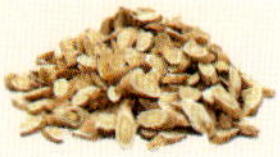

二者煲汤食用，可益气补血，能改善心肌供血，提高免疫力，而且能够延缓细胞衰老。

乌鸡+红枣

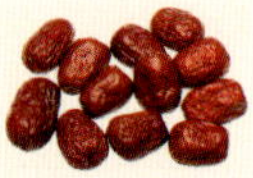

乌鸡和红枣一起炖食，有补益气血、滋补肾气、益肝明目的功效，适合久病体虚以及素体虚弱的人群食用。

★补肾说法

《本草再新》中记载，乌鸡“平肝祛风，除烦热，益肾养阴”，用于阴虚潮热、消渴、遗精、带下、久痢等症。现代医学认为，乌鸡对于病后、产后贫血者具有补血、促进康复的食疗作用。

★食用建议

炖煮乌鸡时，宜用砂锅小火慢慢炖煮，这样能使其所含的营养物质充分溶解出来，有利于人体充分吸收和利用。

★特别说明

①适合体虚血亏、肝肾不足、脾胃不健等患者食用。

②感冒发热、咳嗽多痰或湿热内蕴而见食少、腹胀者、有急性菌痢肠炎者忌食。

乌鸡这样吃

滑子菇乌鸡汤

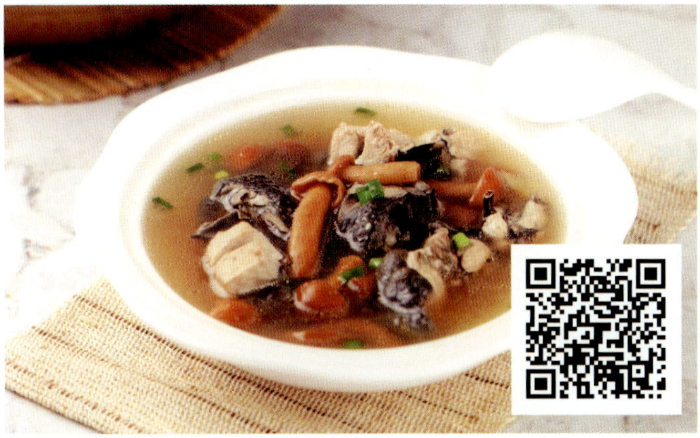

小贴士

本品补血益肾、养心安神，适合体虚血亏、肝肾不足者食用。

原料：乌鸡400克，滑子菇100克，姜片、葱花各少许

调料：料酒8毫升，盐2克，鸡粉2克

制作：

1.锅中注入适量水烧开，倒入乌鸡块，淋入料酒，煮至沸，汆去血水，捞出待用。

2.砂锅中注水烧开，倒入乌鸡，放入姜片、滑子菇、料酒，搅拌匀。

3.烧开后用小火煮40分钟，至食材熟透，放入盐、鸡粉，用勺拌匀调味；关火后盛出煮好的汤料，装入汤碗中，放入葱花即可。

乌鸡这样吃

夜交藤乌鸡煲

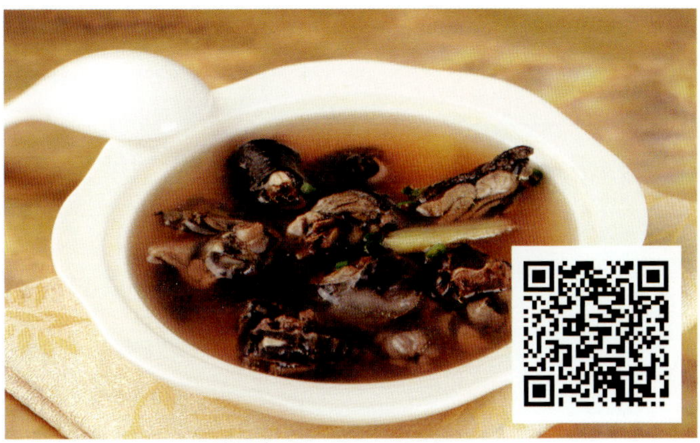

小贴士

夜交藤养心安神，乌鸡滋阴养肾、补肺益气，非常适合秋冬季节食用。

原料：乌鸡块400克，夜交藤20克，姜片、葱花各少许

调料：盐3克，鸡粉少许，料酒8毫升

制作：

1.取一个隔渣袋，放入夜交藤，系紧袋口，制成药材包待用。

2.锅中注水烧热，倒入乌鸡块、料酒，用大火煮约1分钟，汆去血水，捞出待用。

3.砂锅中注水烧开，放入药材包，倒入乌鸡块、姜片、料酒，煮沸后用小火煲煮约40分钟，至食材熟透，加入盐、鸡粉，转中火续煮片刻，至汤汁入味；关火后盛出煮好的乌鸡汤，装入碗中，撒上葱花即成。

四季养脾——补后天之脾，养先天之肾

四季都要养护后天之本

脾是气血生化之源，在五行属土，为后天之本，对于脾所对应的季节，明代医家张景岳在《类经》中谈道："脾胃皆属乎土……土为万物之本，脾胃为脏腑之本……此所以四时五脏，皆不可一日无土气也。"五脏都需要脾土为其供应气血，一日也不可缺少脾土的资助，可见脾土的养护当在四季的每一天。

在一年四季中，春季阳气升发，内应于肝，若阳气升发不畅或太过，都会对肝脏造成伤害，继而损伤脾胃，造成脾胃疾病。因此，春季养肝的同时也要护脾胃，在饮食上应做到"少酸增甘"，即少吃酸的食物，适当多吃甘味。夏季暑热多雨，暑热容易与湿邪相合，侵犯脾胃，导致脾胃湿热，多发肠道疾患。人们在夏季发生腹泻的情况要多于别的季节，也是脾胃受到伤害的表现。秋季主燥，内应于肺，肺与脾胃同主气，初秋时节，暑湿尚未散去，脾胃功能尚未恢复，很容易受伤。冬季天气寒冷，内应于肾，寒冷伤肾而累及脾胃。所以，四季皆可伤脾胃，一年四季都要养好脾胃，才能保证五脏功能的正常。

后天之脾可以养先天之肾

脾为后天之本，主要负责运化水谷精微，化生气血，肾为先天之本，是生命之本原，负责藏纳精气。肾脏所藏的精气每天都在消耗使用中，为了保证精气的充足，脾脏需要源源不断地提供新的能源，肾藏精功能的正常运转实际上有赖于脾土对饮食水谷的运化功能。中医认为，脾与肾，即"后天"与"先天"是相互资助，相互促进，在病理上亦常相互影响，互为因果。如肾阳不足，不能温煦脾阳，而至脾阳不足，若脾阳不足，不能运化水谷精微，久则可累及肾阳不足。因此可以说，四季补养脾土在很大程度上就是在涵养肾水，健脾同样是补肾不可忽视的重要环节。

四季养脾饮食攻略

脾胃接受饮食水谷，通过本身的运化，将精微物质输送到全身，而代谢产物被排出体外，所以说脾胃是食物、水液代谢的中转站，如果它出现问题，水湿就会泛滥成灾，水湿积聚为痰，痰湿潴留体内就会产生疾病。那么，日常饮食中应该怎样调养脾胃呢？

春天肝旺脾弱，脾胃的饮食调养上，孙思邈在《备用千金要方》中早有说法："春七十二日，省酸增甘，以养脾气。"甘味入脾，有补脾之效，为了扶助脾土，可以适当进食一些甘味食物，如糯米、山药、红枣等。此外，春季为万物生发之始，阳气升发，这就要我们少吃辛辣、油腻的食物，以免助阳外泄，使肝木生发太过而克伤脾土。

夏天是阳气最旺的时候，此时湿气较重，湿邪容易损伤人体的阳气，特别是损伤脾胃阳气，导致脾之气机不畅，饮食运化失常，使人出现脘腹胀满、食欲不振、大便稀溏，甚至发生胃肠炎、痢疾等病。夏季的湿邪可来自于我们日常的饮食。夏天的寒凉饮食，特别是冰冻的冷饮，会产生寒湿之邪而导致暑湿兼寒的病症。因此，虽然是夏季，我们还是要少吃寒凉食物。除了少食寒湿之品外，还应注意除湿，如可适当食用一些扁豆、薏米、绿豆等健脾利湿的食物。

秋季之时，因为经过炎炎夏日，体内能量消耗较大，饮食调理也要随之变化。此时需要注意食物的保暖，不要吃太凉的食物，并选择清淡、细软易消化的食物，可适当多喝粥。在中医养生里，古人提倡立秋开始每天早晨就应该多吃粥，健脾益胃，帮助脾胃滋阴，以助人体阴阳平衡。

隆冬时节，天气寒冷，人体受到冷空气刺激后，胃酸分泌增加，胃肠发生痉挛性收缩，抵抗力也慢慢降低。此外，由于天气转凉，人的食欲旺盛，食量增加，使胃及十二指肠的负担加重，容易引起胃病复发。因此，要注意不能过食，否则不仅容易使人发胖，还会妨碍脾胃的消化。

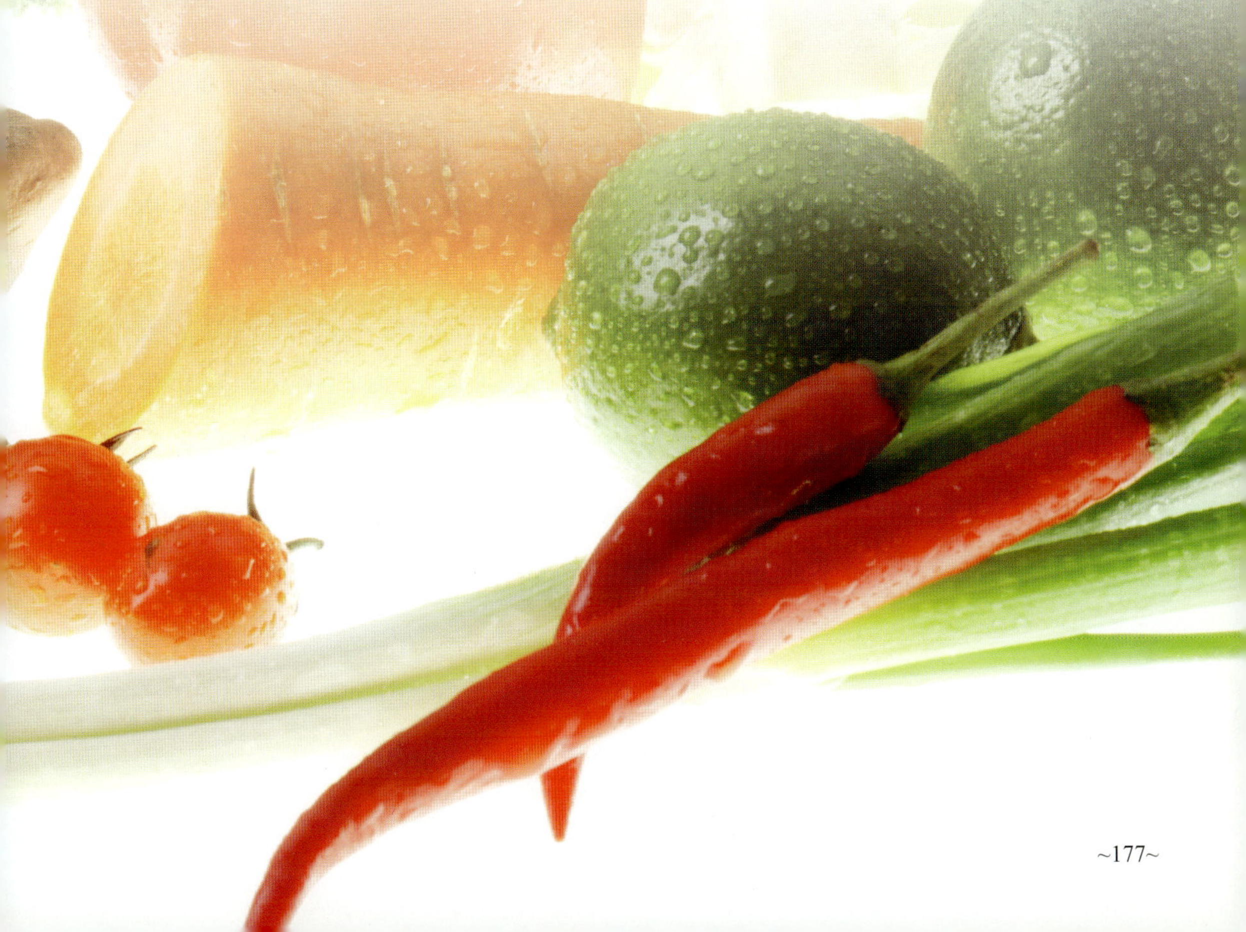

糯米

补中益气、健脾止泻

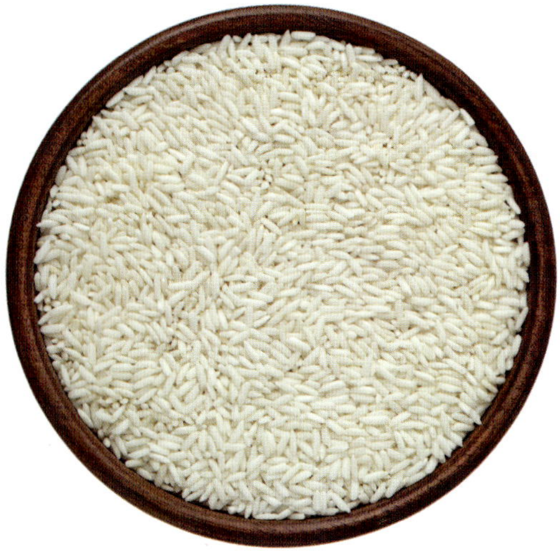

性味归经

性温，味甘。
归脾、胃、肺经。

相宜搭配

糯米+红枣

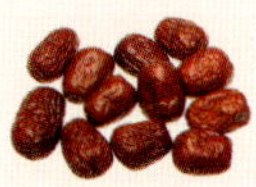

红枣补中益气，糯米益气健脾，二者搭配煮粥食用，对于脾虚久泻及肺虚易汗者尤为适宜。

糯米+百合

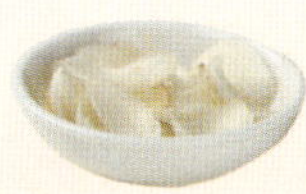

百合滋阴润肺，糯米健脾养胃，二者煮粥食用，适用于胃脘疼痛及心烦不眠等症。

★补脾说法

《本草纲目》记载，糯米“暖脾胃，止虚寒泄痢，缩小便，收自汗，发痘疮”。对于脾胃虚寒泄泻、霍乱吐逆、消渴尿多、自汗、痘疮、痔疮有一定疗效。

★食用建议

购买糯米时，以乳白或蜡白色、不透明，形状为长椭圆形、硬度较小的为佳，糯米一般常温储存在干燥、避光的环境下。

★特别说明

①糯米性黏滞，宜热食，冷食难于消化，老人、小孩或更宜慎食。

②湿热痰火偏盛、发热、咳嗽痰黄、黄疸、腹胀、糖尿病等病症患者不宜过多食用。

③糯米有收涩作用，对尿频有明显的食疗效果。

糯米这样吃

人参鸡腿糯米粥

小贴士

本品补中益气、健脾止泻，对于脾气虚弱者有很好的调理作用。

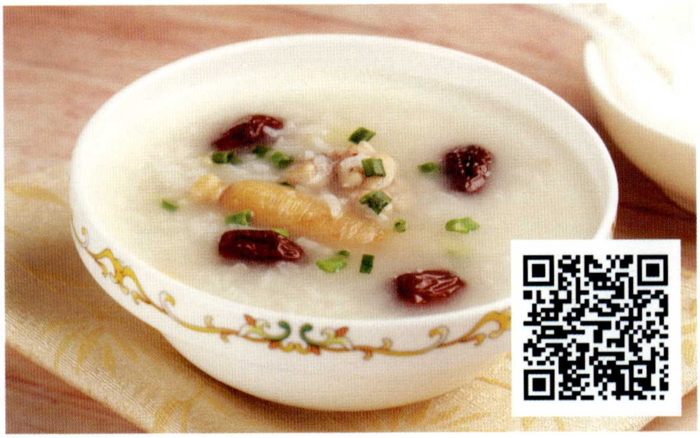

原料： 鸡腿1只，生晒参20克，红枣15克，水发糯米150克，姜片、葱花各少许

调料： 盐、鸡粉、生粉、料酒、食用油各适量

制作：

1.洗净的鸡腿去骨，切块装入碗中，放入盐、鸡粉、料酒、生粉、食用油，拌匀腌渍。

2.砂锅中注水烧开，倒入生晒参、红枣，用小火炖煮10分钟，至其完全析出有效成分。

3.倒入糯米，用小火再炖煮30分钟，至米粒熟透，放入姜片、鸡腿肉，煮1分钟，加入盐、鸡粉调味，搅匀，使食材入味，关火后将煮好的粥盛出，装入碗中，撒上葱花即可。

糯米这样吃

黄豆红枣糯米豆浆

小贴士

红枣养血安神，黄豆、糯米健脾益气，三者搭配可以补气养血、健脾益肾、缓解疲劳。

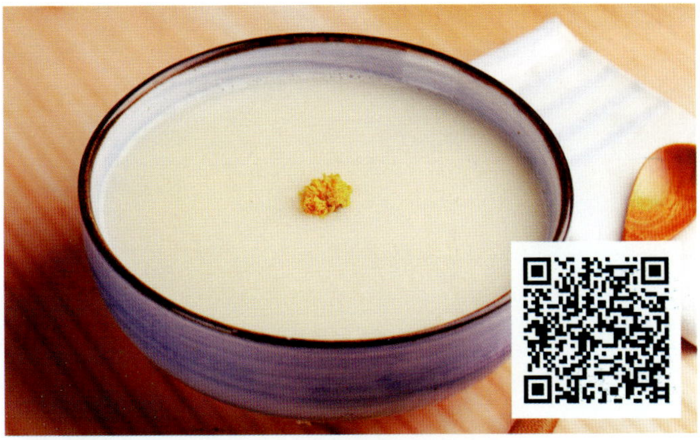

原料： 黄豆50克，糯米20克，红枣20克

制作：

1.将已浸泡8小时的黄豆倒入碗中，放入糯米，加入清水，搓洗干净，倒入滤网，滤去水分。

2.倒入豆浆机中，加入红枣，注入清水，至水位线即可，盖上豆浆机机头，通电，开始打浆，约15分钟，即成豆浆。

3.断电后取下机头，把煮好的豆浆倒入滤网，滤取豆浆，倒入碗中，用汤匙捞去浮沫即可。

薏米

健脾渗湿、除痹止泻

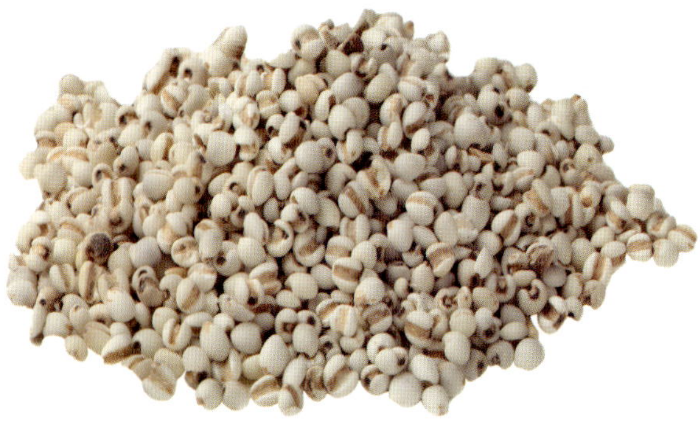

性味归经

性凉，味甘、淡。
归脾、肺、肾经。

相宜搭配

✔ 薏米+红豆

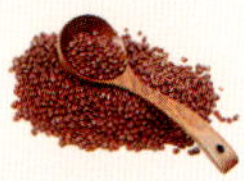

红豆益气活血、清热解毒，与薏米搭配，具有利尿解毒的功效，同时可以祛痘除斑养颜，但摄入要适量，以免引起腹胀。

✔ 薏米+山药

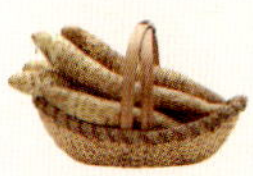

二者搭配有健脾渗湿、滋补肺肾的功效，适合于消化不良性腹泻、大便溏泄、全身无力、心悸气短等症者食用。

★补脾说法

薏米具有健脾补肺、清热利湿的功效，对于泄泻、湿痹、水肿、淋浊、白带有一定的食疗作用。《本草纲目》特别指出，薏米“健脾益胃，补肺清热，去风胜湿。炊饭食，治冷气；煎饮，利小便热淋”。现代医学认为，薏米能增强肾功能，并有清热利尿作用，因此对肾病水肿患者也有疗效。

★食用建议

薏仁较难煮熟，在煮之前需以温水浸泡2~3小时，让它充分吸收水分，在吸收了水分后再与其他米类一起煮就很容易熟了。薏米夏季受潮极易生虫和发霉，故应储藏于通风、干燥处。

★特别说明

①薏米微寒，且具有活血、利尿等作用，孕妇、滑精、遗精、尿多及肠燥便秘者不宜过量食用。

②对于糖尿病患者，用薏米煮粥或汤时不宜煮得太软烂，因为其中的淀粉充分糊化后更容易被人体消化吸收，不利于保持血糖的稳定。

薏米这样吃

香菇薏米粥

小贴士

香菇扶正补虚，薏米通利小便，二者搭配可健脾清胃，增强人体免疫力。

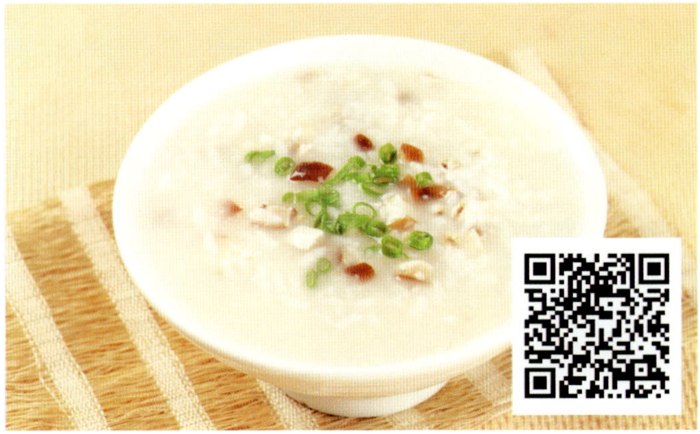

原料： 香菇35克，水发薏米60克，水发大米85克，葱花少许

调料： 盐2克，鸡粉2克，食用油适量

制作：

1.将洗净的香菇切成丁，装入碟中，待用。

2.砂锅中注水烧开，放入薏米、大米、食用油，烧开后用小火煮30分钟，至食材熟软。

3.放入香菇，用小火煮续10分钟，至食材熟烂，放入盐、鸡粉，拌匀调味，盛出装入碗中，再放上葱花即可。

薏米这样吃

薏米白果粥

小贴士

白果敛肺定喘、缩小便，薏米利水祛湿，适合精滑、小便失禁等症食用。

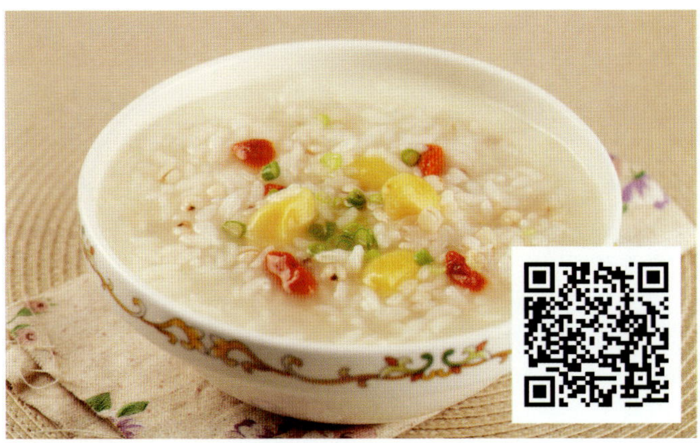

原料： 水发薏米40克，大米130克，白果50克，枸杞3克，葱花少许

调料： 盐2克

制作：

1.砂锅中注水烧开，放入水发好的薏米、大米，倒入白果，搅拌匀，大火烧开后转小火煮30分钟，至米粒熟软。

2.放入枸杞，搅拌均匀，加入盐，搅拌均匀至食材入味。

3.关火，盛出煮好的粥，装入碗中，再放上葱花即可。

红枣

补中益气、养血安神

性味归经

性温，味甘。
归脾、胃经。

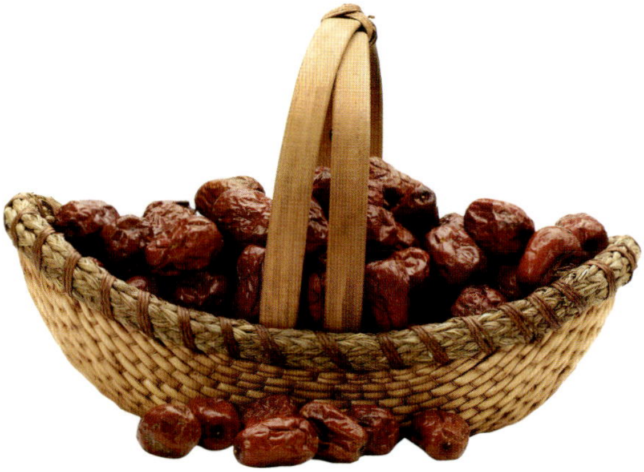

相宜搭配

✔ 红枣+阿胶

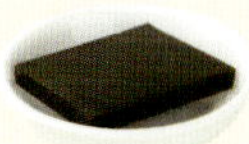

阿胶滋阴润燥、养血止血，红枣补血养血，二者搭配煲汤或煮粥食用有气血双补的效果，对于血虚萎黄、眩晕心悸、肌瘘无力、心烦不眠等患者有很好的疗效。

✔ 红枣+黄芪

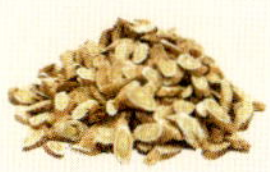

黄芪性温，收汗固表，与红枣搭配有健脾益胃、补气养血的功效。

★补脾说法

红枣具有补脾和胃、益气生津、调和营卫的功效，对于胃虚食少、脾弱便溏、气血津液不足、营卫不和等有一定的疗效。现代研究发现，红枣能使血中含氧量增强、滋养全身细胞，是一种药效缓和的强壮剂。

★食用建议

选购和储存红枣应注意，选购红枣时，以外表呈紫红色为佳；枣皮中含有丰富的营养素，炖汤时应连皮一起炖。新鲜的大枣不宜冲泡或煎煮，因为它的维生素C含量非常高，水温过高会严重破坏维生素C。生吃时，枣皮易滞留在肠道中不易排出，因此吃枣时应细细咀嚼。

★特别说明

①湿热内盛者、小儿疳积、齿病疼痛、痰湿偏盛的人及腹部胀满者、舌苔厚腻者忌食。

②红枣含糖量较高，糖尿病患者不宜多食；鲜枣不宜多吃，否则易生痰、助热、损齿。

红枣这样吃

红枣猪肝冬菇汤

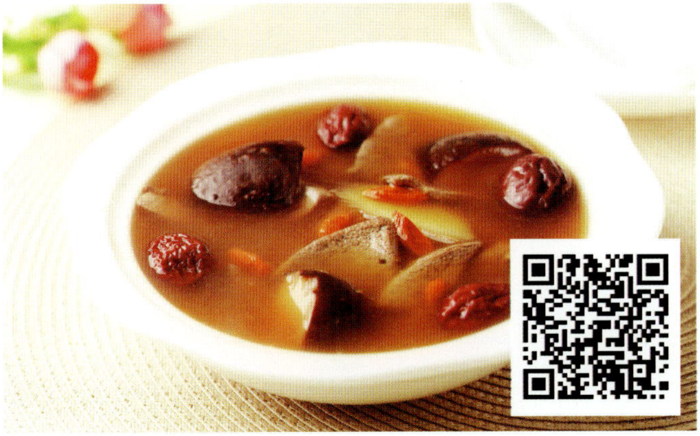

小贴士

猪肝补肝养血，冬菇健脾开胃，二者搭配红枣，补脾和胃的同时可增强人体免疫力。

原料：猪肝200克，水发香菇60克，红枣20克，枸杞8克，姜片少许

调料：鸡汁8毫升，料酒8毫升，盐2克

制作：

1.洗好的香菇切块，猪肝切片，备用，锅中注入适量清水烧开，倒入猪肝，煮至沸，汆去血水，捞出待用。

2.锅中注水烧开，放入香菇块、红枣、枸杞、姜片，淋入料酒、鸡汁，放入盐，拌匀。

3.将汤汁盛出，装入盛有猪肝的碗中，转入烧开的蒸锅中，用小火蒸1小时，至食材熟透，取出蒸好的猪肝即可。

红枣这样吃

桂圆红枣银耳羹

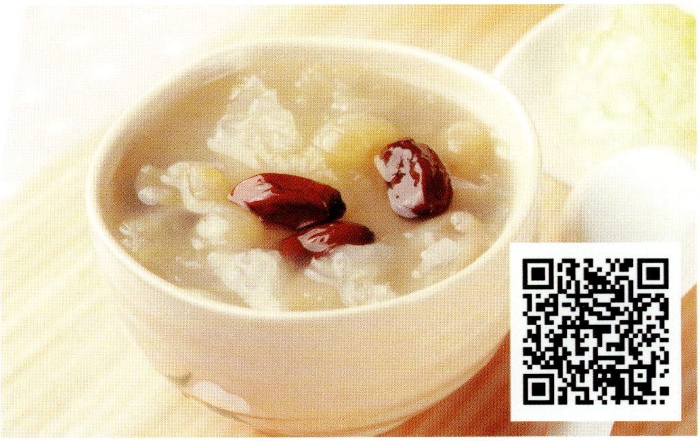

小贴士

桂圆补益心脾，红枣养血安神，加之银耳，可以有效提高人体免疫力。

原料：水发银耳150克，红枣30克，桂圆肉25克

调料：食粉3克，白糖20克，水淀粉10毫升

制作：

1.洗好的银耳切去黄色根部，切碎。

2.锅中注水烧开，放入银耳、食粉，煮至其熟软，捞出待用。

3.砂锅中注水烧开，放入桂圆、红枣、银耳，用小火煮30分钟，倒入水淀粉、白糖，煮至汤汁浓稠，关火后盛出煮好的食材，装入碗中即可。

芋头

健脾益胃、填精益髓

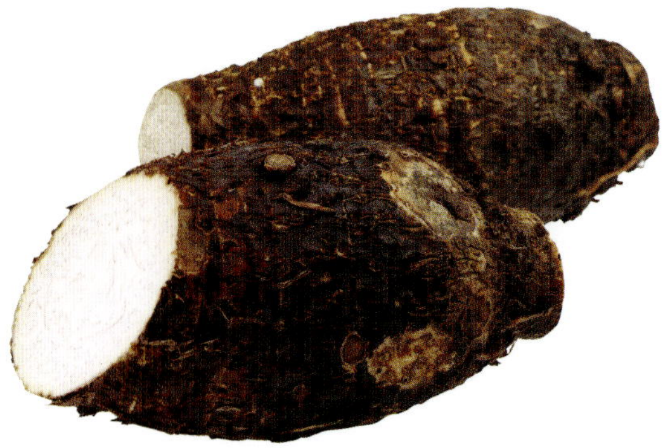

性味归经

性平，味甘、辛。
归脾、胃经。

相宜搭配

芋头+鸡肉

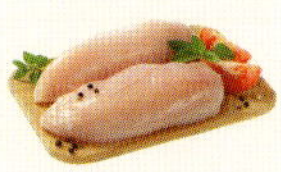

芋头散结解毒，能增强人体免疫力，鸡肉益气养血，二者搭配煲汤或者炒食对肾结石具有一定食疗作用。

芋头+牛肉

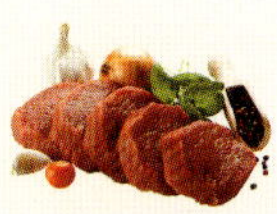

芋头消肿止痛，牛肉补中益气，二者搭配对脾胃虚弱、食欲不振有一定防治作用，还有防止皮肤老化的功效。

★补脾说法

芋头具有健脾补虚、散结解毒的功效，对于脾胃虚弱、纳少乏力、消渴等有一定的食疗作用。《滇南本草》中记载，芋头能治中气不足，久服补肝肾、填精益髓。芋头中含有一种天然的多糖类高分子植物胶体，有很好的止泻作用，还能增强人体免疫力。

★食用建议

芋头的黏液中含有一种复杂的化合物，遇热能被分解，对皮肤黏膜有较强的刺激，因此在剥洗芋头时，手部皮肤会发痒，所以剥洗芋头时最好戴上手套；芋头所含淀粉成分较多，多食会导致腹胀不消化。

★特别说明

①对于有痰、过敏性体质、食积、胃纳欠佳以及糖尿病患者应少食。

②芋头生食有小毒，热食也不宜过多，易引起胀气或胃肠积滞。

芋头这样吃

芋头蛤蜊茼蒿汤

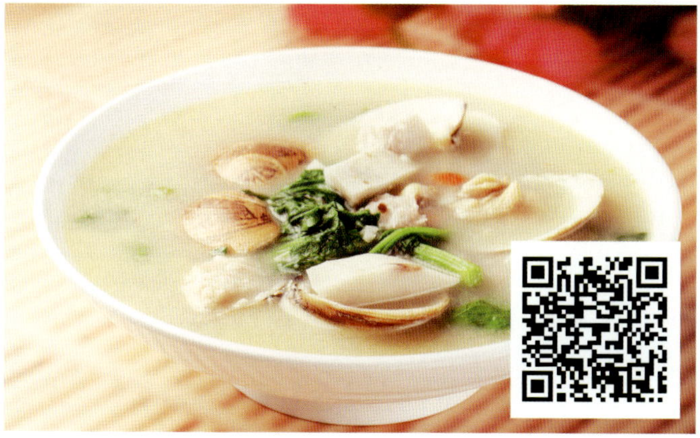

小贴士

蛤蜊补肾壮阳、收敛固涩，茼蒿利脾胃，搭配芋头，润肠通便、补肾益血。

原料：香芋200克，茼蒿90克，蛤蜊180克，枸杞、蒜末各少许

调料：盐2克，鸡粉2克，食用油适量

制作：

1.香芋洗净去皮，切成段，茼蒿洗净切段，将洗净的蛤蜊打开，去除内脏。

2.用油起锅，放入蒜末、香芋，略炒片刻，注入清水，放入枸杞，烧开后煮5分钟，放入蛤蜊、盐、鸡粉，搅匀调味，再煮3分钟，撇去汤中的浮沫。

3.放入切好的茼蒿，煮至熟软，盛出煮好的汤料，装入汤碗中即可。

芋头这样吃

牛肉煲芋头

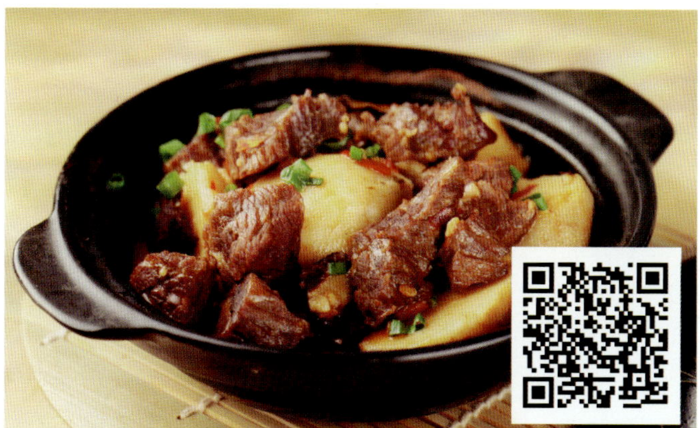

小贴士

芋头健脾强胃，牛肉补气养血、强筋健骨，非常适合久病体虚者食用。

原料：牛肉300克，芋头300克，花椒、桂皮、八角、香叶、姜、蒜、葱各少许

调料：盐、鸡粉、料酒、豆瓣酱、生抽、水淀粉、食用油各适量

制作：

1.芋头洗净去皮切块，牛肉切成丁，锅中注水烧开，倒入牛肉丁，汆去血水，捞出待用。

2.用油起锅，放入调料、牛肉丁炒匀调味，倒入清水，煮至沸，小火焖1小时，至食材熟软。

3.放入芋头，再用小火焖20分钟，至其熟透，倒入水淀粉勾芡，将焖好的食材盛入砂煲中，置于火上，加热片刻，取下砂煲，撒上葱花即可。

扁豆

健脾益胃、消暑化湿

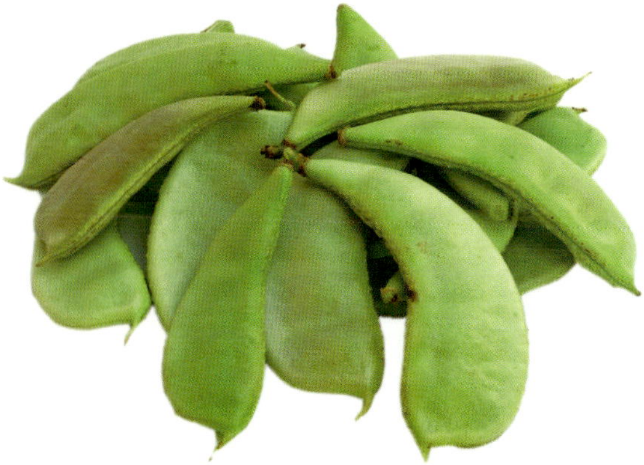

性味归经

性平，味甘。
归脾、胃经。

相宜搭配

✓ 扁豆+山药

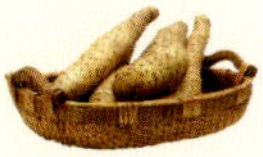

山药生津益肺、补肾涩精，与扁豆搭配煮粥，适用于脾胃气虚引起的便溏、消瘦。

✓ 扁豆+芥菜

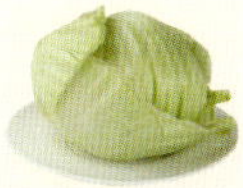

芥菜温中理气，与扁豆搭配炒食，通利肠胃、健脾和中、消暑化湿，尤其适合长夏时节消暑食用，能促进食欲。

★补脾说法

扁豆具有健脾和中，消暑化湿的功效，对于暑湿吐泻、脾虚呕逆、食少久泄、赤白带下、小儿疳积有一定的食疗功效。《滇南本草》记载，扁豆能“治脾胃虚弱，反胃冷吐，久泻不止，食积痞块，小儿疳疾”。现代研究表明，扁豆中富含锌元素，适当食用，可以提高人体免疫力。

★食用建议

扁豆含有一种毒蛋白，豆荚中含有一种溶血素，此二物须高温方能破坏，若加热不够，食后可发生恶心、呕吐、腹痛、头晕等中毒症状，所以食用扁豆必须炒熟煮透才可食用。

★特别说明

扁豆对暑湿之邪所致的脾胃不和等症有较好的食疗效果。

扁豆这样吃

西红柿炒扁豆

小贴士

西红柿生津止渴、健胃消食，扁豆健脾和中，二者搭配适合食欲不振者食用。

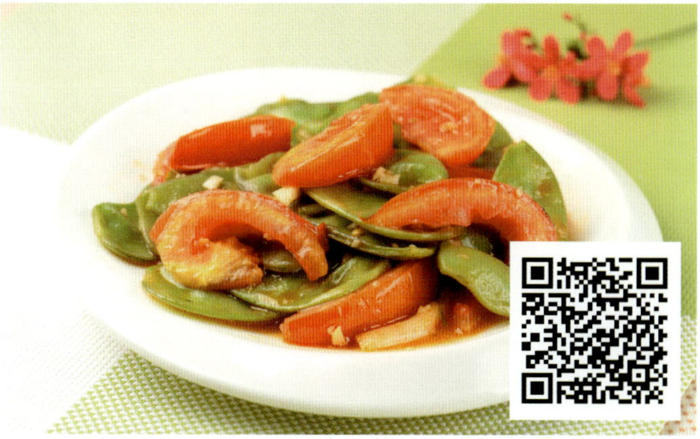

原料：西红柿90克，扁豆100克，蒜末、葱段各少许

调料：盐、鸡粉各2克，料酒4毫升，水淀粉、食用油各适量

制作：

1.洗净的西红柿切成块，锅中注水烧开，放入食用油、盐、扁豆，煮至食材断生后捞出待用。

2.用油起锅，放入蒜末、葱段、西红柿，翻炒至其析出汁水，再放入扁豆，翻炒匀，淋入料酒，注入清水。

3.转小火，加盐、鸡粉，用大火收浓汁水，倒入水淀粉，炒匀，关火后盛出炒好的食材，装在盘中即成。

扁豆这样吃

扁豆鸡丝

小贴士

鸡肉温中益气、补精填髓，扁豆消暑化湿，二者搭配可以提高人体免疫力。

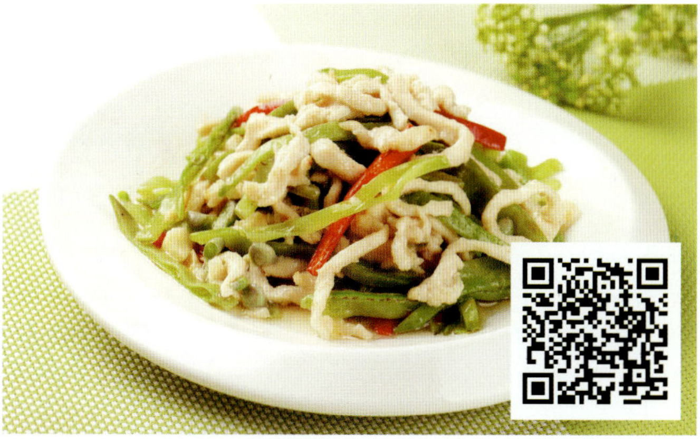

原料：扁豆100克，鸡胸肉180克，红椒20克，姜片、蒜末、葱段各少许

调料：料酒、盐、鸡粉、水淀粉、食用油各适量

制作：

1.洗净的扁豆切丝，红椒切开去籽切丝，鸡胸肉切丝，装入碗中，放入盐、鸡粉、水淀粉、食用油，腌渍10分钟至入味。

2.锅中注水烧开，放入食用油、盐、扁豆丝、红椒丝，煮半分钟至其断生，捞出备用。

3.用油起锅，倒入姜片、蒜末、葱段、鸡肉丝、料酒，翻炒至鸡肉丝变色，倒入扁豆、红椒、盐、鸡粉、水淀粉，翻炒均匀，把炒好的菜盛出，装入盘中即可。

胡萝卜

健脾和中、清热解毒

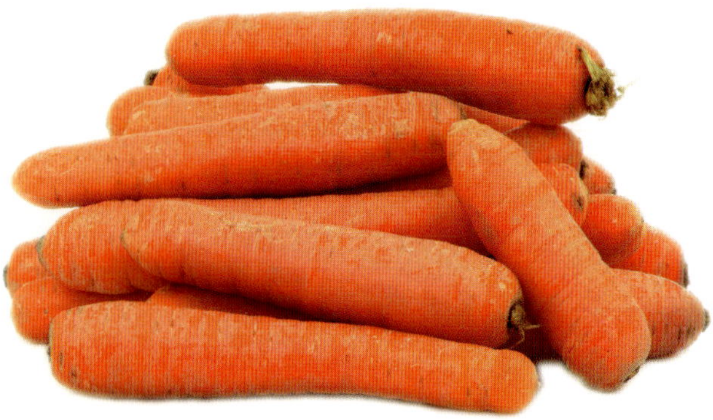

性味归经

性平，味甘。
归肺、脾经。

相宜搭配

✔ 胡萝卜+肉类食物

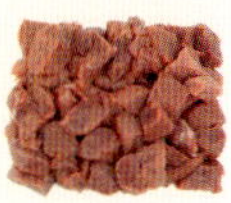

胡萝卜中富含维生素A，为脂溶性物质，与富含脂肪的肉类食物搭配食用，可提高维生素A的吸收利用率。

✔ 胡萝卜+紫菜

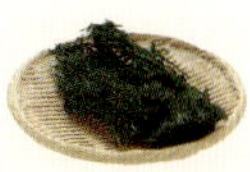

紫菜化痰软坚、利咽止咳，二者搭配能健脾，同时对于肾虚引起的耳鸣等症有一定的食疗作用。

★补脾说法

胡萝卜具有健脾化滞的功效，可用于消化不良、久痢、咳嗽等症。据《本草纲目》记载，胡萝卜能“下气补中，利胸膈肠胃，安五脏，令人健食”。《医林纂要》认为其能“润肾命，壮元阳，暖下部，除寒湿”。胡萝卜中含有的植物纤维吸水性强，在肠道中体积容易膨胀，从而刺激肠道蠕动，促进代谢，通便防癌。

★食用建议

胡萝卜中的胡萝卜素主要存在于胡萝卜皮中，在食用胡萝卜时，最好连皮一起食用。

★特别说明

胡萝卜除含大量胡萝卜素外，还含有维生素C分解酶，因此不适合与富含维生素C的食物一起食用，以免影响营养成分的吸收。

胡萝卜这样吃

胡萝卜炒杏鲍菇

小贴士

杏鲍菇可以增强机体免疫能力，搭配胡萝卜同食具有健脾益胃的功效。

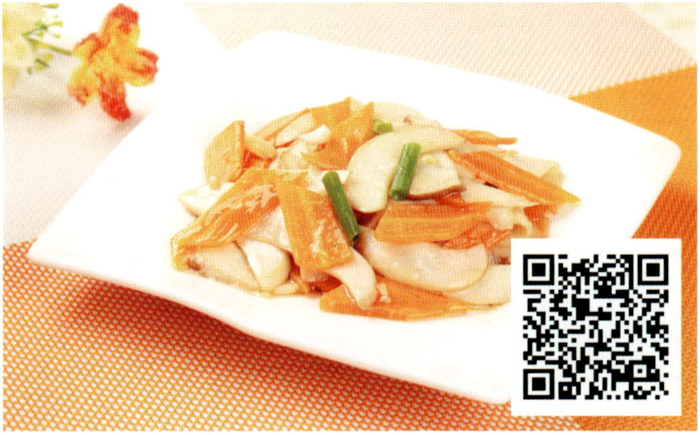

原料： 胡萝卜100克，杏鲍菇90克，姜片、蒜末、葱段各少许

调料： 盐、鸡粉、蚝油、料酒、食用油、水淀粉各适量

制作：

1.将洗净的杏鲍菇切片，胡萝卜去皮切成片，锅中清水烧开，放入食用油、盐、胡萝卜片，煮约半分钟，再倒入杏鲍菇，续煮约1分钟，捞出待用。

2.用油起锅，放入姜片、蒜末、葱段，倒入焯煮好的食材，再淋入料酒，转小火，加入盐、鸡粉、蚝油，翻炒至食材熟透。

3.倒入水淀粉勾芡，关火后盛出炒好的菜，装在盘中即成。

胡萝卜这样吃

胡萝卜丝烧豆腐

小贴士

胡萝卜健脾益气，豆腐富含人体必需氨基酸，二者搭配适合久病体虚者食用。

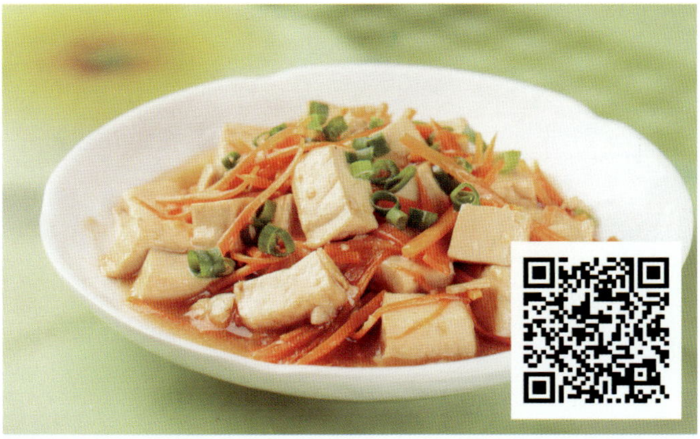

原料： 胡萝卜85克，豆腐200克，蒜末、葱花各少许

调料： 盐3克，鸡粉2克，生抽5毫升，老抽2毫升，水淀粉5毫升，食用油适量

制作：

1.将洗好的豆腐切小块，胡萝卜洗净去皮切成细丝，锅中注入水烧开，加入盐、豆腐块，略煮片刻，再放入胡萝卜丝，煮约半分钟，至食材七成熟，捞出待用。

2.用油起锅，放入蒜末、豆腐、胡萝卜丝，翻炒匀。

3注入清水，加入盐、鸡粉、生抽、老抽，续煮1分钟，至食材入味，倒入水淀粉，至食材熟软、汤汁收浓，关火后盛出锅中的食材，装入盘中，撒上葱花即成。

牛肉

健脾益气、强筋健骨

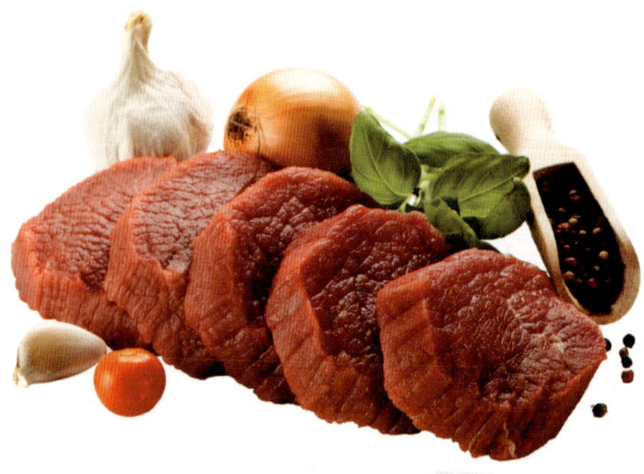

性味归经

性平，味甘。
归脾、胃经。

相宜搭配

✔ 牛肉+土豆

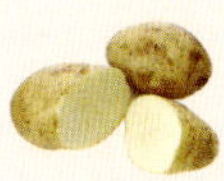

牛肉和土豆搭配食用，可以利用牛肉富含蛋白质的优势弥补土豆的不足，而土豆能提供足够的热量，二者搭配食用还能保护胃黏膜。

✔ 牛肉+鸡蛋

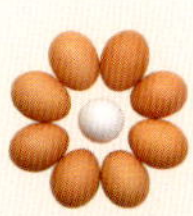

鸡蛋富含蛋白质、卵黄磷蛋白等，与牛肉搭配炒食或者煮粥，能够促进血液的新陈代谢，延缓衰老。

★补脾说法

《本草纲目》指出，牛肉能“安中益气、养脾胃，补虚壮健、强筋骨，消水肿、除湿气”，适用于脾胃虚弱、气血不足、虚劳羸瘦、腰膝酸软、消渴、吐泻、痞积、水肿等症。

★食用建议

烹饪牛肉时，弹性好的牛肉不易熟烂，烹饪时可放一个山楂、一块橘皮或一点茶叶使其易烂。牛肉与胡萝卜同炖味道更佳，营养更丰富，且有健脾开胃的功效。对于老人和消化力弱的人而言，宜选择外脊或里脊部位的嫩牛肉，烹调采用炒、爆等方法。

★特别说明

①适宜体虚胃寒、筋骨酸软、贫血久病及中气不足者食用。

②感染性疾病、肝病、肾病患者慎食，患疮疖、湿疹、痘痧、皮肤瘙痒者慎食。

牛肉这样吃

上海青炒牛肉

小贴士

此菜补中益气、安养脾胃，适宜身体虚弱、营养不良、气短、面黄的人群食用。

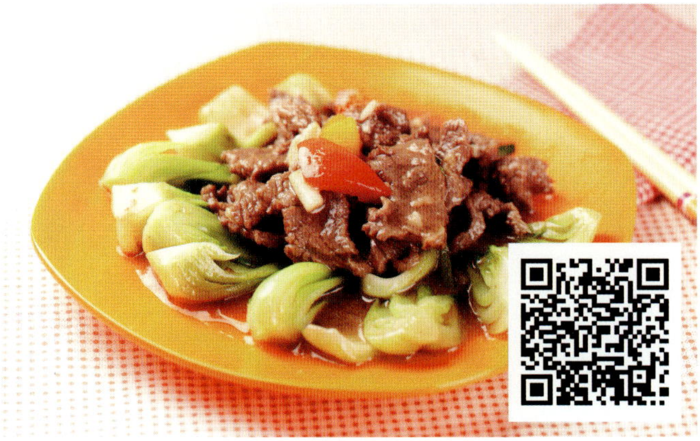

原料： 上海青70克，牛肉100克，彩椒40克，姜末、蒜末、葱段各少许

调料： 盐、鸡粉、料酒、生抽、水淀粉、食用油各适量

制作：

1.洗净的彩椒切块，上海青切小瓣，牛肉切片，放入碗中，淋入生抽、盐、鸡粉、水淀粉，拌匀至入味，再注入食用油，腌渍约15分钟。

2.锅中注水烧开，放入食用油，下入上海青，煮约半分钟至食材断生，捞出待用。

3.用油起锅，倒入牛肉、姜末、蒜末、葱段、彩椒、料酒，翻炒至食材断生，倒入上海青，加入盐、鸡粉、生抽、水淀粉，快速翻炒至食材入味，关火后盛出炒好的菜肴，放在盘中即成。

牛肉这样吃

小笋炒牛肉

小贴士

本品补气养血、滋阴润燥，适宜筋骨酸软、头晕目眩或贫血者食用。

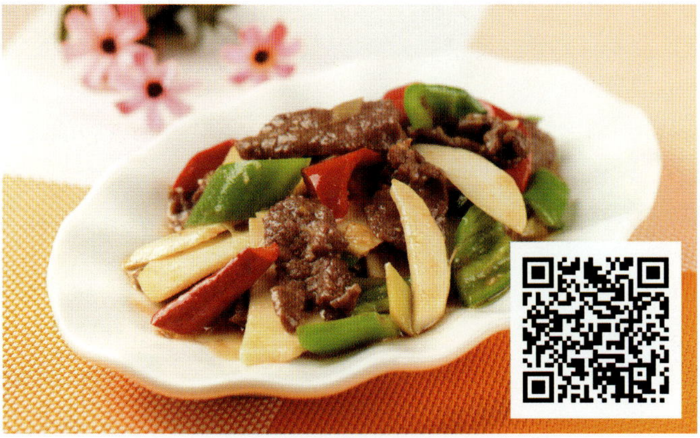

原料： 竹笋90克，牛肉120克，青椒、红椒各25克，姜片、蒜末、葱段各少许

调料： 盐、鸡粉、生抽、食粉、料酒、水淀粉、食用油各适量

制作：

1.各食材切好，牛肉切片装入碗中，加入食粉、生抽、盐、鸡粉、水淀粉、食用油，抓匀腌渍。

2.锅中注水烧开，放入竹笋片、食用油、盐、鸡粉、青椒、红椒，煮至断生后捞出。

3.用油起锅，放入姜片、蒜末、牛肉片、料酒、竹笋、青椒、红椒、生抽、盐、鸡粉、水淀粉，翻炒均匀至全部食材熟透、入味，关火，将炒好的材料盛入盘中即可。

鲫鱼

健脾和胃、利水消肿

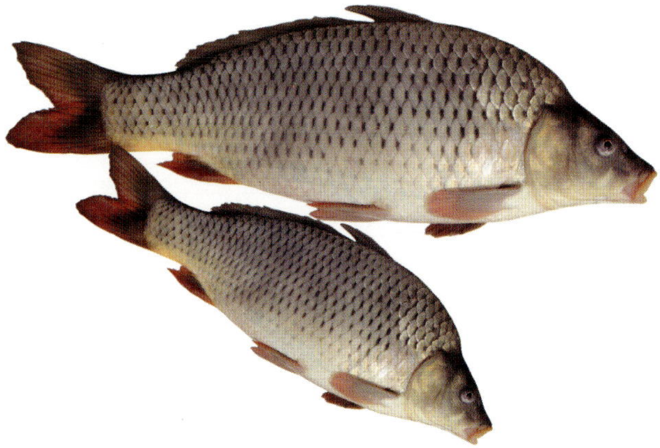

性味归经

性平，味甘。
归脾、胃、大肠经。

相宜搭配

✔ 鲫鱼+豆腐

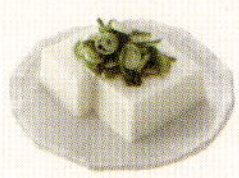

豆腐富含蛋白质，二者搭配煲汤具有健脾开胃、利水除湿、通乳之功效。

✔ 鲫鱼+陈皮

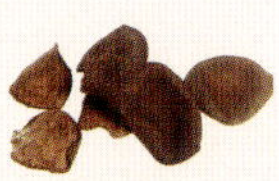

二者搭配煲汤，可以起到温中散寒、补脾开胃的功效，适合食欲不振、虚弱乏力、胃寒腹痛者食用。

★补脾说法

鲫鱼有健脾利湿的作用，常用于脾胃虚弱、纳少无力、痢疾、便血、水肿、淋病、痈肿、溃疡等症。《医林纂要》记载：“鲫鱼性和缓，能行水而不燥，能补脾而不濡，所以可贵耳”，尤其适合脾胃虚弱的人群食用。

★食用建议

在烹饪鲫鱼前，要将其黑色腹膜清洗干净，去除腥味，同时鲫鱼不可和含有较多鞣酸、草酸等有机酸的新鲜水果蔬菜一同食用，会阻碍蛋白质、钙等营养成分的消化吸收，如猕猴桃、山楂等。

★特别说明

①适宜孕妇产后乳汁缺少者、脾胃虚弱者食用。

②鱼子中胆固醇含量高，高脂血症患者不宜食用。

鲫鱼这样吃

牛奶鲫鱼汤

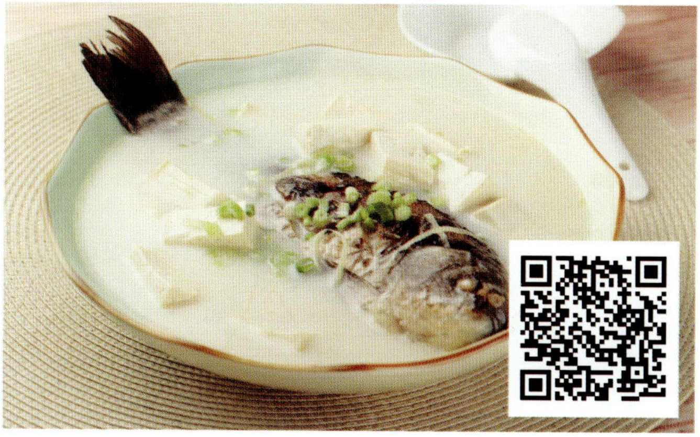

小贴士

本品富含优质蛋白质、维生素、矿物质等营养元素，对水肿有一定疗效。

原料：净鲫鱼400克，豆腐200克，牛奶90毫升，姜丝、葱花各少许

调料：盐2克，鸡粉少许

制作：

1.洗净的豆腐切块。

2.用油起锅，放入处理干净的鲫鱼，小火煎至散出香味，翻转鱼身，再煎片刻，至两面断生，关火后盛出，装入盘中待用。

3.锅中注水烧开，放入鲫鱼、鸡粉、盐，中火煮约3分钟，至鱼肉熟软，放入豆腐块、牛奶，小火煮约2分钟，至豆腐入味，关火后盛出煮好的鲫鱼汤，装入汤碗中，撒上葱花即成。

鲫鱼这样吃

醋焖鲫鱼

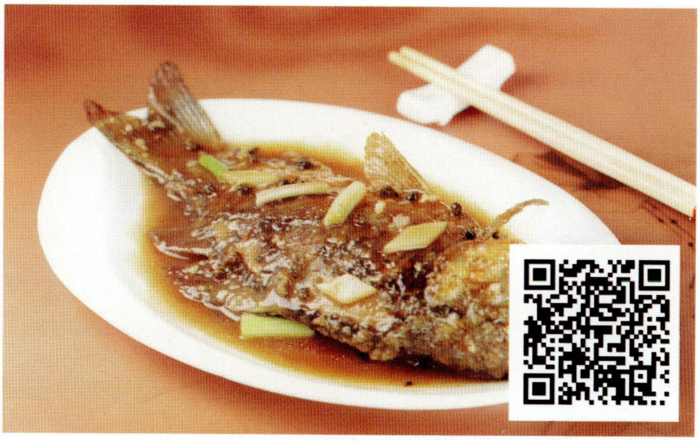

小贴士

鲫鱼和中补虚、除水利湿，具有良好的利尿作用，为养肾佳品。

原料：净鲫鱼350克，花椒、姜片、蒜末、葱段各少许

调料：盐、鸡粉、白糖、老抽、生抽、陈醋、生粉、水淀粉、食用油各适量

制作：

1.将处理干净的鲫鱼装入盘中，撒上盐，抹匀，淋入生抽，撒上生粉，裹匀鱼身，腌渍入味。

2.热锅注油，烧至四五成热，放入鲫鱼，用中火炸至呈金黄色，捞出待用。

3.锅底留油烧热，放入调料，煮至汤汁沸腾，放入老抽，煮至鱼肉入味，盛出装盘，待用。

4.将锅中留下的汤汁烧热，用水淀粉勾芡，调成味汁；关火后盛出味汁，浇在鱼身上即成。

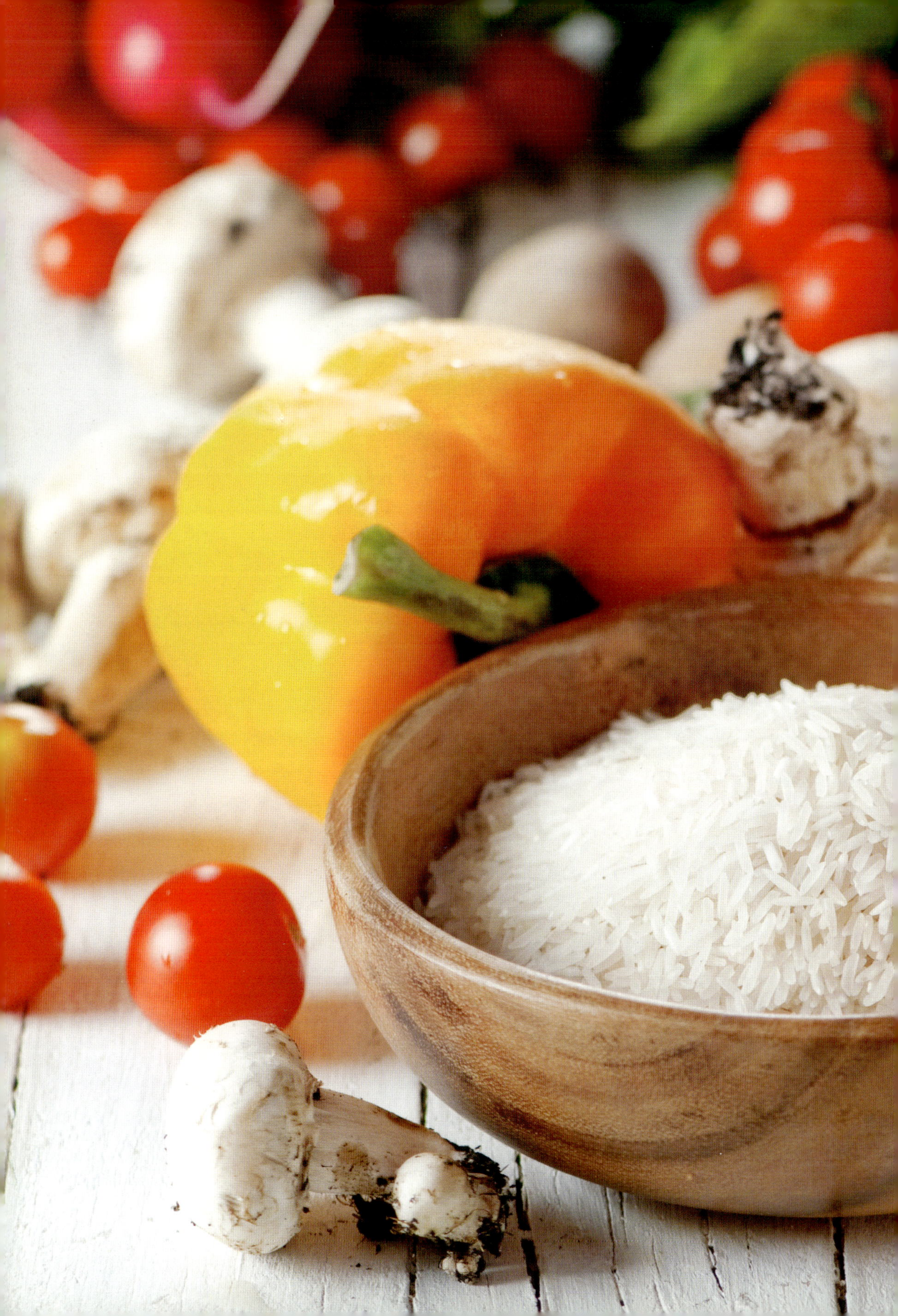

鲫鱼这样吃

牛奶鲫鱼汤

小贴士

本品富含优质蛋白质、维生素、矿物质等营养元素，对水肿有一定疗效。

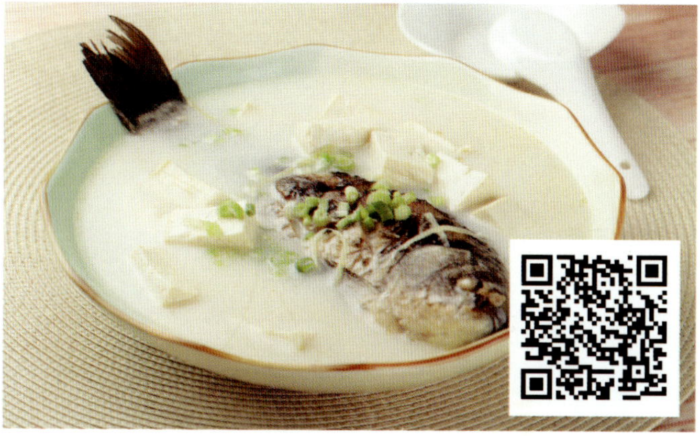

原料：净鲫鱼400克，豆腐200克，牛奶90毫升，姜丝、葱花各少许

调料：盐2克，鸡粉少许

制作：

1.洗净的豆腐切块。

2.用油起锅，放入处理干净的鲫鱼，小火煎至散出香味，翻转鱼身，再煎片刻，至两面断生，关火后盛出，装入盘中待用。

3.锅中注水烧开，放入鲫鱼、鸡粉、盐，中火煮约3分钟，至鱼肉熟软，放入豆腐块、牛奶，小火煮约2分钟，至豆腐入味，关火后盛出煮好的鲫鱼汤，装入汤碗中，撒上葱花即成。

鲫鱼这样吃

醋焖鲫鱼

小贴士

鲫鱼和中补虚、除水利湿，具有良好的利尿作用，为养肾佳品。

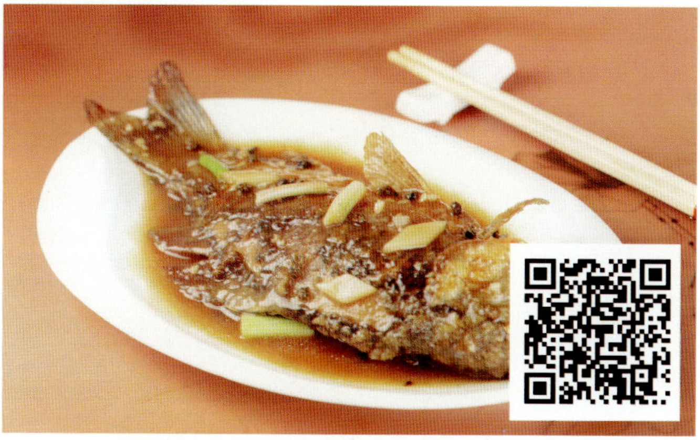

原料：净鲫鱼350克，花椒、姜片、蒜末、葱段各少许

调料：盐、鸡粉、白糖、老抽、生抽、陈醋、生粉、水淀粉、食用油各适量

制作：

1.将处理干净的鲫鱼装入盘中，撒上盐，抹匀，淋入生抽，撒上生粉，裹匀鱼身，腌渍入味。

2.热锅注油，烧至四五成热，放入鲫鱼，用中火炸至呈金黄色，捞出待用。

3.锅底留油烧热，放入调料，煮至汤汁沸腾，放入老抽，煮至鱼肉入味，盛出装盘，待用。

4.将锅中留下的汤汁烧热，用水淀粉勾芡，调成味汁；关火后盛出味汁，浇在鱼身上即成。

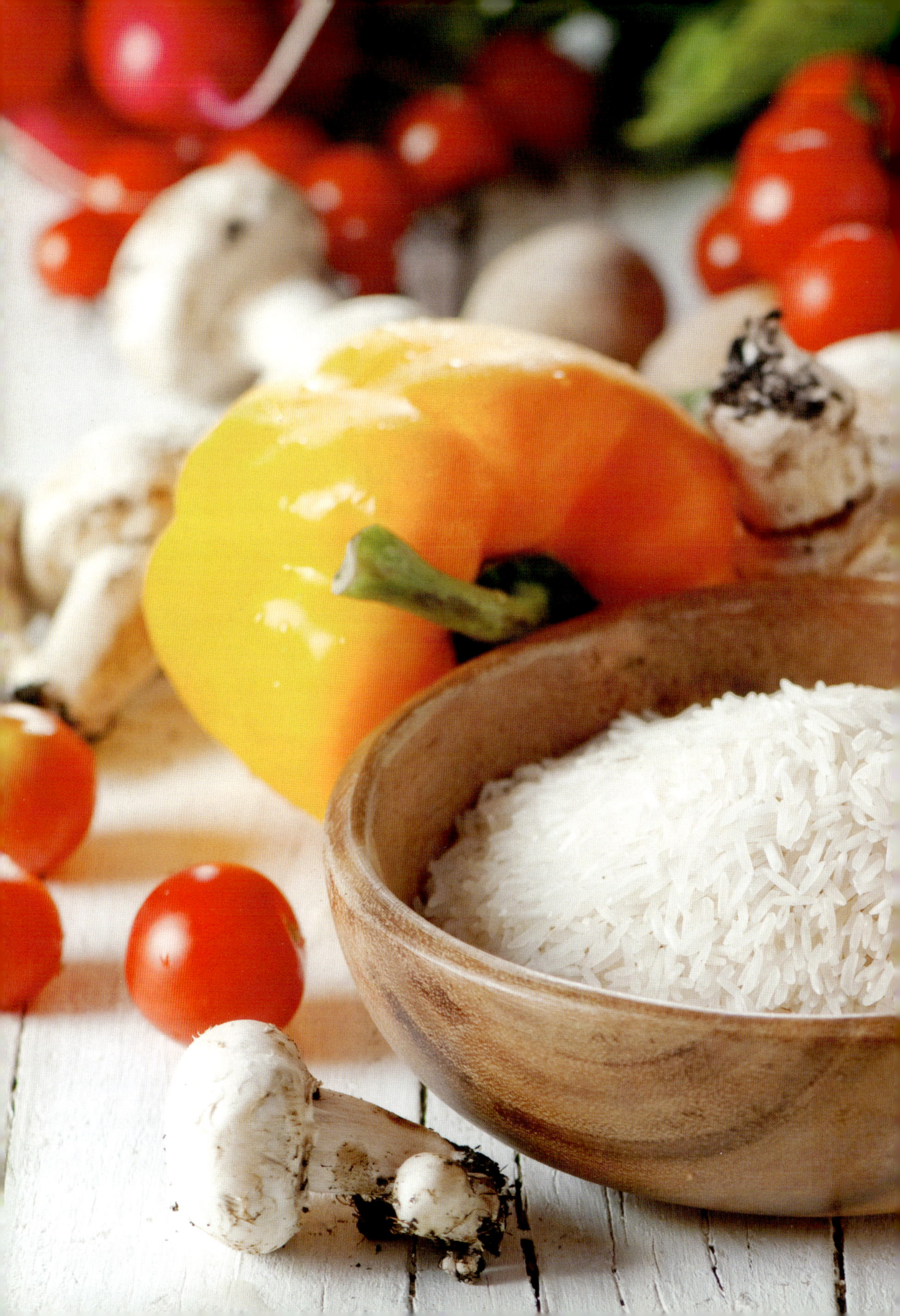

Part 4

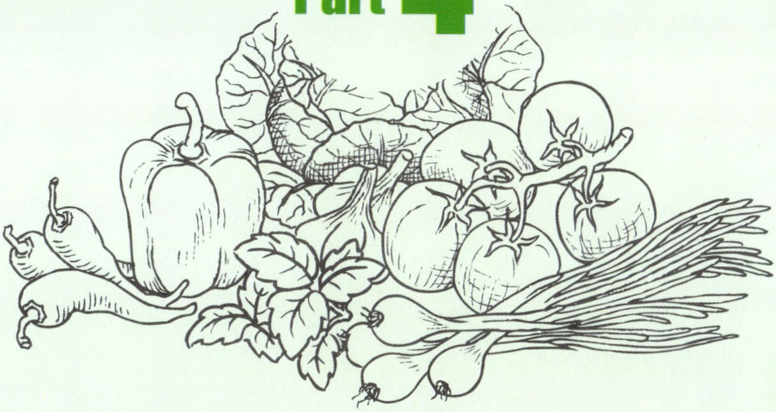

不可忽视肾虚的对症食养

自然界中的树，为什么有的可以活几百年，有的却早早地枯萎了？这就是树根没有得到足够的营养。人和世间万物一样，要想健康，首先要有结实的根基。肾为五脏之母，肾虚为百病之源，肾虚易导致健忘失眠、食欲不振、骨骼与关节疼痛、腰膝酸软、不耐疲劳、视力减退、听力衰减、头发脱落或须发早白、牙齿松动易落等病症。因此养生的根基即在养肾，而养肾不能忽视了对症补虚。

本章分别介绍了肾虚导致的腰痛、耳鸣、脱发、尿频、足跟痛这五种常见症状的病因和临床表现，并在每种症状的后面推荐了一种便于家庭操作的养生操。每种病症之后还提供了适于肾虚患者的菜例作为参考，通过扫描二维码，还能直观地看到具体的烹调方法，让您一看就懂、一学就会，从而轻松选择最适宜的食物，做出养肾保健菜肴。

腰痛——肾精不足，“山”就塌了

中医认为，腰为肾之府。肾主骨、生髓，或为先天禀赋不足，或为后天劳累太过，或久病体虚，或年老体衰，或房室不节，导致肾精亏损，使得腰脊失养，从而出现酸软无力，其痛绵绵，劳动过度则加重，平卧休息则减轻。《金匮翼•腰痛》：“肾虚腰痛者，精气不足，足少阴气衰也……其症形羸气少，行立不支，而卧息少可；无甚大痛，而悠悠戚戚，屡发不已。”

肾虚腰痛主要有肾阳虚、肾阴虚和肾精不足之分。肾阳虚型腰痛，症见腰间冷痛、手足不温、小便清白、大便不成形、舌质色淡、脉沉细或虚软无力。饮食上宜温补肾阳，可适当选食羊肉、鳝鱼、虾、韭菜等；肾阴虚型腰痛，症见腰痛绵绵、手足心热、头晕耳鸣、咽干口燥等。阴虚火旺者，更见潮热汗出、两颧泛红、小便黄赤、舌质红、脉细数等。饮食上宜滋阴养血，可适当选食甲鱼、鸭肉、桑葚、黄精等；肾精不足型腰痛没有明显的寒热之象，除腰痛外，还有脑力衰退、生育机能低下等症状，饮食上宜填补肾精，可适当选食葡萄、猪骨髓、何首乌等。

搓腰功——激发腰部阳气，强腰壮肾

肾虚导致的腰膝酸软，除了饮食疗法外，还可以配合腰部锻炼。例如，经常搓腰就是一个非常好的补肾壮腰方法。搓腰可以促进腰部气血运行，不仅可以改善腰膝酸软等腰部不适，还有助于激发腰部阳气，疏通带脉，强腰壮肾。

搓腰功包括搓腰、捏腰、摩腰、叩腰、转腰五步。

取端坐位，双脚分开与肩同宽。闭上眼睛，做数次深呼吸，放松全身。两手掌对搓生热后放到腰眼穴处上下来回揉搓，揉搓的范围可以大一些，呼吸深一些，摩擦到有热感即可。揉搓之后，集中精神对命门穴至尾椎处的肌肉进行反复来回夹捏3~4次。捏腰之后，握拳用掌指关节在两侧腰眼穴处做旋转揉摩。先以顺时针方向旋摩，再以逆时针方向旋摩，两侧可同时进行，也可分别进行。然后拳眼向下，用掌面轻叩骶尾部。左右拳各叩数次。最后上身缓缓地向左后方旋转；右手搭左肩，左手拦住腰右侧，再柔和地将躯干向后推送到最大限度，保持10~20秒，还原后，换另一边再做，连续8次。

补肾这样吃

当归山药排骨汤

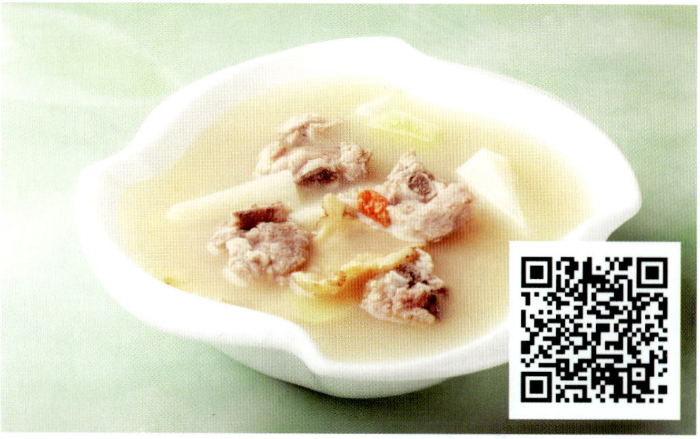

小贴士

本品滋补肝肾、补血活血，补而不腻，适合肾虚腰痛患者经常食用。

原料：排骨段300克，山药200克，当归8克，姜片、枸杞各少许

调料：盐、鸡粉各2克，料酒5毫升

制作：

1.将洗净去皮的山药切成块；锅中注入适量清水烧开，倒入洗净的排骨段，淋入少许料酒，搅拌匀，煮约半分钟，去除杂质，再捞出汆煮好的排骨，沥干水分，待用。

2.砂锅中注入适量清水烧开，倒入排骨段，放入洗净的当归、姜片、枸杞、山药块，盖上盖，煮沸后用小火煮至食材熟透。

3.揭盖，加入少许盐、鸡粉，拌匀调味，转中火续煮片刻，至汤汁入味即可。

补肾这样吃

杜仲猪腰

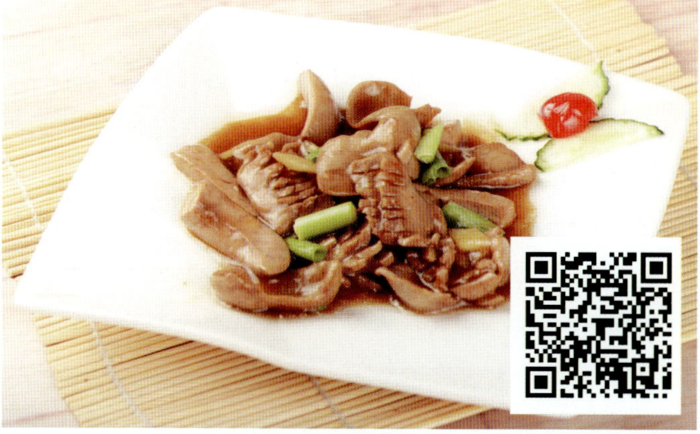

小贴士

本品能补肝肾、强筋骨，适合肾虚之腰膝酸软、腰痛、筋骨无力等症。

原料：杜仲10克，猪腰花片200克，姜片、葱段各少许

调料：料酒、盐、鸡粉、生抽、水淀粉、食用油各适量

制作：

1.砂锅中注入清水，加入洗净的杜仲煮沸，滤出药汁，待用；锅中注入适量清水烧开，倒入处理好的猪腰，淋入料酒，拌匀，煮至沸，汆去血水，捞出，沥干水分，待用。

2.用油起锅，放入姜片、猪腰，淋入料酒，炒匀提味，倒入煮好的药汁，混合均匀。

3.放入适量盐、鸡粉，淋入少许生抽，炒匀调味，加入适量水淀粉，用勺搅拌片刻，盛出，撒上葱段即可。

耳鸣——肾精充足则听觉聪敏

中医认为，肾开窍于耳。耳为肾所主，因此，肾之气血失调可导致耳鸣。耳鸣有实证、虚证之分，实证多由外感邪气、脏腑内生痰火瘀滞引起，而虚证多由脏腑虚损、久病耗损所致，从临床上看，耳鸣实证较少，大多是由肾精亏虚或是肾气亏虚所致。因此，中医将耳鸣分为肾精亏虚证和肾气阴两虚证两种证型。

肾精亏虚型耳鸣的主要表现为耳鸣如蝉，昼夜不息，安静时尤甚，听力逐渐下降，同时还伴有失眠眩晕、发脱齿摇、腰膝酸软、口干舌燥、夜尿频多等症状。饮食上宜补肾益精、滋阴潜阳，例如主食类（如黑米、小米），蔬菜类（如山药、芋头），水果类（如葡萄、莲子），肉类（如猪腰、牛肚、鸽子、乌鸡），水产类（如海参、虾、鳝鱼、泥鳅）等。

肾气阴两虚型耳鸣的主要表现为耳内常闻蝉鸣之声，由微渐重，以致听力下降，伴虚烦失眠、头昏目眩、腰膝酸软、遗精早泄、手足心热、盗汗怕冷、食欲不振等症。饮食宜补肾滋阴、益气通窍，例如主食类（如黑米、小米），蔬菜类（如豇豆、绿豆芽），水果类（如桑葚、松子），肉类（如猪肉、鸭肉），水产类（如甲鱼、牡蛎）等。

鸣天鼓——让耳鸣乖乖去无踪

肾虚导致的耳鸣会给肾虚患者的生活带来诸多不便，除了对症食疗外，这里教给大家一个治疗肾虚引发的耳部疾病特别管用的方法：鸣天鼓。

鸣天鼓就是将双手对掌搓热后，掌心紧压两耳外耳道，两手的食指、中指和无名指分别轻轻敲击脑后枕骨60下。然后掌心掩按外耳道，手指紧按脑后枕骨不动再骤然抬离，这时耳中有放炮样声响，如此连续开闭放响9下。以上算作1回。每次可做3回，每天可做3次。古人之所以称其为“鸣天鼓”是因为在这个过程中发出的声音如同击鼓。

每日清晨，或者临睡之前，或者上班途中，都可以花一些时间来练习鸣天鼓，长期坚持有调补肾元、强本固肾之效，对头晕、健忘、耳鸣等肾虚症状均有一定的预防和康复作用，还有助于延缓衰老。肾虚耳鸣、健忘的朋友不妨一试。

补肾这样吃

核桃仁鸡丁

小贴士

核桃仁滋补肝肾、强健筋骨，鸡肉健脾益胃，同食能改善肾虚耳鸣症状。

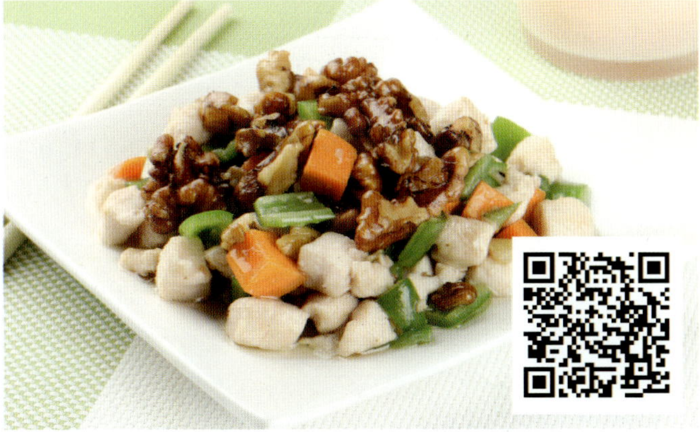

原料： 核桃仁30克，鸡胸肉180克，青椒40克，胡萝卜50克，姜片、蒜末、葱段各少许

调料： 盐、鸡粉、食粉、料酒、水淀粉、食用油各适量

制作：

1.各食材切好备用；洗净的鸡胸肉切丁，装入碗中，加少许盐、鸡粉、水淀粉、食用油，腌渍至其入味。

2.锅中注水烧开，放入胡萝卜，煮至七成熟捞出；锅中加食粉、核桃仁焯煮捞出；热锅注油，烧至三成热，放入核桃仁，炸出香味，捞出备用。

3.锅底留油，放入食材、调料，倒入适量水淀粉勾芡，盛出装盘，放上核桃仁即可。

补肾这样吃

清炒时蔬鲜虾

小贴士

本品阴阳同补，可改善肾虚耳鸣、腰膝酸软、体倦乏力、失眠等症。

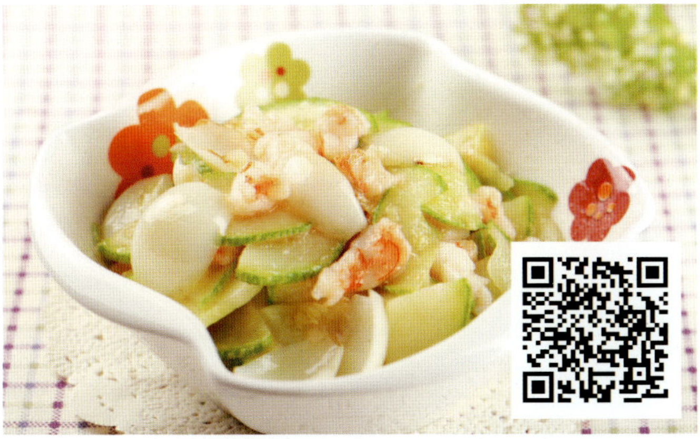

原料： 西葫芦100克，鲜百合25克，虾仁40克，姜末、葱末各少许

调料： 盐、鸡粉、料酒、水淀粉、食用油各适量

制作：

1.洗净的西葫芦切片；虾仁去虾线切块，装在碗中，放入盐、鸡粉、水淀粉、食用油腌渍。

2.锅中注入适量清水烧开，放入少许食用油、盐，倒入西葫芦片，拌匀，焯煮约半分钟，放入洗净的百合，再煮约半分钟，捞起，沥干水分，待用。

3.用油起锅，倒入姜末、葱末，用大火爆香，倒入虾肉丁，翻炒至虾肉呈淡红色，淋入少许料酒，放入焯煮过的食材，快速翻炒至食材熟透，转小火，调入盐、鸡粉，翻炒至入味即成。

脱发——滋补肝肾，头发浓密有光泽

《黄帝内经》中有过这样的记载：“女子五七，阳明脉衰，面始焦，发始堕……男子五八，肾气衰，发堕齿槁。”由此看出，肾气的衰弱是脱发的根本原因。中医认为“发为血之余”。根据中医精血同源的理论，精亏则血少，血少则头发得不到充足的滋养，因而渐渐干枯而脱。所以中医对于脱发的治疗主要是滋阴补肾，填补肾精。

脱发主要有肾气阴两虚和肾精亏虚两种证型。肾气阴两虚型脱发，主要表现为头发油光、经常掉头屑、头痒，日久头顶或两额角逐渐稀疏。饮食宜补肾滋阴，可选食甲鱼、鸭肉、桑葚等；肾精亏虚型脱发，主要表现为头发变白或焦黄，头发没光泽，头屑较少，经常呈小片脱落。饮食上宜补肾益精，可适当选食小米、山药、何首乌、黄精等。

常梳头——治疗脱发显奇功

常梳头可使头发根部血液循环加快，细胞得到充分营养，从而令发根坚固。现代研究也表明，头是五官和中枢神经所在，经常梳头能疏通血脉，改善头部血液循环，使头发得到滋养，牢固发根，防止脱发。那么怎么样梳头才能达到最好的防脱发效果呢？

首先，要选择适当的梳子，以不会产生静电的牛角梳、木梳为佳，尼龙、塑料的梳子容易产生静电，对头发、皮肤有损伤，不宜使用，梳齿疏密适中，齿端不能太尖锐，且要勤洗梳子，保持清洁。

其次，一般选择清晨起床后、午休后和晚上睡觉前梳头。刚开始梳头，保持每分钟20～30次，以后逐渐加快速度。梳时用力要均匀、适当，不要刮破头皮。如果找不到合适的梳子，用手指代替也可以。每天治疗的次数和时间，要视情况而定。如以保健强身为目的，每天梳头1次，每次3～5分钟即可；如用来治疗脱发等疾病，则需每天梳2～3次，每次5～10分钟，并且需稍用力。

最后，要经常改变梳发的方向，如果经常顺着一个方向梳头，头发分开的地方，由于经常被阳光照射的关系，将会特别的干燥或变薄。有时不妨将分开的方向改变，不但能够享受不同发型的乐趣，而且能够避免分开处干燥，而导致秃头之麻烦。

补肾这样吃

黑豆芝麻豆浆

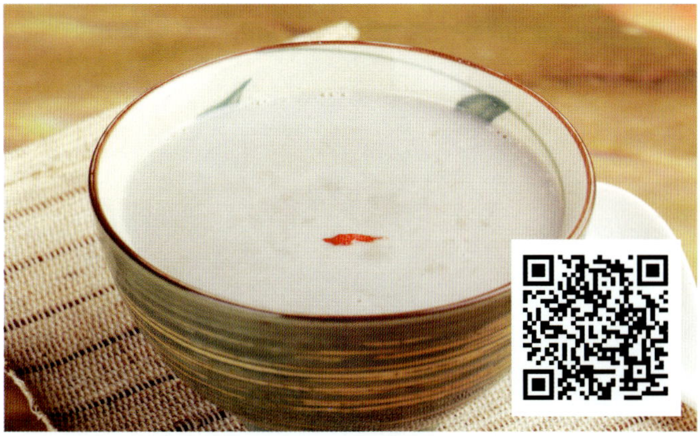

小贴士

本品有益肝、补肾、养血、润燥、乌发、美容的作用，是极佳的保健美容养生品。

原料： 水发黑豆110克，水发花生米100克，黑芝麻20克

调料： 白糖20克

制作：

1.取榨汁机，选择搅拌刀座组合，注入清水，放入洗净的黑豆，盖上盖子，通电，搅拌至黑豆成细末状倒出，用滤网滤取豆汁，装入碗中，待用；取榨汁机，倒入洗净的黑芝麻，加入洗好的花生米、豆汁，盖上盖子，搅拌至材料呈糊状，断电后倒入碗中，即成生豆浆。

2.汤锅置旺火上，倒入搅拌好的生豆浆，用大火煮至汁水沸腾。

3.掠去浮沫，撒上白糖，搅拌匀，续煮一会儿，至糖分完全溶化即成。

补肾这样吃

海米拌菠菜

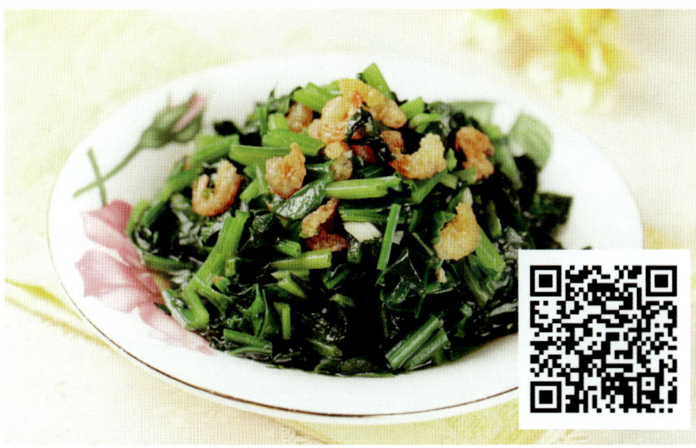

小贴士

本品色美味鲜、清淡适口，经常食用能温肾助阳、增强免疫力。

原料： 菠菜200克，海米20克，蒜末、葱花各少许

调料： 盐2克，鸡粉2克，生抽、食用油各适量

制作：

1.洗净的菠菜去根部，切成段，装入盘中，待用。

2.锅中注水烧开，放入适量食用油，放入菠菜，搅匀，煮1分钟至熟，捞出待用。

3.用油起锅，放入虾米，炒香，盛出待用，将菠菜倒入碗中，放入蒜末、虾米，倒入适量生抽，加入盐、鸡粉，用筷子拌匀调味即可。

尿频——补肾益气缩小便

正常成人白天排尿4~6次，夜间0~2次，次数明显增多称尿频。中医将尿频列为“肾虚”的症状之一，多因年高肾气亏虚，或年幼肾气未充，或房事过度，或久病伤肾所致。临床表现以神疲耳鸣，腰膝酸软，小便频数而清，或尿后余沥不尽，或遗尿失禁，或夜尿频多，男子滑精早泄，女子白带清稀，胎动易滑，舌淡苔白，脉沉弱等为主。

中医将尿频分为肾气不足、肺脾气虚、阴虚内热等几种类型。其中，肾气不足型的主要表现为小便频数、点滴而下、体弱神疲、面白少华、少气懒言、便溏溲清、手足不温、舌质淡、舌边有齿痕、苔白、脉沉细无力；饮食上可以适当摄入具有补益肾气、固涩作用的食物，如糯米、黑芝麻、鱼鳔、山药、莲子、韭菜等。

艾灸——常灸经穴，培元固本

艾灸关元、气海、神阙穴，有补脾益肾、温阳固涩的功效，能明显改善肾气不足之尿频症状。

关元穴：位于脐下3寸处，为三阴与任脉之会，小肠之募穴，具有培元固本、补益下焦之功。现代研究证实，按揉或震颤刺激关元穴后，可通过调节内分泌达到治疗泌尿、生殖系统疾病的目的。

气海穴：位于脐下1.5寸，属任脉。凡虚脱、形体羸瘦、疲惫乏力等气虚病症均可治疗。

神阙穴：位于脐窝正中，又名脐中，属任脉。经常艾灸这3个穴位，可有效地防治夜尿频多，对腹痛肠鸣、水肿、泄痢脱肛、中风脱证等亦有独特疗效；同时可使人精神饱满、体力充沛、面色红润、耳聪目明、轻身延年。

具体操作：患者取仰卧位，充分暴露穴位处。将艾条点燃端对准穴位处，与皮肤的距离约1寸，使艾条与局部皮肤成45度角，以局部皮肤温热、泛红但不致烫伤为度。施温和灸，顺序是关元、气海、神阙，由下往上，每穴15分钟。每日1次，15次1个疗程。注意神阙穴施灸结束后，一定要用手掌心按捂10余分钟，防止受凉。

补肾这样吃

韭菜炒干贝

小贴士

干贝滋阴补肾，韭菜温肾助阳，二者搭配可改善肾虚引起的尿频、腰酸、倦怠等症。

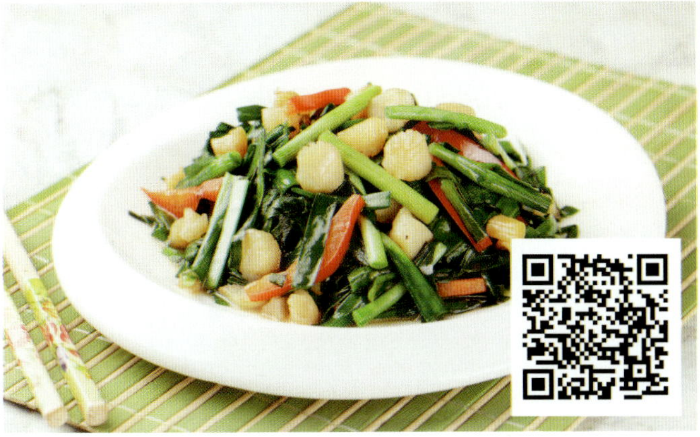

原料： 韭菜200克，彩椒60克，干贝80克，姜片少许

调料： 料酒10毫升，盐2克，鸡粉2克，食用油适量

制作：

1.洗净的韭菜切成段；洗好的彩椒切条，装入盘中，备用。

2.热锅注油烧热，放入姜片，倒入洗好的干贝，用大火翻炒出香味，淋入适量料酒，放入彩椒丝，炒匀，倒入韭菜段，炒至熟软。

3.加入适量盐、鸡粉，炒匀调味，关火后盛出转盘即可。

补肾这样吃

莲子五味子鲫鱼汤

小贴士

本品敛肺滋肾、益智聪耳，同时可降低胆固醇和血液黏稠度、预防心脑血管疾病。

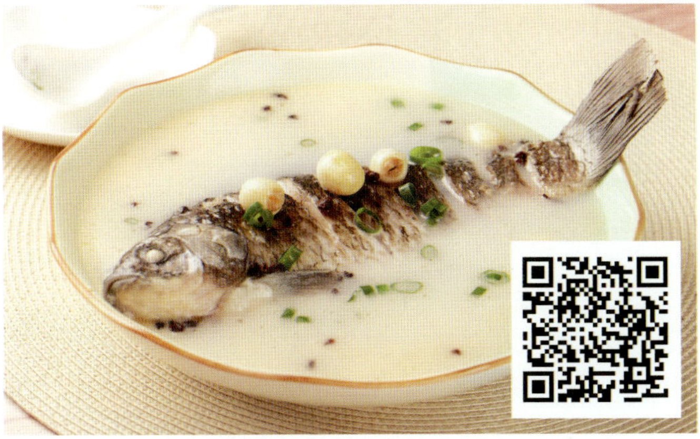

原料： 净鲫鱼400克，水发莲子70克，五味子4克，姜片、葱花各少许

调料： 盐3克，鸡粉2克，料酒4毫升，食用油适量

制作：

1.用油起锅，放入姜片爆香，放入处理干净的鲫鱼，中小火煎至散出香味，翻转鱼身，再煎片刻，至两面断生，盛出待用。

2.锅中注入清水烧开，倒入莲子、五味子，煮沸后小火煮15分钟，倒入煎好的鲫鱼。

3.加入少许盐、鸡粉，再淋上适量料酒，轻轻搅拌匀，用小火续煮至食材熟透，去除浮沫，盛出煮好的鲫鱼汤，装入汤碗中，撒上葱花即成。

足跟痛——补肾助阳，消除疼痛

中医认为，脏腑的病变会在对应的经脉上表现出来，而足少阴肾经循行经过足跟，所以肾虚时肾经循行经过的足跟处会出现疼痛感。肾经在人体循行的部位很多，为什么偏偏是足跟痛？这是因为足跟是人体的负重点，在人体的所有部位中，它承受的重量最大，所以足跟部位自然要比其他部位的疼痛明显。

中医将肾虚引起的足跟疼痛分为肾阴虚和肾阳虚两种，如果你有足跟疼痛（主要表现为久立或久行后疼痛），且局部的皮肤不红肿，并伴有头晕耳鸣、两眼昏花、五心烦热、腰膝酸软、舌质偏红等症状，一般能断定是肾阴虚。这类患者可能有纵欲过度的情况。饮食宜滋补肾阴，可适当多吃一些桑葚、甲鱼、芋头、雪梨等；如果你有足跟疼痛且局部的皮肤不红肿，并伴有头晕耳鸣、两眼昏花、腰膝酸软发凉、手脚不温、舌质淡、舌苔白等症状，一般可以断定是肾阳虚。这类患者多有强力劳伤的情况。饮食宜温补肾阳，可适当多吃一些狗肉、羊肉、黄鳝、龙眼等。

踮脚尖——脚尖踮一踮，通经活血效可见

长期坚持每天踮脚尖可以帮助供给心肌足够的氧气，维持人的心脏、心血管健康，可使下肢血液回流顺畅，还能锻炼小腿肌肉和脚踝，防止静脉曲张，增强踝关节的稳定性，可以达到很好的补肾强身的作用，亦可缓解因长时间站立而导致的足跟痛。

站立位时，双脚分开，两脚跟相距约一拳，两脚尖相距约两拳，用力抬起脚跟，然后放松落下，重复20~30次。除了以上方法外，还可以踮脚走路。踮脚走路就是足跟提起完全用足尖走路，行走百步，可以锻炼我们的小腿后侧肌肉，有利于通畅足三阴经。再或者把脚尖翘起来用脚跟走路，锻炼小腿前侧的肌肉，疏通足三阳经，最好是两者交替进行。

坐位时，取端坐位，膝盖与大腿保持水平，可将两个矿泉水瓶放在大腿上，进行负重练习，每次踮30～50次，速度自我调节。

卧床休息的时候，也可以将两腿并拢伸直，将脚尖一勾一放，可以两脚一起做，也可进行单脚练习。如果感觉小腿不舒服，就停下来休息。每次做20～30次，速度自我调节。

补肾这样吃

黄芪鲈鱼

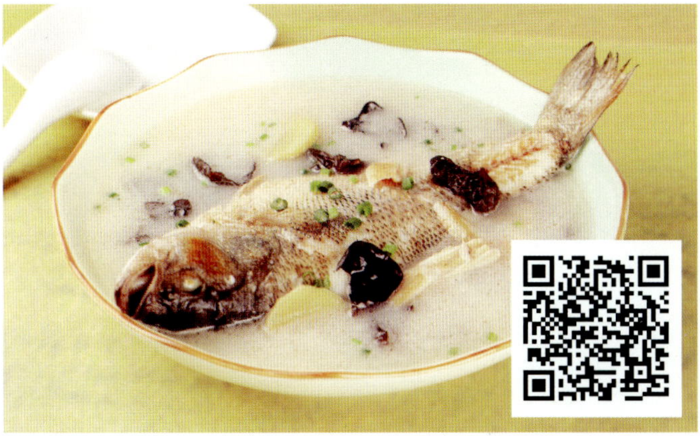

小贴士

本品清醇而不腻，有补气利尿功效，长期食用，可补虚、抗衰老。

原料： 鲈鱼1条，水发木耳45克，黄芪15克，姜片25克，葱花少许

调料： 盐3克，鸡粉2克，胡椒粉少许，料酒10毫升

制作：

1.洗好的木耳切块，砂锅中注入适量清水，放入洗净的黄芪，烧开后用小火炖15分钟，备用。

2.用油起锅，倒入姜片，放入处理干净的鲈鱼，煎至金黄色，淋入适量料酒，加入适量清水，倒入砂锅中的药汁，放入木耳，用小火煮至食材熟透。

3.放入少许盐、鸡粉、胡椒粉，搅拌匀，略煮片刻，至食材入味，盛出煮好的食材，装入碗中，放入葱花即可。

补肾这样吃

松仁炒羊肉

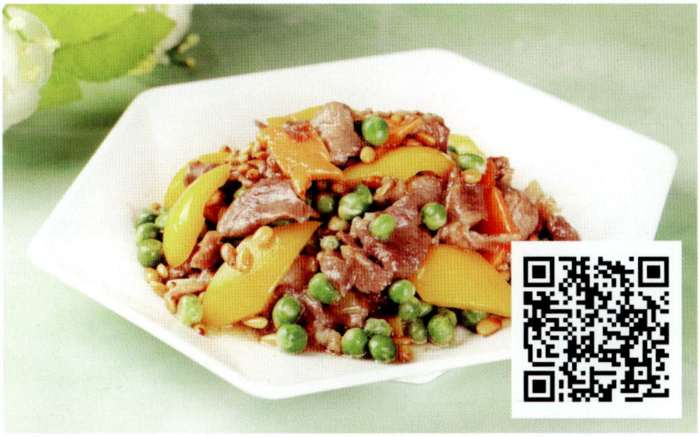

小贴士

本品补气血、暖脾肾，适用于腰腿酸痛、病后体虚、食欲不振等症。

原料： 羊肉400克，彩椒60克，豌豆80克，松仁50克，胡萝卜片、姜、葱各少许

调料： 盐、鸡粉、食粉、生抽、料酒、水淀粉、食用油各适量

制作：

1.洗净的彩椒切块；洗好的羊肉切片装入碗中，加食粉、盐、鸡粉、生抽、水淀粉，搅匀腌渍。

2.锅中注水烧热，加入食用油、盐、豌豆、彩椒、胡萝卜片，煮至断生捞出，热锅注油，放入松仁，用小火炸出香味，捞出，待用；把腌好的羊肉倒入油锅中，滑油至变色，捞出，备用。

3.锅底留油，放入食材、调料、适量水淀粉，翻炒至食材入味即可。

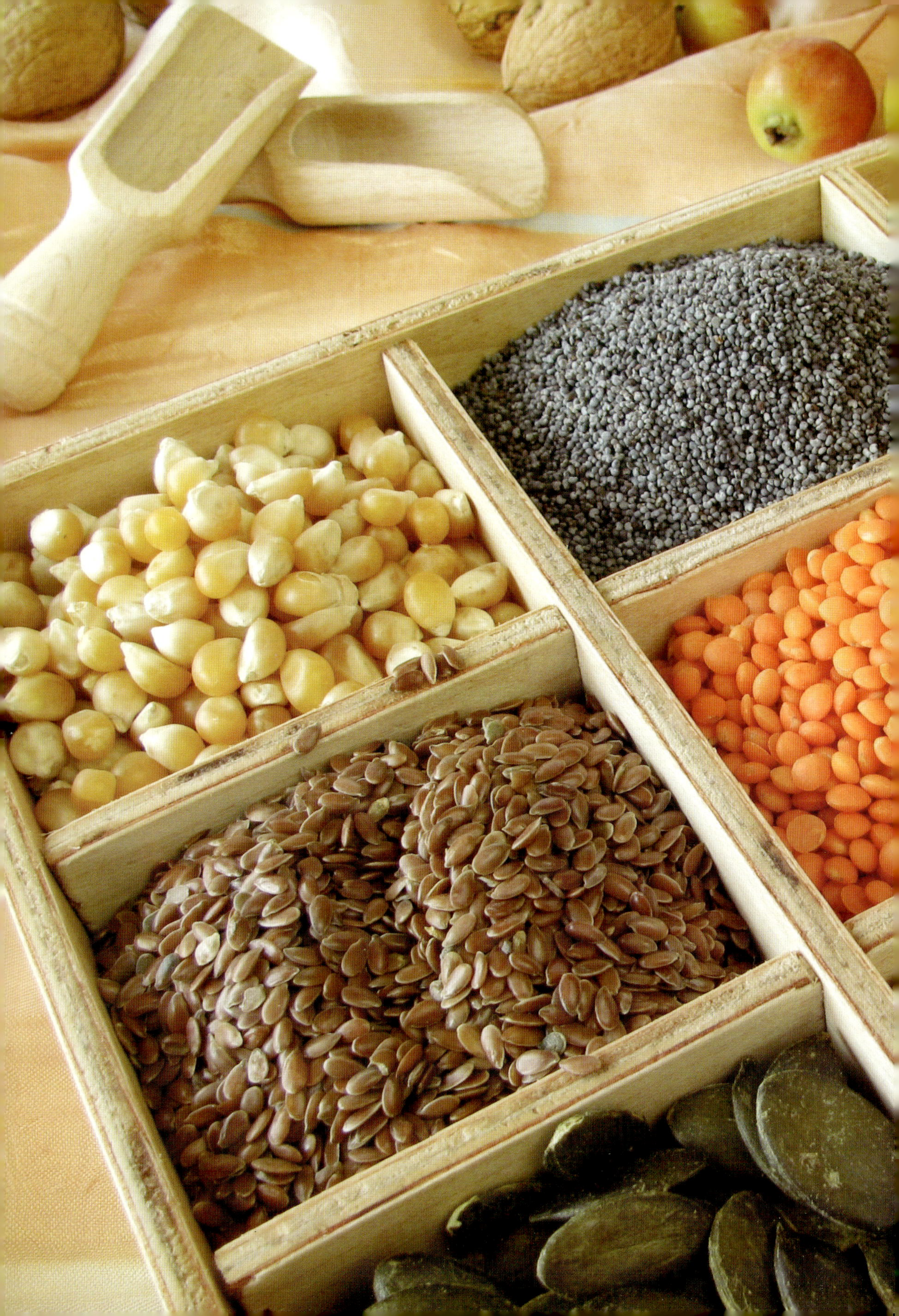

Part 5

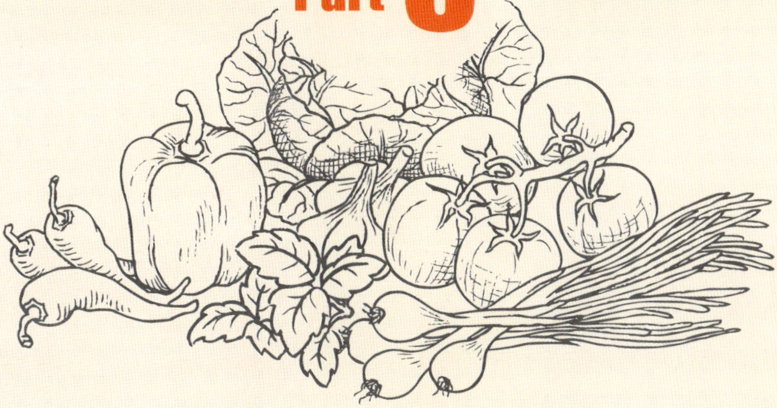

不同的肾病，不同的食养法

肾脏疾病是原发或继发于肾脏的疾病，引起肾病的原因有饮食不当、滥用药物、不良生活习惯等多种原因。因此肾脏疾病种类繁多，其临床表现也较复杂。区分不同类型肾病，能更明确地对各类肾病做一个深入了解，也是预防、治疗肾病的基础。对于不同的肾病患者，应该在肾病饮食的基础上兼顾补肾的特点来实施对症饮食。

本章选取了典型的7种肾病，描述了每种病症的发病原因及症状，并针对该病症给出了预防方法及饮食建议，同时提供了适于肾病患者的菜例作为参考。通过扫描二维码，还能直观地看到烹调方法，使您轻松选择适合的食物，积极辅助治疗各种常见肾病。

急性肾炎

急性肾小球肾炎，简称“急性肾炎”，是以急性肾炎综合征为主要临床表现的一组疾病。其特点为起病急骤，病程短，治愈后情况良好。多见于链球菌感染后，而其他细菌、病毒及寄生虫感染亦可引起。

急性肾炎的主要症状为出现血尿、蛋白尿、水肿和高血压。患者乏力、头痛、恶心及呕吐，典型表现为晨起眼睑水肿或伴有下肢轻度可凹性水肿，少数严重者可波及全身。

饮食原则

①饮食宜清淡，宜食用易消化、无刺激性的营养食物。忌食油炸食物、动物内脏、辛辣食品。少吃豆制品、浓鸡汤等。

②适当控制蛋白质摄入量。成人按每日每千克体重0.5克计算，在限量范围内注意增加优质蛋白质食物，如瘦肉、鸡蛋、鱼类等。

③严格控制水分的摄入量。如患者出现高血压、浮肿、少尿时，每天进水量应控制在1000毫升以内。

④必须严格控制钠盐的摄入量。低盐饮食以2~3克为标准，忌食含钠高的食物，如咸菜、咸蛋、腌肉、海味、挂面等。

⑤多吃富含维生素的新鲜水果蔬菜，如西红柿、莲藕、冬瓜、胡萝卜、梨子、桃子等，有利于身体康复，还宜食用薏苡仁、芡实、赤豆、绿豆等加强利尿消肿。

日常保健

①控制感染，消除感染灶。大部分急性肾炎发生于溶血性链球菌感染后，因此，对于体内前驱感染，如扁桃体炎、中耳炎等应及时治疗。

②密切观察病情变化，如尿量、尿色、血压、呼吸、心率等情况的变化。

③应完全卧床休息，避免受寒受湿，加重肾脏负担。待各种症状消失，可下床轻微活动或户外散步；病后2～3个月内应避免体育运动。

补肾这样吃

白茅根冬瓜汤

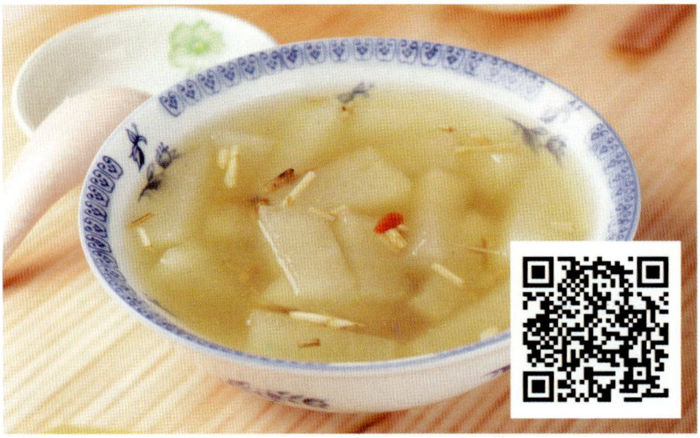

小贴士

本品能清暑止渴、清心利尿，对感染性疾病有一定的治疗作用。

原料： 冬瓜400克，白茅根15克

调料： 白糖20克

制作：

1.洗净去皮的冬瓜切片，改切成小块，备用。

2.砂锅中注入适量清水烧开，放入洗好的白茅根，倒入冬瓜条，拌匀，盖上盖，烧开后用小火煮约20分钟，加入适量白糖，拌匀，煮至溶化。

3.关火后盛出煮好的粥，装入碗中即可。

补肾这样吃

莲藕海藻红豆汤

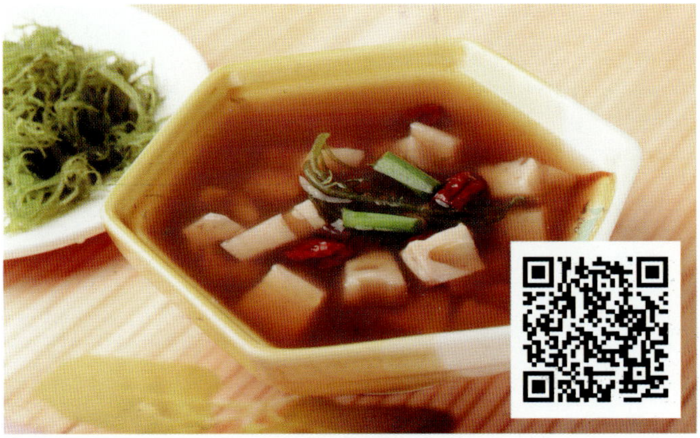

小贴士

本品具有补心生血、利水退肿、健脾益胃的功效。

原料： 莲藕150克，海藻80克，水发红豆100克，红枣20克

调料： 盐2克，鸡粉2克，胡椒粉少许

制作：

1.洗净去皮的莲藕切成丁，备用。

2.砂锅中注入适量清水烧开，放入洗净的红枣、红豆，倒入切好的莲藕，加入洗净的海藻，搅拌匀，烧开后用小火煮至食材熟透。

3.放入少许盐、鸡粉、胡椒粉，用勺拌匀调味即可。

慢性肾炎

慢性肾小球肾炎，简称“慢性肾炎”，是各种原发性肾小球疾病迁延发展而来的。临床上的慢性肾炎一部分是指急性链球菌感染后肾炎，其蛋白尿、血尿、管型尿、水肿及高血压等肾小球肾炎症状迁延不愈，病程超过1年以上，即转为慢性肾炎。也有相当一部分肾炎患者，由于没有明显的临床症状，或忽视了一些疾病现象，也没有做尿液检查，当症状明显而求治时，已属慢性，医学上称为“原发性慢性肾炎”。

饮食原则

①控制蛋白质的摄入量。成人蛋白质供给量每日为0.8~1.0克/千克体重，不宜超过1.0克/千克体重。如肾功能正常而有低蛋白血症者，可适当增加蛋白质的摄入量。优质蛋白质如鱼肉、鸡蛋、瘦肉等适合选用。

②保证充足的碳水化合物。慢性肾炎患者由于限制蛋白质摄入，热能就主要由碳水化合物来供给，所以饮食中的糖类应适当提高，以满足机体对热能的需求。适宜慢性肾炎患者的食物有粉条、土豆、藕粉等。

③限制钠、钾摄取量，患者应忌食咸菜、海味、腌制品等含钠盐较高的食物，以减轻肾脏负担。肾功能不全，后期体内可出现钾的滞留，而钾太多会引起心跳骤停，故患者应避免食用富含钾的食物，如香蕉、小麦、黄豆粉等。

④适当饮水。饮水量一般不加限制，但也不宜过多，尤其是伴有明显水肿及尿少者，一定要注意水的摄入量。

⑤补充维生素和铁。慢性肾炎患者应注意进食富含维生素A、B族维生素及维生素C的食物，如苹果、猕猴桃、西红柿等新鲜蔬菜及水果，以防维生素缺乏。慢性肾炎患者还应选用一些含铁质丰富的食物，如鸡蛋、西红柿、红枣以及绿叶蔬菜等，同时也要注意叶酸及维生素B_{12}的补充。

日常保健

①慢性肾炎患者结合自己的身体条件与情况，选择合适的锻炼方式，如散步、太极拳等，以不疲劳为度。

②平时要根据气候的变化随时增减衣服，防止受凉感冒，尽量避免接触流感和感冒患者，以免加重病情。

补肾这样吃

西红柿炒包菜

小贴士

本品清热利湿，适宜热性病及急慢性肝炎、急慢性肾炎、夜盲症患者食用。

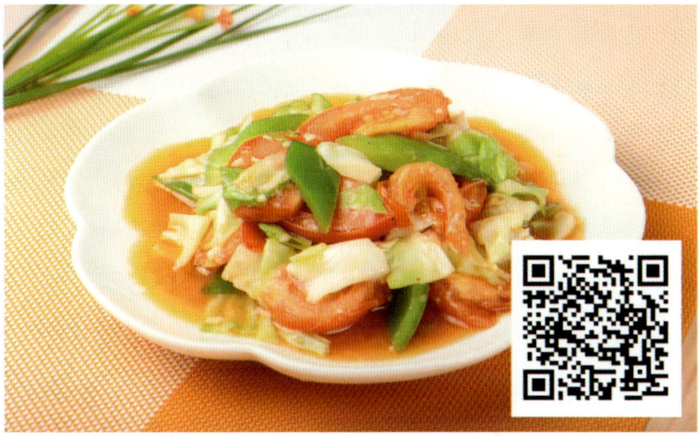

原料： 西红柿120克，包菜200克，圆椒60克，蒜末、葱段各少许

调料： 番茄酱、盐、鸡粉、白糖、水淀粉、食用油各适量

制作：

1.洗好的圆椒切成小块；洗净的西红柿切瓣；洗好的包菜切成小块。

2.锅中注水烧开，倒入食用油、盐，加入包菜，搅散，煮至其断生，捞出，沥干水分，待用。

3. 用油起锅，倒入蒜末、葱段爆香，放入西红柿、圆椒，翻炒匀，加入包菜，翻炒片刻。

4.放入番茄酱、盐、鸡粉、白糖、适量水淀粉，快速翻炒至熟即可。

补肾这样吃

黄瓜苹果汁

小贴士

黄瓜清热解毒，苹果促进消化，二者搭配具有滑肠、利尿的作用。

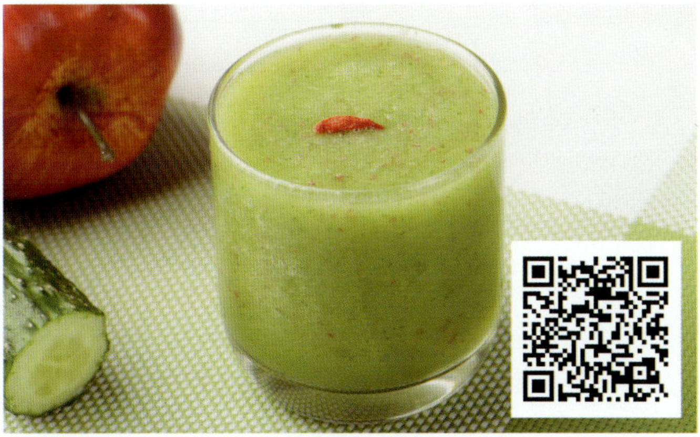

原料： 黄瓜120克，苹果120克

调料： 蜂蜜15毫升

制作：

1.洗好的黄瓜切成丁；洗净的苹果切成小块，备用。

2.取榨汁机，选择搅拌刀座组合，倒入切好的黄瓜、苹果、适量矿泉水，盖上盖，选择“榨汁”功能，榨取果蔬汁；揭盖，加入适量蜂蜜，搅拌均匀；将榨好的果蔬汁倒入杯中即可。

肾结石

肾结石是一种常见病、多发病，男性发病多于女性，多发生在青壮年，左右侧的发病率无明显差异。病因与原发性、其他疾病及饮食习惯有关，最常见的成分为草酸钙，结石较大，移动度很小，表现为腰部酸胀不适，或在身体活动增加时有隐痛或钝痛。

肾结石常伴随肉眼血尿。疼痛和血尿常在患者活动较多时诱发。结石并发感染时，尿中出现脓细胞，有尿频、尿痛症状。

饮食原则

①控制钙的摄取量。大部分结石是草酸钙，首先需要请教医师是否限制钙的摄入，其次是检查每天高钙食物的摄取量，包括牛奶、干酪、奶油及其他乳制品。

②忌吃富含草酸盐的食物。大约60%的结石属于草酸钙结石，因此，应限量摄取富含草酸的食物，比如豆类、甜菜、芹菜、巧克力、葡萄、青椒、香菜等，也应避免酒精、咖啡因、茶、巧克力、无花果干、羊肉、青椒等。

③注意蛋白质的摄取。蛋白质容易使尿液里出现尿酸、钙及磷，导致结石的形成。应特别注意是否摄取过量蛋白质，如有尿酸过多或胱氨酸结石的病史，每天限吃180克的高蛋白食物。

④少吃盐。应将每日的盐分摄取量减至2~3克。

⑤多喝水、多运动。多喝水可使尿中的盐类代谢加快，所以每天至少喝3升水。多运动可减少骨钙流失，进而减少结石的产生。

日常保健

①早上起床和临睡前可以喝30毫升水。每天至少喝10~12杯水，天气炎热时饮水量要加倍。出汗后，必须立即补充水分。

②定期进行尿常规检查，及早发现并进行治疗。

③在饮水中放入新鲜的柠檬片。柠檬中富含柠檬酸盐，有助于抑制肾结石，限制肉类的摄入量，特别是动物内脏，肾结石患者在治疗期间应注意少吃牛羊肉。

④夏季少喝啤酒。

⑤肾结石患者睡前不宜喝含钙高的牛奶。

补肾这样吃

茄汁莴笋

小贴士

本品可以促进食欲、利尿排石，对水肿、高血压、结石患者有辅助疗效。

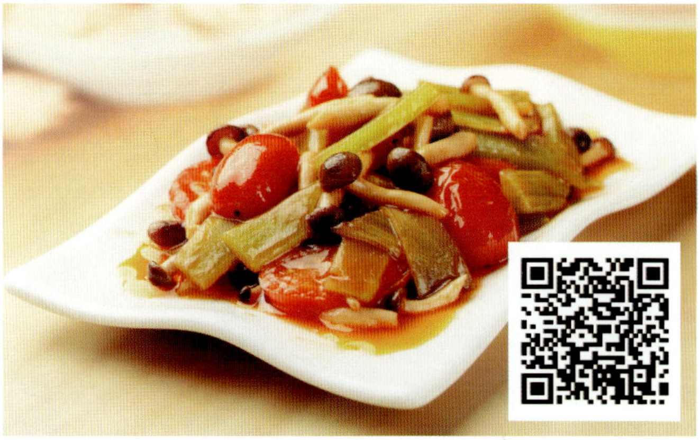

原料： 莴笋200克，圣女果180克，蟹味菇120克

调料： 番茄酱20克，盐2克，白糖3克，食用油适量

制作：

1.将洗净的圣女果对半切开；洗好去皮的莴笋切成薄片；洗净的蟹味菇切去根部。

2.锅中注入适量清水烧开，加入少许盐，放入切好的蟹味菇、莴笋片、适量食用油，搅匀，煮至食材断生后捞出，沥干水分，待用。

3.用油起锅，放入切好的圣女果，翻炒至出汁水，再倒入蟹味菇和莴笋片，快速炒匀，加入少许白糖、盐，再挤入适量番茄酱，用中火炒匀，使食材熟软、入味即成。

补肾这样吃

木耳山楂排骨粥

小贴士

本品益肾补元、养阴和血，对于二便不利及肾结石造成的病症有缓解作用。

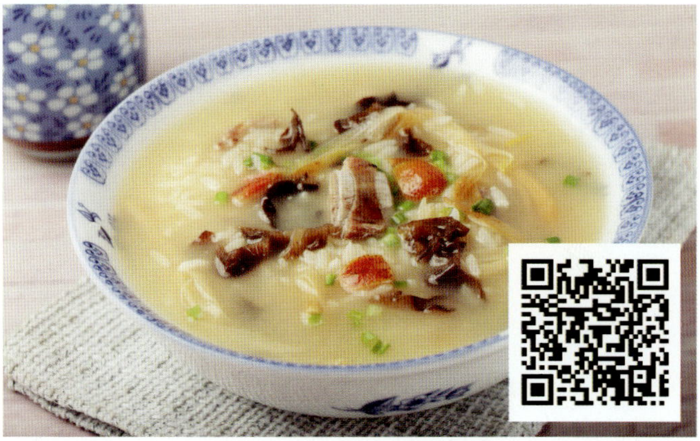

原料： 水发木耳40克，排骨300克，山楂90克，水发大米150克，水发黄花菜80克，葱花少许

调料： 料酒、盐、鸡粉、胡椒粉各适量

制作：

1.洗好的木耳切成小块；洗净的山楂切成小块，备用。

2.砂锅中注入清水烧开，倒入大米、洗净的排骨，拌匀，淋入料酒，搅拌片刻，煮至沸腾。

3.倒入木耳、山楂，加入洗净的黄花菜，用小火煮至食材熟透，放入少许盐、鸡粉、胡椒粉，拌匀调味，装入碗中，撒上葱花即可。

肾病综合征

肾病综合征分为原发性和继发性两类，它不是一个独立的疾病，而是许多疾病过程中，损伤了肾小球毛细血管滤过膜的通透性而发生的一个症候群。当尿蛋白大于3.5克/升，血浆白蛋白低于30克/升，出现水肿和高脂血症时即可诊断为肾病综合征。

本病基本特征是大量蛋白尿、低蛋白血症、（高度）水肿和高脂血症，即“三高一低”，患者出现饮食减退、蛋白质吸收减弱，内分泌紊乱和免疫功能低下等症状。

饮食原则

①根据水肿情况，控制钠盐的摄入量，每日食盐量1～2克。禁食咸鱼、咸肉等各种咸菜。不宜过度限盐，应做到“肿甚忌盐，微肿限盐，肿退进盐”。

②适量补充蛋白质。肾病综合征患者因尿中丢失大量蛋白，须增加蛋白质摄入量。如肾功能良好，给予高蛋白饮食，成人按1.5～2克/公斤体重/天。

③清淡饮食。过食油腻厚味，会损伤脾胃、助邪碍湿，对实证水肿者尤甚，提倡清淡饮食，多吃易消化的食物。

④供给充足的维生素和无机盐。肾病综合征患者为避免骨质疏松，发生低钙血症，应注意供给富含钙、镁、锌的食物，同时摄入富含维生素A、维生素D、维生素C和B族维生素的食物，增强抵抗力。

⑤合理选择益肾的食物，以补充机体对蛋白需求及尿中丢失的维生素及铜、锌、铁等元素，诸如鱼、蛋、奶、鲜果、蔬菜。

日常保健

①起居有时，慎照阳光。患者须顺应天气的变化，养成良好的起居习惯。肾病综合征患者免疫功能低下，阳光中的有害射线易造成皮肤炎症，故应慎照日光，以免因皮肤炎症加重病情。

②饮食有节，不可贪凉。夏季果蔬品种多，肾病综合征患者不可多食，以免增加肾脏负担。

③调畅情志，适当放松。情志不舒往往是病情反复的重要原因。肾病综合征病程长，患者要有战胜疾病的信心，巧妙地调节情志，如绘画、书法、阅读等。

补肾这样吃

白菜炒菌菇

小贴士

本品健脾开胃，对神经炎、消化不良、便秘等有食疗作用。

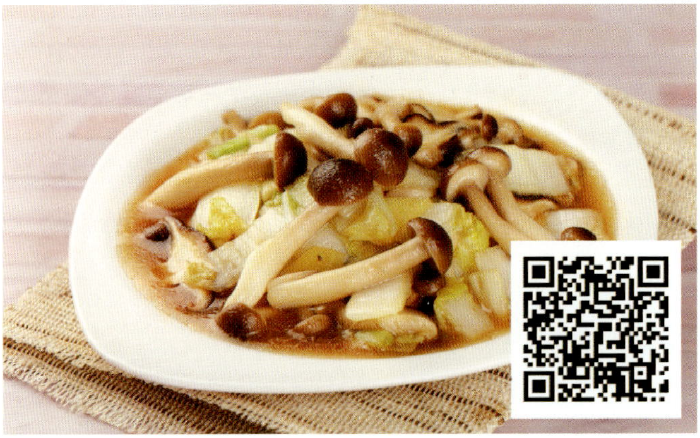

原料： 大白菜200克，蟹味菇60克，香菇50克，姜片、葱段各少许

调料： 盐、鸡粉、蚝油、水淀粉、食用油各适量

制作：

1.将洗净的蟹味菇切去老茎，洗好的香菇切成片，洗净的大白菜切成小块。

2.锅中注入适量清水烧开，加入少许盐、食用油，倒入白菜块、香菇、蟹味菇，搅拌匀，煮约半分钟，捞出，沥干水分，待用。

3.用油起锅，放入姜片、葱段爆香，倒入焯煮过的食材，再加入适量蚝油、鸡粉、盐、少许水淀粉快速翻炒至食材入味即成。

补肾这样吃

紫甘蓝拌茭白

小贴士

紫甘蓝填精髓、利五脏、调六腑，搭配茭白食用，可以清热解毒、通利二便。

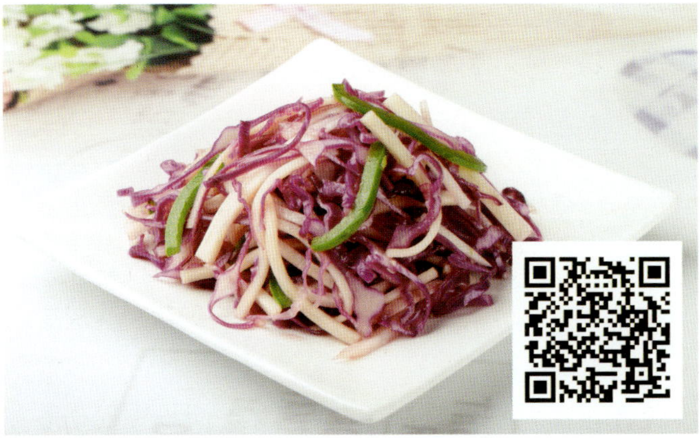

原料： 紫甘蓝150克，茭白200克，彩椒50克，蒜末少许

调料： 盐、鸡粉、陈醋、芝麻油、食用油各适量

制作：

1.洗净去皮的茭白切成丝；洗好的彩椒切成丝；洗净的紫甘蓝切成丝。

2.锅中注入适量清水烧开，加适量食用油，倒入茭白，煮至五成熟，加入紫甘蓝、彩椒，拌匀，再煮至断生，捞出，沥干水分。

3.将焯过水的食材装入碗中，放入蒜末、适量生抽、盐、鸡粉、陈醋、芝麻油，用筷子搅拌均匀即可。

高血压肾病

高血压肾病系原发性高血压引起的良性小动脉肾硬化（又称高血压肾小动脉硬化）和恶性小动脉肾硬化。由长期未控制好的良性高血压引起，高血压持续5~10年即可能出现良性小动脉肾硬化的病理改变。

本病临床首先出现肾小管浓缩功能障碍（夜尿多等），继之出现蛋白尿，常合并动脉硬化性视网膜病变、心力衰竭等疾病，病程进展缓慢，少部分发展成肾功能衰竭。

饮食原则

①限制食盐的摄入。饮食宜清淡，少吃咸食，少吃味精、酱油、咸菜、番茄酱、酱菜等腌制品；少吃香肠、酱牛肉、午餐肉、烧鸡等熟食；少吃零食、冰激凌、饮料等。世界卫生组织规定：每人每日摄盐量在6克以下。对于高血压肾病来讲，每日摄盐量在2~3克为宜。

②限制脂肪类食物的摄入。高血压肾病患者应该限制脂肪的摄入量，尤其是动物性脂肪（如肥肉、动物肝脏、蛋黄等），含胆固醇较高，可加速动脉硬化。

③限制糖类食物的摄入。高血压肾病患者要少吃甜食，甜食含糖量高，可在体内转化成脂肪，容易促进动脉硬化。

④戒烟酒。高血压肾病患者应戒烟酒，因为烟酒的摄入会引起心、脑、肾多器官的损害。

日常保健

①适当参加体育锻炼，增强体质。

②根据天气变化，注意加减衣物，避免受凉感冒。

③年龄在40~50岁以上，高血压病史5~10年以上，如果确定为微量白蛋白增加，应高度警惕。

④夜尿增多，出现蛋白尿或短暂性血尿，要常查肾功能、尿蛋白定性、24小时尿蛋白定量，注意测量血压，做眼底检查。

⑤保持大便通畅，定期监测血压情况。

⑥避免接触重金属、有毒物及可能损害肾的药物。

补肾这样吃

小土豆焖香菇

小贴士

本品健脾益气、和胃调中，可以预防高血压和心脏病，并增强机体免疫力。

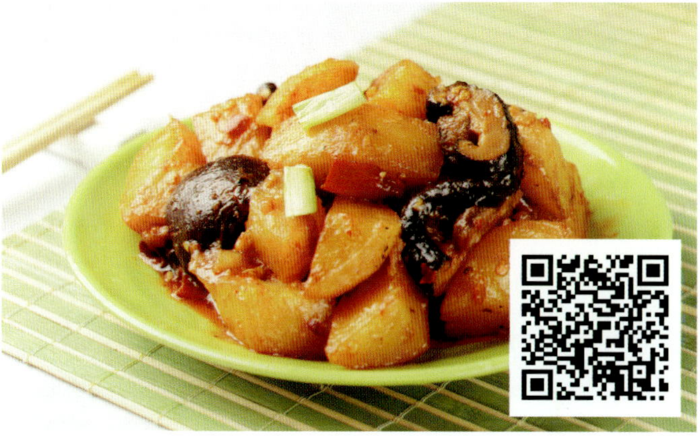

原料： 土豆70克，水发香菇60克，干辣椒、姜片、蒜末、葱段各少许

调料： 盐、鸡粉、豆瓣酱、生抽、水淀粉、食用油各适量

制作：

1.洗净的香菇切块；洗好去皮的土豆切丁，热锅注油，倒入土豆丁炸至金黄色，捞出。

2.锅底留油烧热，倒入干辣椒、姜片、蒜末，用大火爆香，放入香菇块，炒匀，倒入炸好的土豆丁，加入适量豆瓣酱、生抽、鸡粉、盐，炒匀调味，注入适量清水，煮沸后用小火焖煮至材料入味，转大火收汁，再用少许水淀粉勾芡，至汤汁收浓，放上葱段即成。

补肾这样吃

彩椒茄子

小贴士

本品能降低血液中胆固醇含量，预防动脉粥样硬化、调节血压、保护心脏。

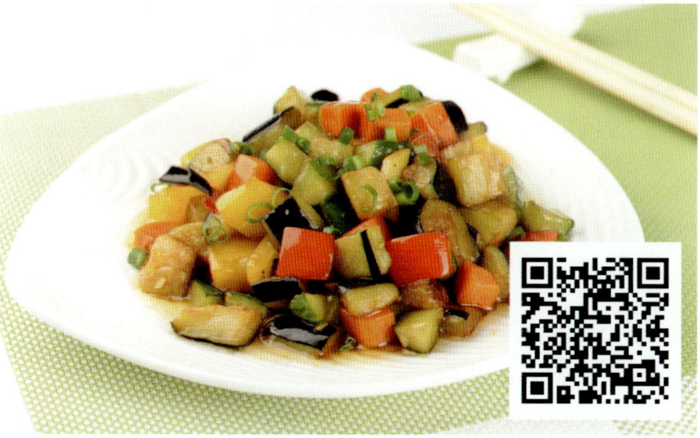

原料： 彩椒80克，胡萝卜70克，黄瓜80克，茄子270克，姜片、蒜末、葱段、葱花各少许

调料： 盐、鸡粉、生抽、蚝油、水淀粉、食用油各适量

制作：

1.洗净的茄子、洗净去皮的胡萝卜、洗好的黄瓜和洗好的彩椒都切成丁。

2.热锅注油，烧至五成热，倒入茄子丁，炸至微黄色，捞出，沥干油，待用。

3.锅底留油，放入姜片、蒜末、葱段、胡萝卜丁、黄瓜丁、彩椒丁，略炒片刻，加入盐、鸡粉，炒匀调味，放入炸好的茄子，加入适量生抽、蚝油、水淀粉快速翻炒均匀，撒上葱花即可。

糖尿病肾病

糖尿病肾病是一种以肾脏微血管损害为主的肾小球病变，可出现肾小球毛细血管基底膜增厚，并伴透明样物质沉积，从而引起毛细血管通透性增加，最终导致肾脏弥漫性或硬结性的肾小球硬化。

蛋白尿是糖尿病肾病的第一个标志性症状，初为间断性，后转为持续性。糖尿病肾病患者发生身体水肿多由于丢失大量蛋白尿所致，此阶段表明已发展至糖尿病肾病后期。

饮食原则

①糖尿病肾病患者需要进行高纤维饮食。因为高纤维饮食具有维持人体代谢平衡、保持大便通畅的功效，因此糖尿病肾病患者应该适当地食用一些海带丝、蔬菜、粗粮等。

②高钙低磷饮食。糖尿病肾病患者的电解质紊乱主要以低钙高磷最常见，因此，应该重视高钙低磷饮食，如鸡肉、鸡蛋、山药等。

③充足热量的低脂饮食。糖尿病患者应该进行低脂饮食，要控制总热量，而糖尿病肾病患者应该适当地补充热量，热量供应不足，可以导致肾功能指标，尿素、血肌酐升高。热量也不能摄入太高，否则不利于血糖控制。

④糖尿病肾病患者应该进行优质低蛋白饮食。过多地摄入蛋白质可以使肾脏的负担加重，因此，应该控制蛋白质摄入的总量，尽量地少食用植物蛋白，可以适当地限制主食，补充鱼、瘦肉、牛奶、鸡蛋白等一些动物蛋白。

⑤低盐饮食。糖尿病肾病患者应限制食盐摄入。

日常保健

①定期监测患者血糖及血压情况，保持血糖、血压的稳定。

②正确对待糖尿病肾病，要有良好的心态，树立战胜疾病的信心。

③积极防治伤风感冒，糖尿病肾病患者的感冒属于隐匿型，由于身体免疫功能降低，不会出现发烧头痛等明显的感冒症状，只出现怕冷怕风、咽喉痒痛等轻微不适感觉，这些往往不易引起患者重视，但实际上对肾脏的损伤同样非常严重。

④禁用肾毒性药，包括止痛片、感冒通、康泰克、速效感冒胶囊、庆大霉素、卡那霉素、小诺霉素、磺胺类药。

补肾这样吃

马蹄绿豆汤

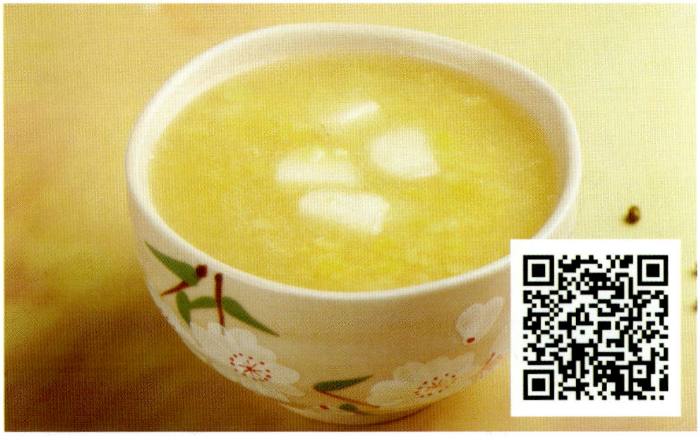

小贴士

本品清热解毒，对高血压、糖尿病肾病、黄疸、便秘等疾病有一定食疗作用。

原料： 马蹄100克，去皮绿豆120克

调料： 冰糖30克

制作：

1.洗净去皮的马蹄切成小块，备用。

2.砂锅中注入适量清水烧开，倒入绿豆，搅拌匀，盖上盖，烧开后用小火煮30分钟，揭盖，加入切好的马蹄，盖上盖，续煮15分钟，至食材熟透，揭开盖，倒入适量冰糖，搅拌均匀，煮至冰糖完全溶化，盛出煮好的甜汤，装入汤碗中即可。

补肾这样吃

西葫芦炒鸡丝

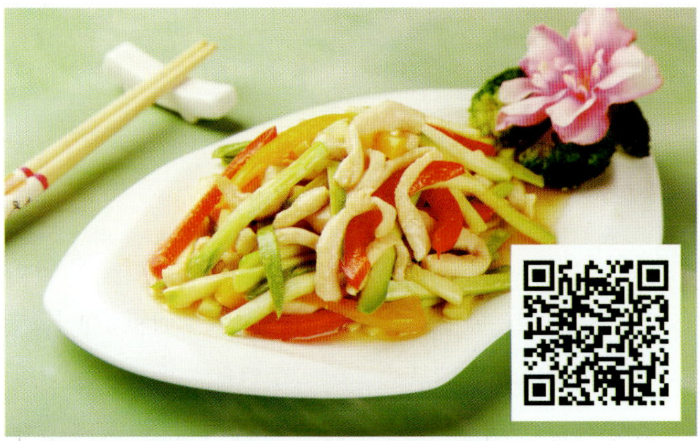

小贴士

本品具有辅助治疗水肿、烦渴、疮毒以及肾炎、肝硬化腹水的功效。

原料： 西葫芦160克，彩椒30克，鸡胸肉70克

调料： 盐2克，鸡粉2克，料酒3毫升，水淀粉6毫升，食用油适量

制作：

1.将洗净的西葫芦切成细丝；洗好的彩椒切成细丝；洗净的鸡胸肉切成细丝，装入碗中，加入少许盐、料酒、水淀粉、少许食用油，拌匀，腌渍10分钟，至其入味，备用。

2.热锅注油，烧至四成热，倒入鸡肉丝，拌匀，捞出，沥干油，待用。

3.锅底留油烧热，倒入彩椒，炒匀，放入鸡肉丝，炒匀，倒入西葫芦，炒至变软，加入适量盐、鸡粉、料酒、水淀粉，炒匀入味即可。

慢性肾衰竭

慢性肾功能衰竭又称慢性肾功能不全，是指各种原因造成肾脏慢性进行性损害，致使肾脏明显萎缩，不能维持其基本功能，从而出现全身各系统受累为主要表现的临床综合征，也称为尿毒症。慢性肾功能衰竭是肾功能不全的严重阶段。

慢性肾衰竭前期，肾脏排泄代谢废物、调节水电解质和酸碱平衡的能力尚好。患者可有轻度临床症状，如恶心、呕吐、夜间睡眠不好、没有胃口、瘙痒和疲劳等。

饮食原则

①摄入优质蛋白质。尽量限制主食中植物蛋白的摄入，以动物蛋白为主，如鸡蛋、牛奶、瘦肉类等，要求此类优质蛋白占到总蛋白的一半以上。

②严格按照血钾高低控制钾摄入。血钾升高时，应禁止使用含钾的药物和保钾利尿剂。

③低盐饮食。钠的摄入除了食盐，还包括含钠的食物和药物，如腌制食品、味精、碳酸氢钠、酱油等。

④低磷高钙饮食。除了靠药物补充钙外，还需在饮食上每天补充1000~1500毫克钙。牛奶、精瘦肉、鸡蛋清等均含有丰富的钙。

⑤控制饮水。当肾脏衰竭且排尿减少时，水分会累积在体内，出现全身水肿，饮水量宜为前一天总尿量加上500~700毫升。全天喝的水量包括开水、稀饭、牛奶、汤及饮料。

日常保健

①适量运动，增强体质。水肿明显的需卧床休息，反之，水肿不明显蛋白尿较稳定的可适当活动，宜选择散步、打太极拳等慢消耗性运动，避免过度劳累。

②维持血压，定期随诊。每天定时监测血压，血压以控制在150/90毫米汞柱为宜。

③防寒保暖，预防感染。注意个人卫生；保持室内空气新鲜，经常开窗通风，勿坐在对流风口处。尽量避免去公共场合。定时测量体温，及时发现感染征象并及时到医院就诊。

补肾这样吃

苋菜银鱼汤

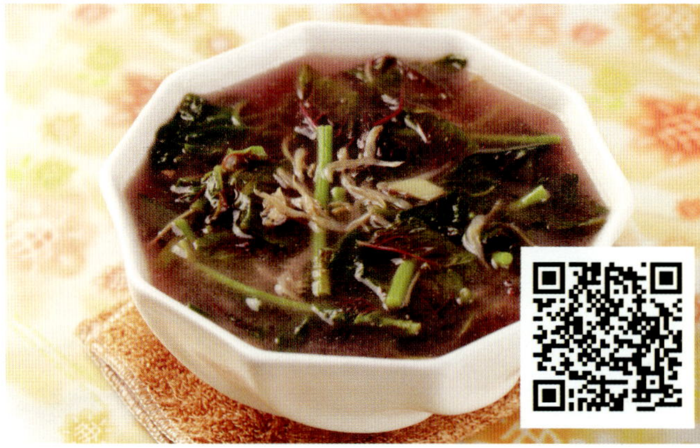

小贴士

本品清热解毒、通利二便，对于肾衰竭造成的恶心、食欲不振有缓解作用。

原料： 苋菜150克，水发银鱼30克，姜片少许

调料： 盐少许，鸡粉2克，料酒、食用油各适量

制作：

1.将洗净的苋菜切成段。

2.用油起锅，放入姜片，爆香，倒入泡好的银鱼，炒匀，淋入料酒，炒香，放入切好的苋菜，翻炒匀，倒入适量清水，盖上盖，用大火煮沸，煮约2分钟至熟。

3.加入适量盐、鸡粉，用锅勺搅匀调味，把煮好的汤料盛出，装入碗中即成。

补肾这样吃

蒜蓉空心菜

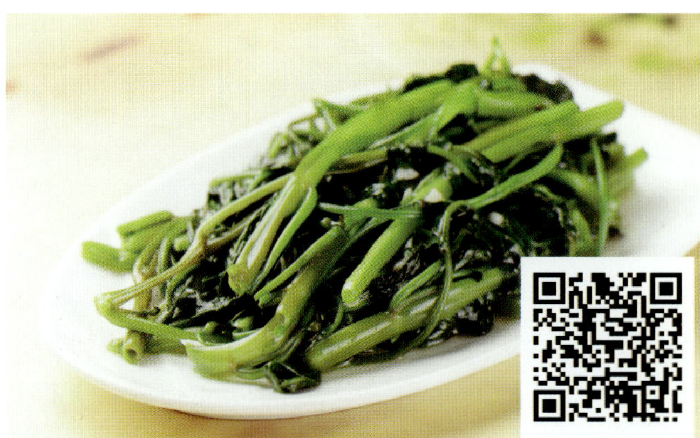

小贴士

本品能通便解毒、利尿，可有效缓解肾衰竭造成的小便不利。

原料： 空心菜300克，蒜末少许

调料： 盐、鸡粉各2克，食用油少许

制作：

1.洗净的空心菜切成小段，把切好的空心菜装入盘中，待用。

2.用油起锅，放入蒜末，爆香，倒入切好的空心菜，用大火翻炒一会儿，至其变软，转中火，加入少许盐、鸡粉，快速翻炒片刻，至食材入味，关火后盛出炒好的食材，装入盘中即成。

附录 常用中成药使用指南

温补肾阳

金匮肾气丸——温补肾阳的经典名方

金匮肾气丸能温补肾阳、行气化水，用于肾虚水肿、腰膝酸软、小便不利、畏寒肢冷。方中以补阳药配伍滋阴药，基于阴阳可以互相滋生、阴中求阳的认识，通过阴阳双补，而达到振奋阳气、充实肾气的目的，与单纯的壮阳补肾药不同，所以方名为“肾气丸”，而不称之为“肾阳丸”。

金匮肾气丸用于治疗肾阳虚症，因此我们在治疗中要注意辨别是肾阴虚还是肾阳虚。若以阴虚为主，尤其是阴虚同时兼有内热者，金匮肾气丸是不合适的。如果误用，则可能引起口渴多饮、失眠、性欲亢进、大便干结，或表现为头痛、牙痛、口腔溃疡等所谓“上火”的症状。

右归丸——温肾补阳，引火归元

右归丸能温补肾阳、填精益髓，适用于肾阳不足、命门火衰，或先天禀赋不足，或气衰神疲、畏寒肢冷、腰膝酸软、阳痿遗精、尿频而清等症。现代多用于性功能减退、慢性肾炎等见上述症状者。方中补阳药与补阴药相配，则“阳得阴助，生化无穷”，妙在“阴中求阳”；且集诸补药于一方，所谓纯“补”无“泻”之剂，“益火之源，以培右肾之元阳”，使元阳得以归原，故名“右归丸”。

服用右归丸期间应忌食生冷，避风寒。另外，肾虚有湿浊者不宜使用。

滋补肾阴

六味地黄丸——滋补肾阴的千古名方

六味地黄丸能填精滋阴补肾，适用于肾精（阴）不足所致的腰膝酸软、头晕目眩、视物昏花、耳鸣耳聋、盗汗、骨蒸潮热、手足心热等症状。对肾阴虚者，以及阴虚阳亢乃至强阳不倒者，坚持服用六味地黄丸能收到较好效果。

现在越来越多男性喜欢把六味地黄丸当作补肾的保健品长期服用。此外，也有许多女性把六味地黄丸当作美容保健品经常服用。事实上，有许多病症是不适宜服用六味地黄丸的，例如明显的阳虚患者，瘀血、湿热等原因引起的腰痛患者。所以，在准备购买六味地黄丸服用之前，最好咨询医生，弄清楚疾病的性质后再对症用药。

杞菊地黄丸——养肝益肾又明目

杞菊地黄丸能养肝益肾、滋阴明目，对肝肾阴虚同时伴有明显的头晕、视物昏花等头、眼部疾患，尤为有效。中医认为，肝开窍于目，肝血上注于目则能视，即眼睛的功能与肝密切相关，在五行理论中，肝与肾又密切相关。因此，治疗眼部疾病，往往从肝肾入手。

因为杞菊地黄丸滋阴养肝的作用，已成为熬夜一族、电脑工作者必备的缓解视疲劳的常用药品。但是对于因过度熬夜出现的头疼欲裂、喉咙剧痛、胃炎、牙疼、便秘等实火症状，则应停止服用该药，迅速到医院就诊。

知柏地黄丸——滋阴降火效果好

知柏地黄丸能滋阴补肾、清泻虚火，用于阴虚兼有火旺所致的潮热盗汗、耳鸣遗精、小便短少、口干舌燥等症。此外，对于肾阴虚引起的神经衰弱、甲状腺功能亢进、高血压、男性不育、前列腺炎、更年期综合征等病症，均有明显的治疗和改善作用。

阴虚火旺，阴虚是本，火旺是标，所以使用知柏地黄丸降火也只是暂用，待虚热证消失后建议改用六味地黄丸。知柏地黄丸是治阴虚火旺的药，怕冷、手足凉、喜热饮的虚寒性病症患者是不适用的；不宜和感冒类药同时服用；脾虚溏泻、消化不良者也不宜服用。

麦味地黄丸——滋肾养肺最拿手

麦味地黄丸能滋补肺肾之阴，可用于治疗肺肾阴虚所致的潮热盗汗、咽干咯血、眩晕耳鸣等症，对于因咳久伤阴，或消耗性疾病（如肺结核）所致的咽干、口渴、咳喘、痰中带血等病症疗效更佳。

服用麦味地黄丸期间应注意忌食不易消化的食物，服药4周症状仍无缓解，应去医院就诊。本品为滋补肾阴药，对于阳虚内寒、痰湿内阻、脾胃虚弱者忌服。

左归丸——纯甘补阴，纯补无泻

左归丸能滋阴补肾、填精益髓，适用于头晕目眩、腰酸腿软、遗精盗汗、口燥舌干、骨蒸潮热、神疲失眠等属于精髓内亏、津液枯涸的病症。

同服用补肾阳药一样，吃药之前要先分清是肾阴虚还是肾阳虚，左归丸是用来补肾阴的药，且补而无泻，补力较峻，适用于真阴不足、精髓亏损之证，以头晕目眩、腰酸腿软、舌光少苔、脉细为辨证要点。本品的组成药物以阴柔滋润为主，如果久服的话易滞脾碍胃，所以脾虚泄泻者应慎用。

固涩肾气

金锁固精丸——收涩固精之妙方

金锁固精丸能补肾涩精，适用于肾虚不固之遗精、腰痛耳鸣、舌淡苔白、神疲乏力等症，既可涩精液外泄，又能补肾精之不足。但本方终究是以固涩为主的药方，所以若遗精滑泄已经止住，就应改用补肾之品，补虚固肾以治本。

服用本品时可用淡盐水送服，忌烧酒、萝卜，并节制房室、劳役等事。另外，金锁固精丸组方多为收敛之品，偏于固涩，如属心肝火旺或下焦湿热所扰以致遗精者，则禁用本方。

五子衍宗丸——古今种子第一方

五子衍宗丸具有补益肾精、助阳止遗之效，常用于因先天不足，或久病伤身，或房劳过度以致肾气受损而出现的腰痛、遗精、早泄、阳痿不育等症。现代多用于性神经衰弱、慢性前列腺炎、精子缺少症等属肾虚者。

本品适宜在饭前或进食时用温开水或淡盐水送服，如果是冬月也可用温酒送下。服用期间应忌食辛辣食物。如果连续服药2周后症状仍未改善，则应去医院就诊。

填补肾精

七宝美髯丹——补肝肾，乌须发

七宝美髯丹能补益肝肾、乌发壮骨，用于肝肾不足所致须发早白、脱发、齿牙动摇、腰膝酸软、梦遗滑精、肾虚不育等。本方滋阴养血与温阳固精合法，重在滋补精血；补中有行，补而不滞，久服而无偏盛之弊。

本品宜在饭前用温开水或盐汤送服，一般人多可服用，但属脾肾阳虚者则应当慎用。

河车补丸——滋肾精，补元气

河车补丸能滋肾精、补元气，用于肾阴不足、元气亏损引起的身体消瘦、精神倦怠、腰膝酸软、四肢无力、骨蒸潮热、自汗盗汗、遗精、早泄甚至阳痿等症。宜在饭前空腹用温开水送服。

服用河车补丸时要禁酒、节制性欲，服药2周症状无明显改善，或服药期间症状加重者，应立即停药并去医院就诊。此外，脾胃虚弱、呕吐泄泻、腹胀便溏、咳嗽痰多者慎用。不宜与藜芦、五灵脂、皂荚或其制剂同服；不宜喝茶、吃萝卜；禁食辛辣温燥食物。